健康ライブラリー　イラスト版

難聴・耳鳴り・めまいの治し方

慶應義塾大学医学部
耳鼻咽喉科学教授
小川　郁　監修

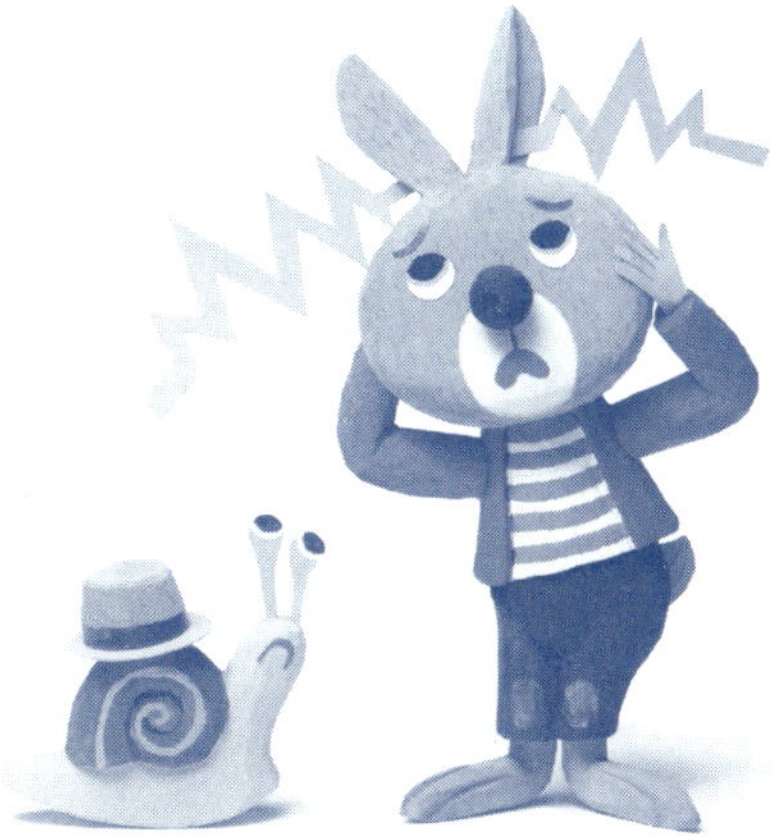

講談社

まえがき

難聴や耳鳴り、めまいに悩む人は多く、「難聴で会話がおっくう」「耳鳴りが気になって眠れない」「めまいで外出するのが怖い」……と、生活にも支障をきたします。不安感やストレスから、症状を悪化させる人もいます。

症状や症状から受ける苦痛は、患者さん本人にしかわからないのも難しい点です。「つらさをわかってくれない」と、医療機関を転々とする人も少なくありません。医師のあいだでも長年治療が難しいと考えられてきた症状なので、受診しても「年のせい」「治らない」といわれ、治すのをあきらめた人もいるでしょう。

近年、検査技術が向上して、耳だけでなく脳の研究が発展しました。症状の起こり方の研究が進み、治療法がより効果的になったのです。

病気があれば、病気の治療を最優先でおこないますが、症状が残る場合もあります。しかし脳には、損なわれた聴覚や平衡覚《へいこうかく》を補おうとする作用が備わっています。かつては「一生治らない」といわれた症状も、脳をトレーニングすることで改善できるようになりました。

症状を放っておくことのデメリットも明らかになりつつあります。例えば難聴があると、うつ病と認知症になりやすいことがわかっています。あきらめずに改善に取り組むことが、今後の人生を豊かにするのです。

難聴や耳鳴り、めまいがあったら、まず受診して原因を突き止めることが重要です。本書では、受診時に医師に伝えるポイントや、診断に必要な検査も解説しました。症状を引き起こす原因には、さまざまな病気があります。各病気の原因や適した治療法も図解しました。

残念ながら症状が残った場合も、トレーニングで不快感を限りなく軽くしたり、なくしたりすることができます。なかには専門的な解説もありますが、できるだけわかりやすく、図と文章で説明しています。

症状は、心身の疲れによっても発症・悪化します。がんばりすぎている自分を自覚し、生活習慣や環境を見直して、耳や体、そして心をいたわってください。

読者のみなさまの症状が良くなり、日常生活を快適に過ごすことができるよう、本書が一助になれば幸いです。

慶應義塾大学医学部
耳鼻咽喉科学教授
小川 郁

難聴・耳鳴り・めまいの治し方

もくじ

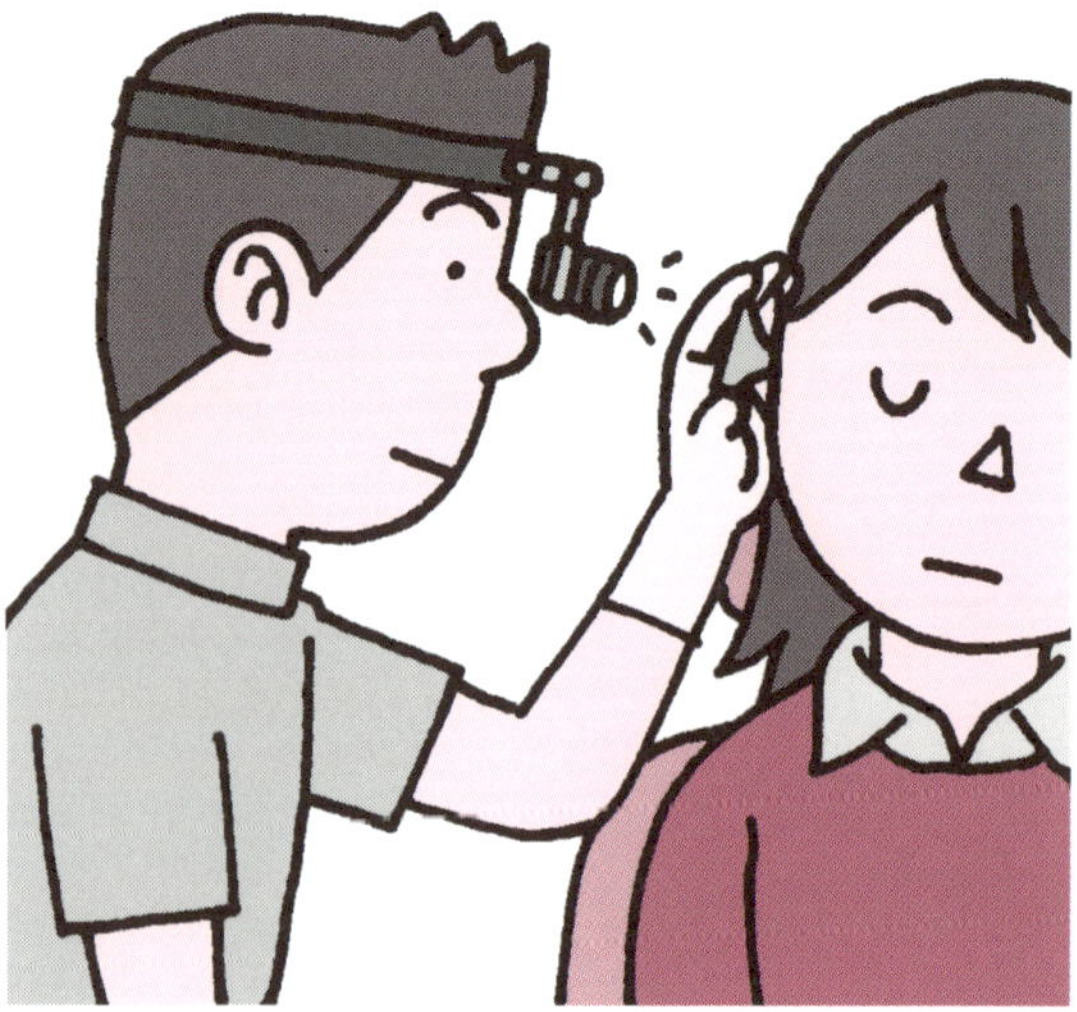

2 異変のありかを突き止めよう

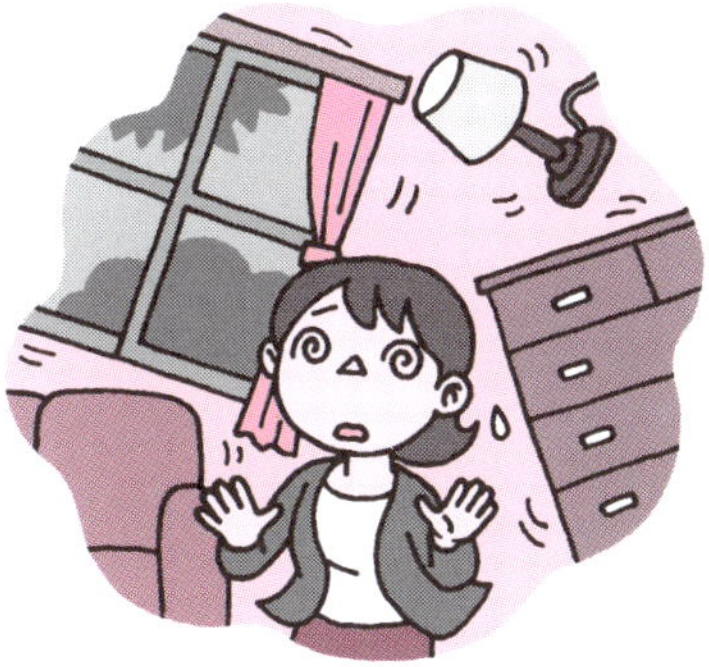

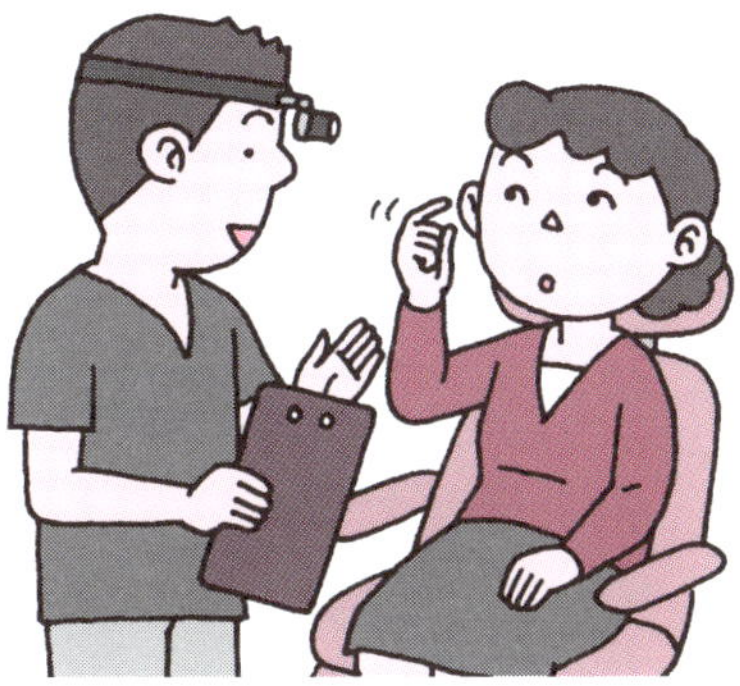

3 症状からわかる〝もとの病気〟と治し方

【めまいと耳の症状を起こす病気】

【めまいを起こす病気】

【そのほかの原因】

▼Column

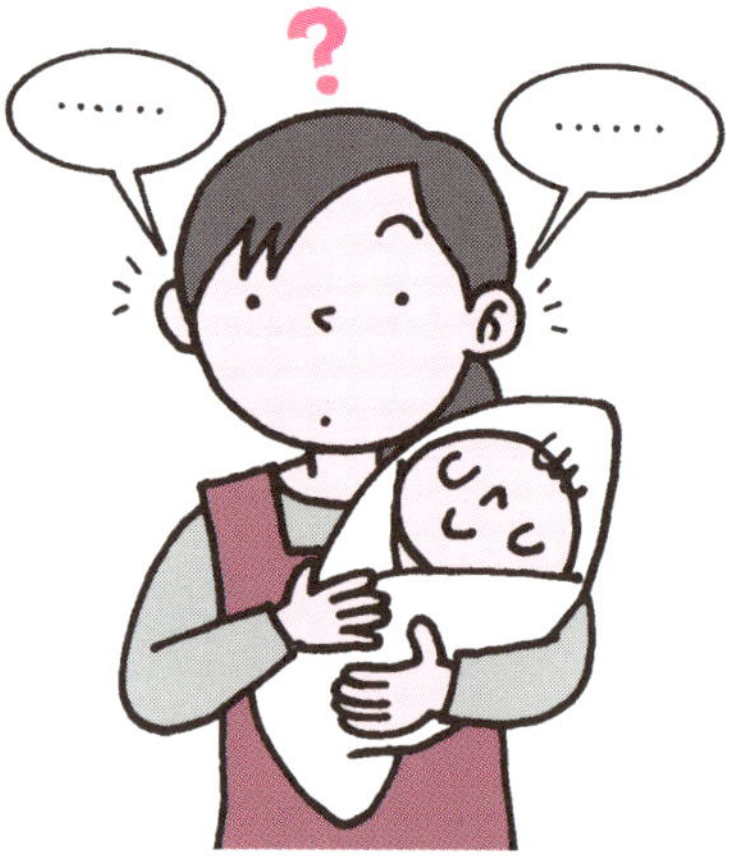

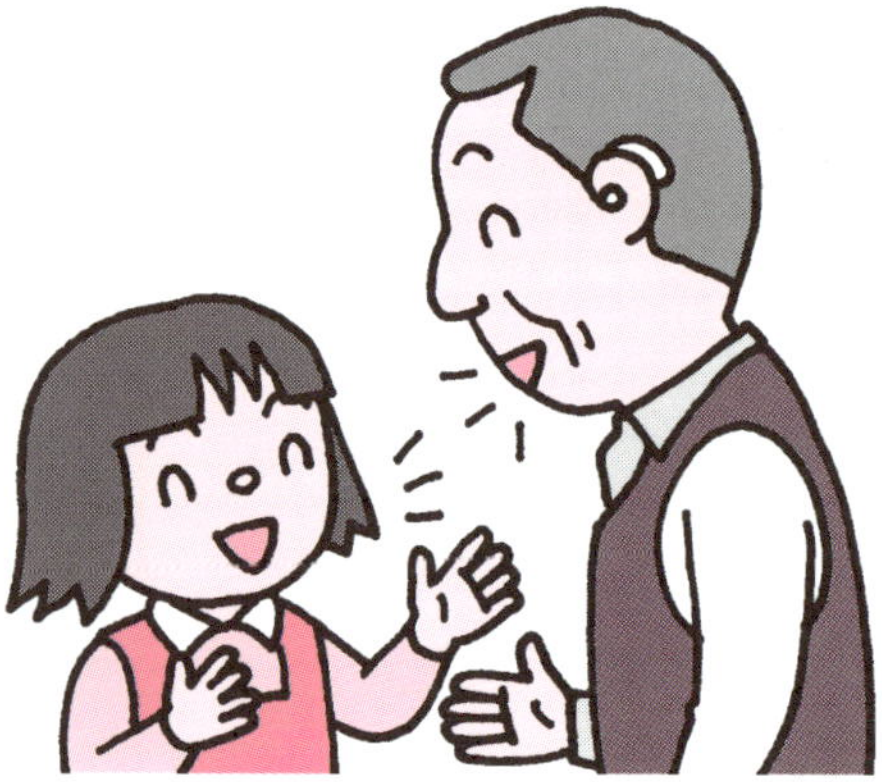

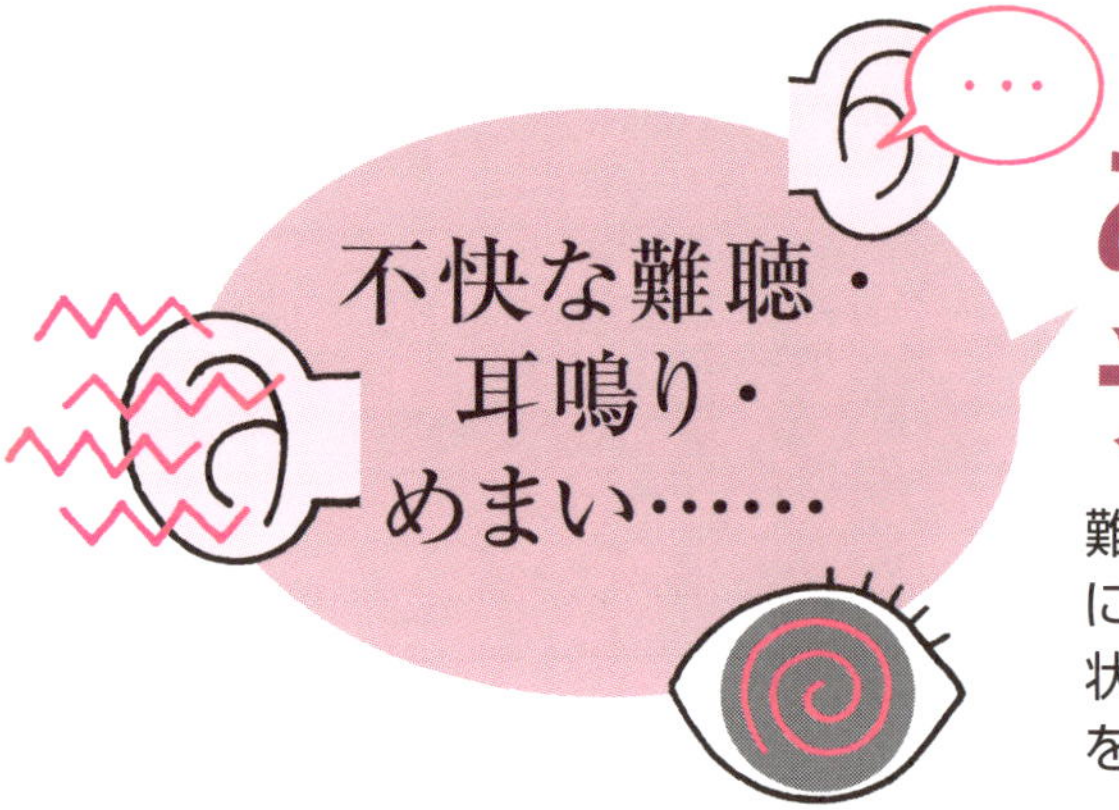

不快な難聴・耳鳴り・めまい……

あなたの緊急度をチェック！

難聴や耳鳴り、めまいが起きたとき、まず心配なのは命にかかわるかどうか。症状の起こり方や同時に現れる症状から、だいたいの緊急度が推測できます。自分の症状をチェックしてみましょう。

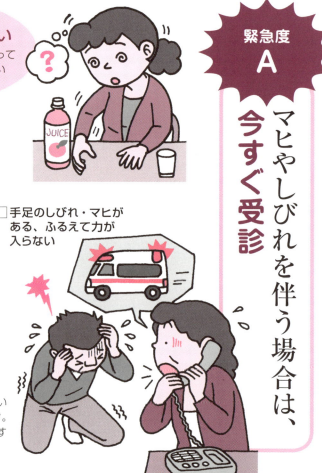

緊急度A

マヒやしびれを伴う場合は、今すぐ受診

グルグル回るめまい

自分や周囲がグルグルと回っているように感じることが多い

＋

下の症状が同時に現れたら救急車で医療機関へ

めまいとともに下のような症状が起こる場合は、脳の異変が疑われます（→P58）。症状がすぐに治まっても様子を見ず、救急車などで急いで受診してください。

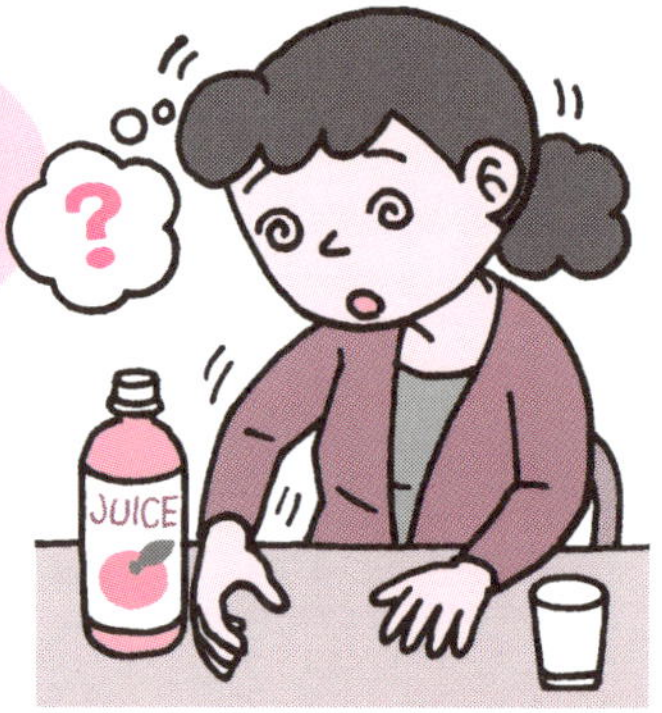

- □手足のしびれ・マヒがある、ふるえて力が入らない
- □手足を思った通りに動かせない
- □舌がもつれる、言葉が出ない・わからない
- □よろよろする、転びやすい、座っていられない
- □意識がうすれる、ボンヤリとする
- □物が二重に見える
- □激しい頭痛がある

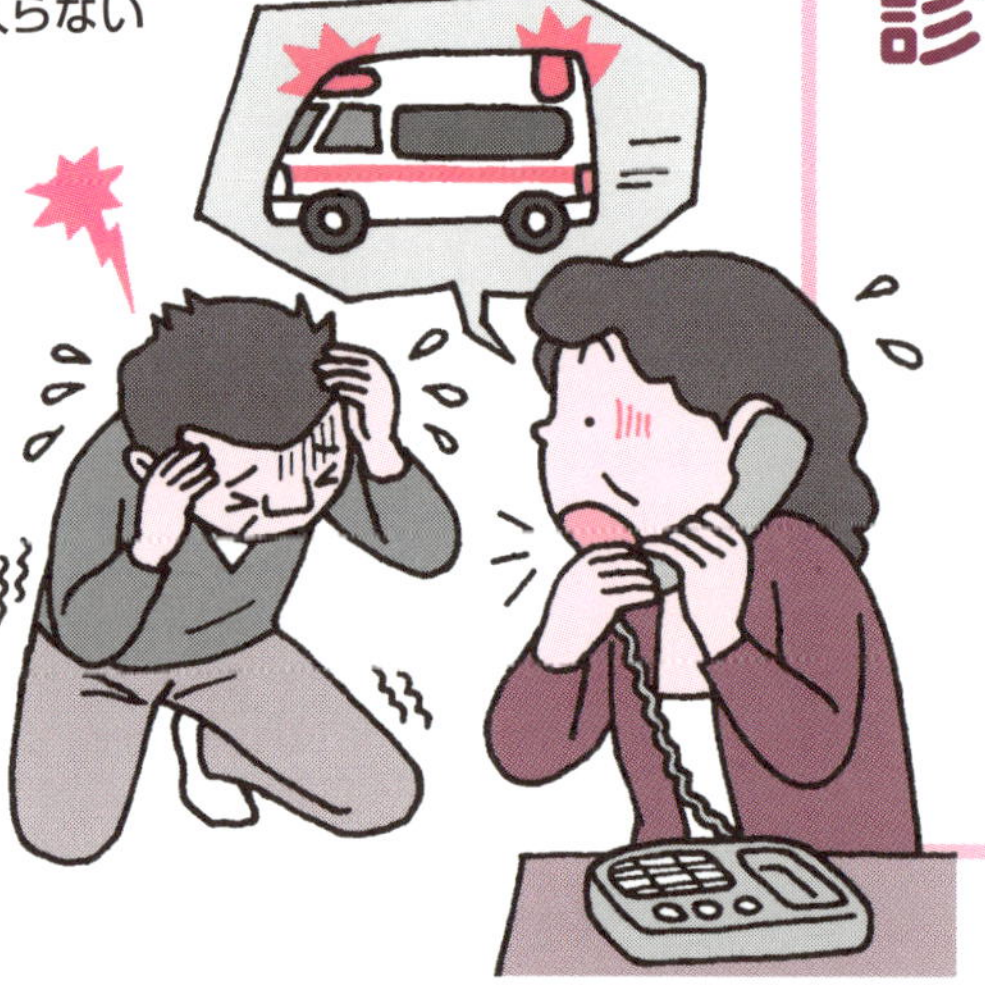

周囲の人も、めまいの様子をチェック。当てはまる場合はすぐに対処を

緊急度
B

突然発症したら**早めに受診。**治療の遅れは回復を遅らせる

難聴

聞こえにくいだけでなく、耳の詰まった感じや聞こえに違和感がある場合も含む

耳鳴り

金属や電子音のような「キーン」「ピー」という高音。モーター音のような「ブーン」「ゴー」などの低音

めまい

グルグル回る感じが最も多く、グラグラする感じや目の前が真っ暗になる感じもある

＋

突然発症したら診療時間内に受診

症状が突然現れて、下のいずれかの特徴がある場合、病気が原因かもしれません。診療時間内に、できるだけ早く受診しましょう（→P28）。治療が早いほど、治りやすくなります。

□耳に痛みがある

□症状が長く続く、頻繁に繰り返す

□めまいに吐き気や嘔吐《おうと》を伴う

□徐々に悪化している

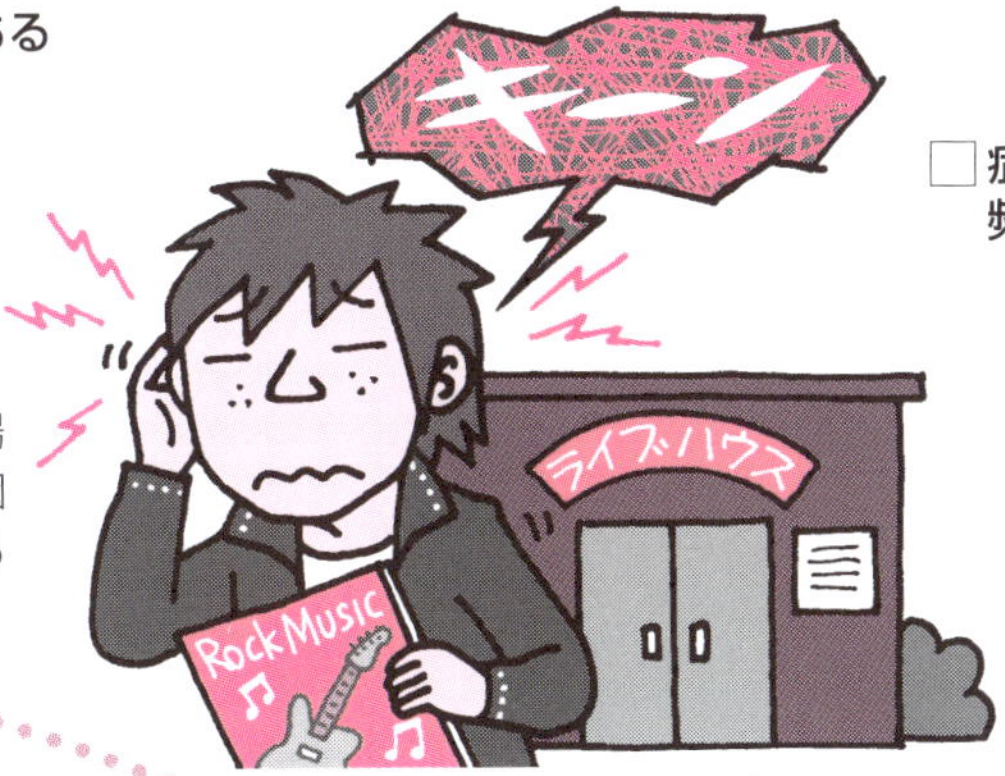

原因が明らかな場合だけでなく、原因不明の場合もある

Check!

子どもやお年寄りの場合

□テレビを見るときに近づいたり音を大きくしたりする

□うしろから呼んでも気づかない

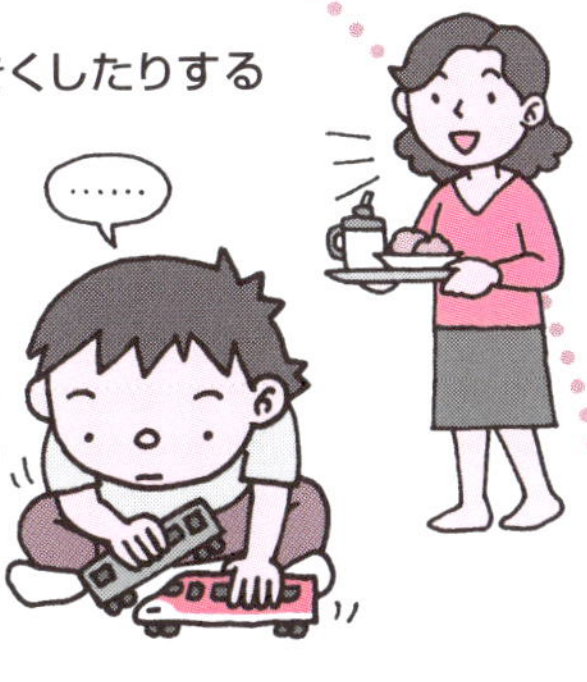

子どもやお年寄りの場合、本人は難聴に気づかないこともある。周囲の人のチェックが重要

特定の姿勢や動作で起こるめまいもある。繰り返すときは原因を確かめて

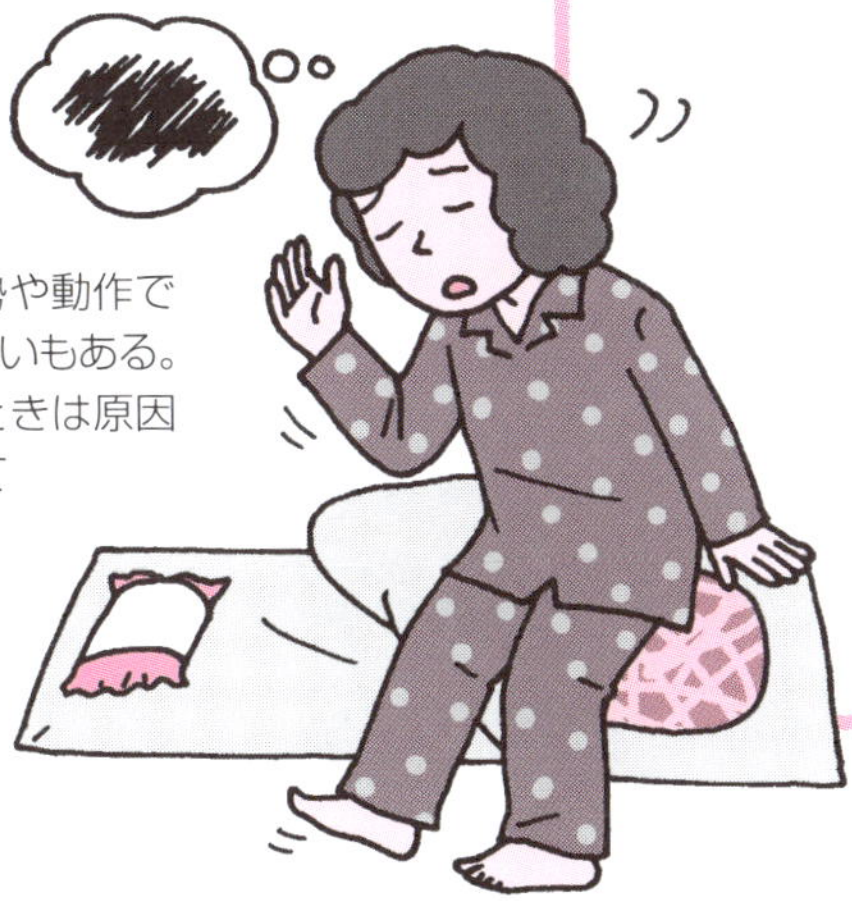

緊急度
C

気になる症状は放置しない。**一度は受診**して原因を確かめる

症状に気づいたら、一度は受診を

加齢による自然な変化や、持病・心身のストレスの影響で、症状が起きているかもしれません。症状に気づいたら一度受診して、重大な病気がないかどうかを確認しましょう。

□ **いつの間にか聞こえが悪くなっていた、耳鳴りが始まっていた**

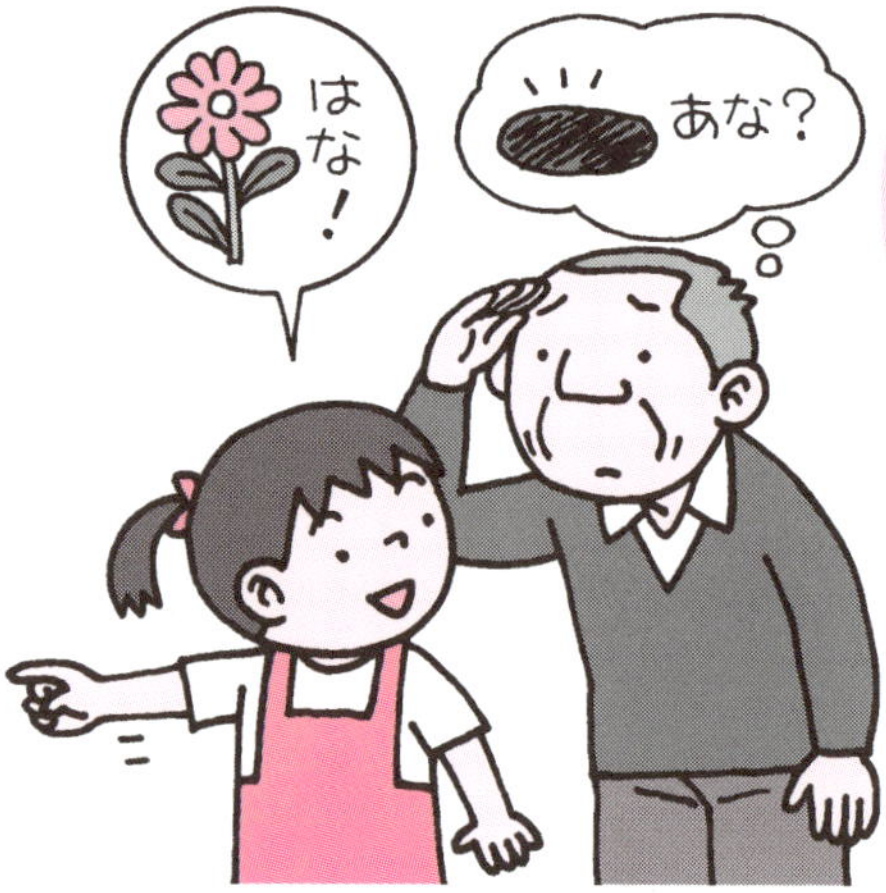

□ **最近聞きまちがいが増えた気がする**

一部の音域だけ聞こえにくいという難聴もある。言葉の聞きまちがいがサイン

□ **症状は軽いが、不安を感じる**

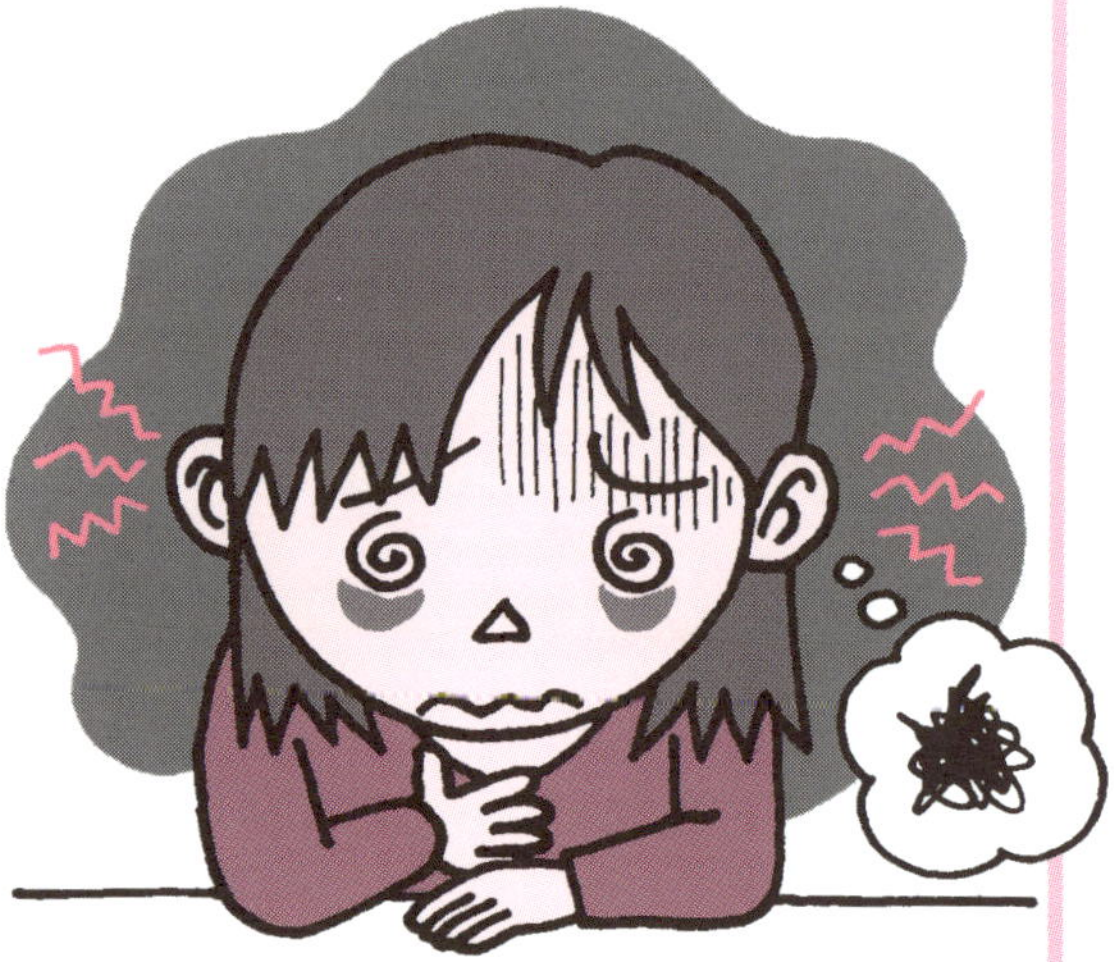

□ **耳鳴りやめまいのほかにも、全身にいろいろな症状がある**

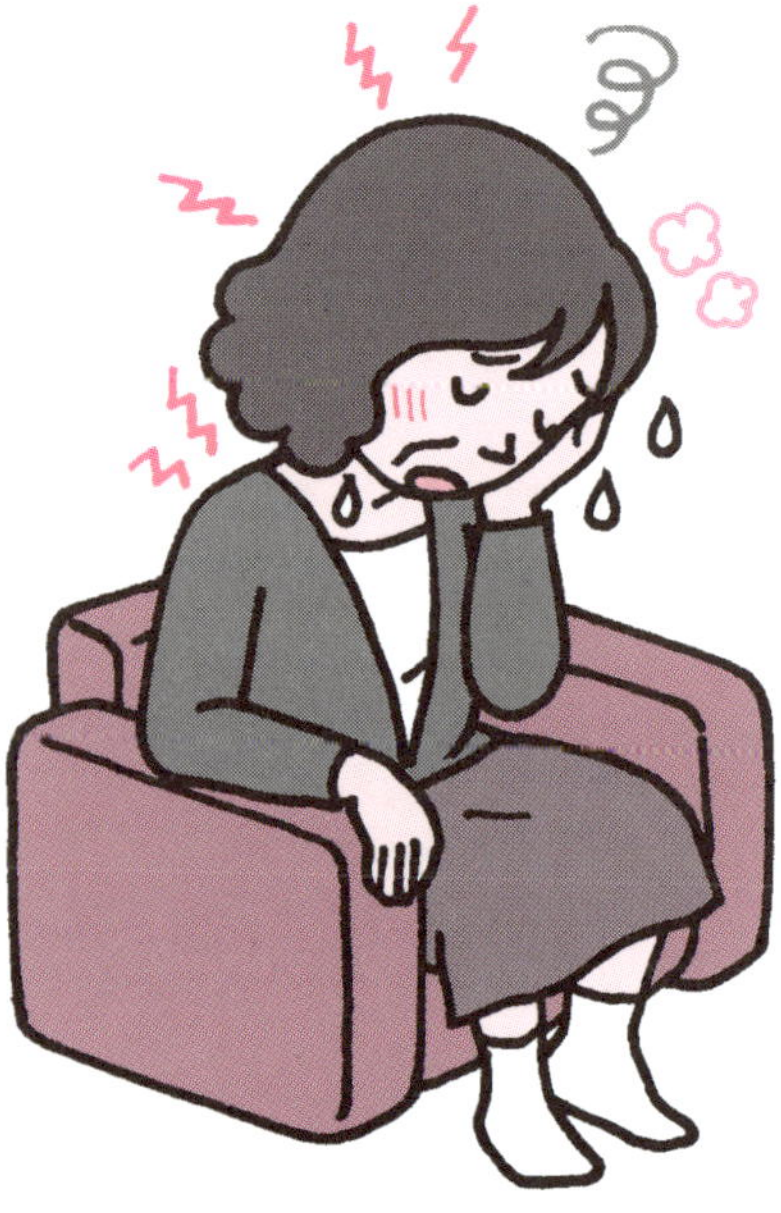

ほてりや肩こりなどの不調（→P64）を伴う人もいる。生活習慣病が原因でめまいが起こることも（→P62）

□ **症状があって生活に支障をきたす**

耳鳴りで夜眠れない・イライラする、という人が多い

第1章

その症状、体からのSOS!?

聞きにくさや耳鳴り、めまいは、疲れや加齢とともに起こりやすい症状です。
症状が不快で、日常生活がままならない人もいるでしょう。
気づいていない症状が隠れているかもしれません。
一度チェックしてみましょう。

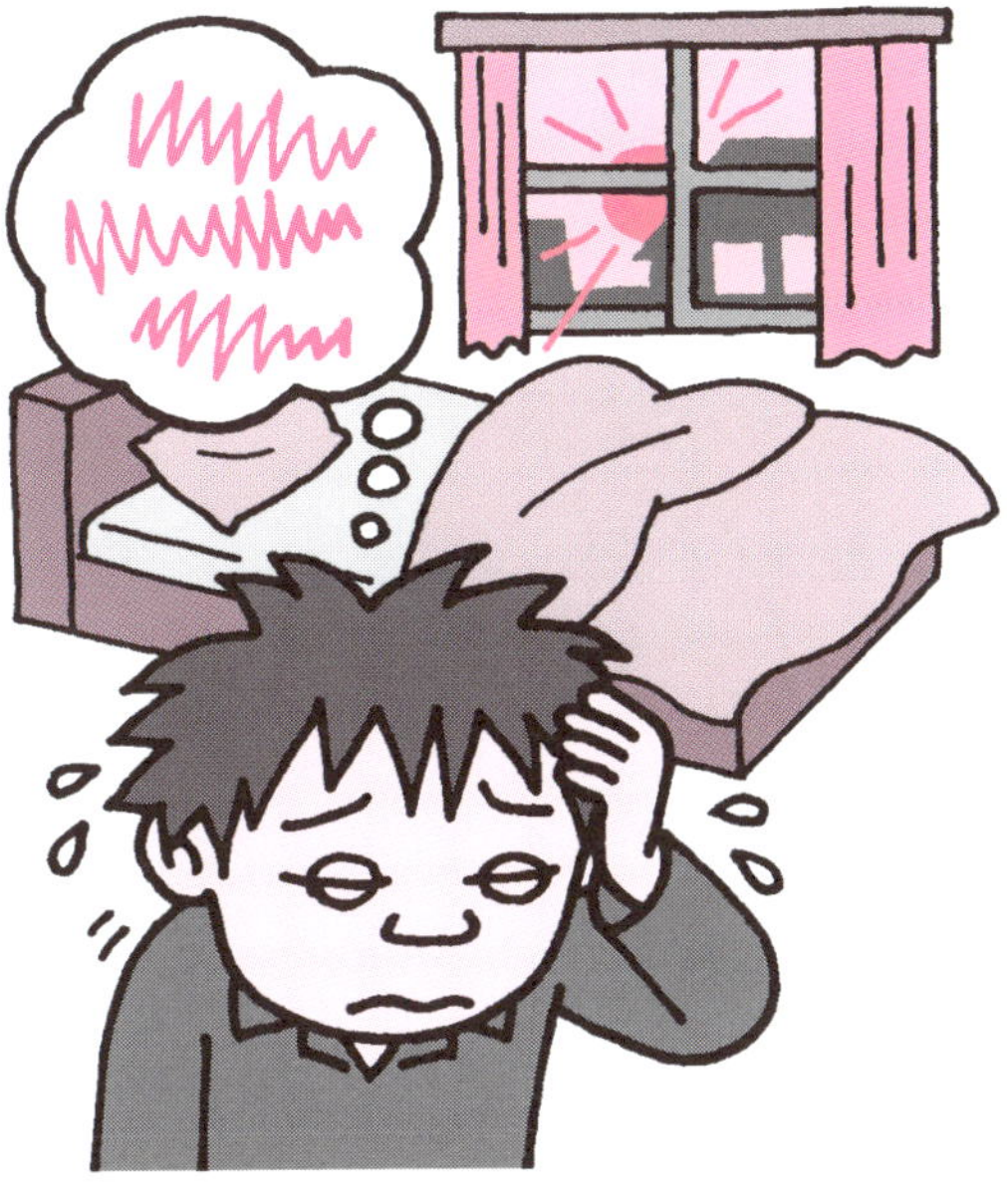

見過ごさないで！　異変のサイン

原因は耳だけでなく、脳や全身にあることも

耳が聞こえにくい、耳鳴りやめまいがするといった症状は、原因がどこにあるのかすぐにわからないことが多いもの。がまんしている症状や気づいていない症状があるかもしれません。

異変が起きている可能性のある部位

難聴や耳鳴り、めまいの原因は耳にあるとは限りません。脳、あるいは全身に、何らかの異変があって起こっている可能性もあります。

耳　最も多い異変のありか

耳には聴覚と平衡覚にかかわる器官や神経があるため、耳に異変があると症状が現れます。耳の症状とめまいが同時に現れることも多くみられます。

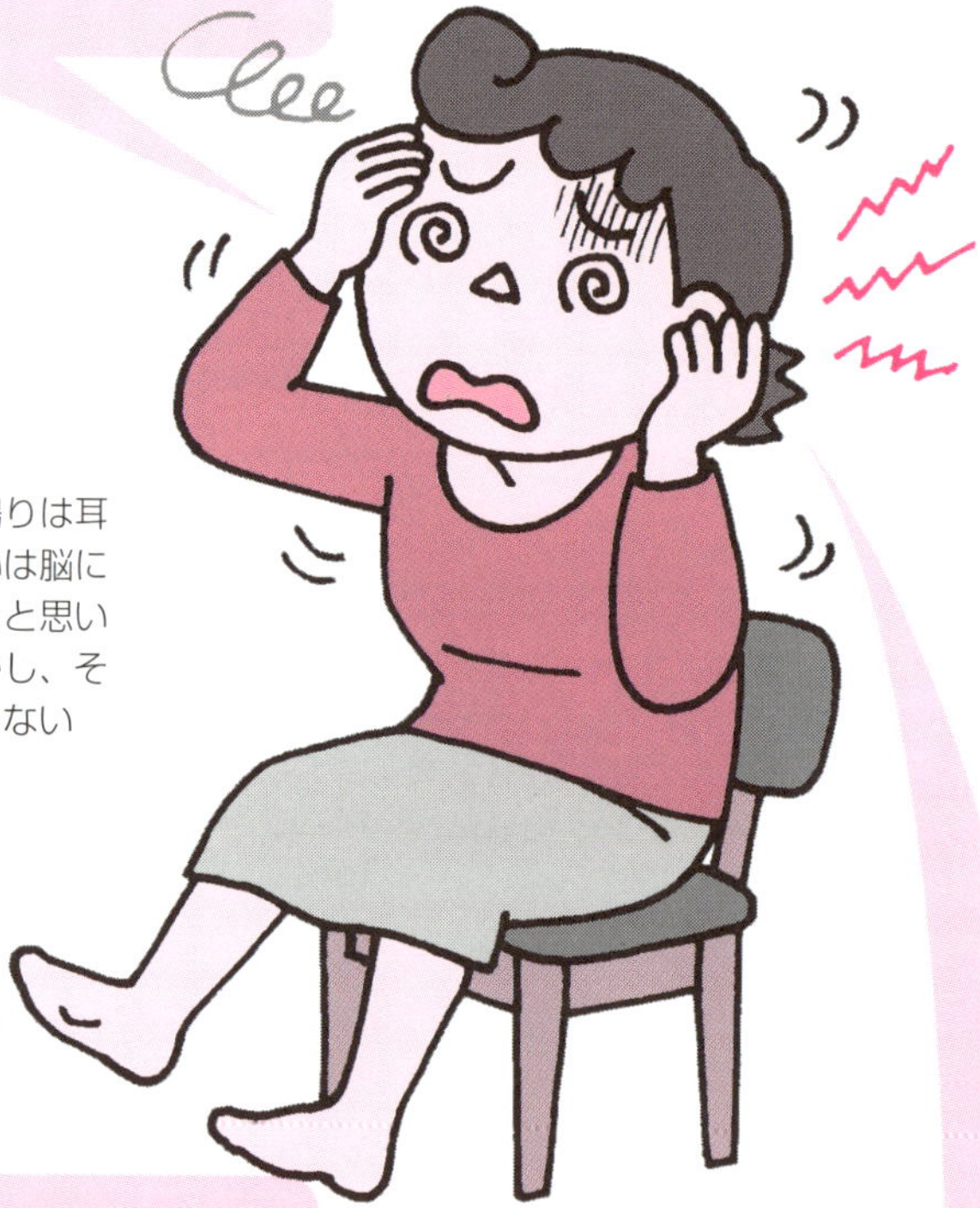

難聴や耳鳴りは耳に、めまいは脳に原因があると思いがち。しかし、そうとも限らない

全身　持病やストレスなどの影響による

血圧や血糖値の急激な変動など、もともともっている病気の影響でも、症状は現れます。自律神経やホルモンのバランスの乱れが原因になることもあります。

脳　命にかかわる危険がある

脳に異変がある場合は、主にめまいが起こりやすく、症状が急激に現れます。難聴や耳鳴りの程度は軽いか、ないこともあります。

症状の重さで重症度は決まらない

健康な人でも、体調によって一時的に聞こえが悪かったり、耳鳴りやめまいがしたりすることはあります。年齢によっては、加齢による自然な変化の場合もあります。一方で、耳や脳、全身の異変を知らせるサインの場合もあるため油断できません。

注意したいのは、症状の重さだけでは病気の重症度まではわからないという点です。症状が軽くても放置してはいけないこともあり、自己判断は禁物です。

これも難聴・耳鳴り・めまいのサイン

難聴や耳鳴り、めまいの症状はどれも自覚的な症状のため、感じ方が人によって異なります。自分では気づかなかった症状を、人から指摘されて気づくこともあります。

下記のような症状や感じ方はありませんか？

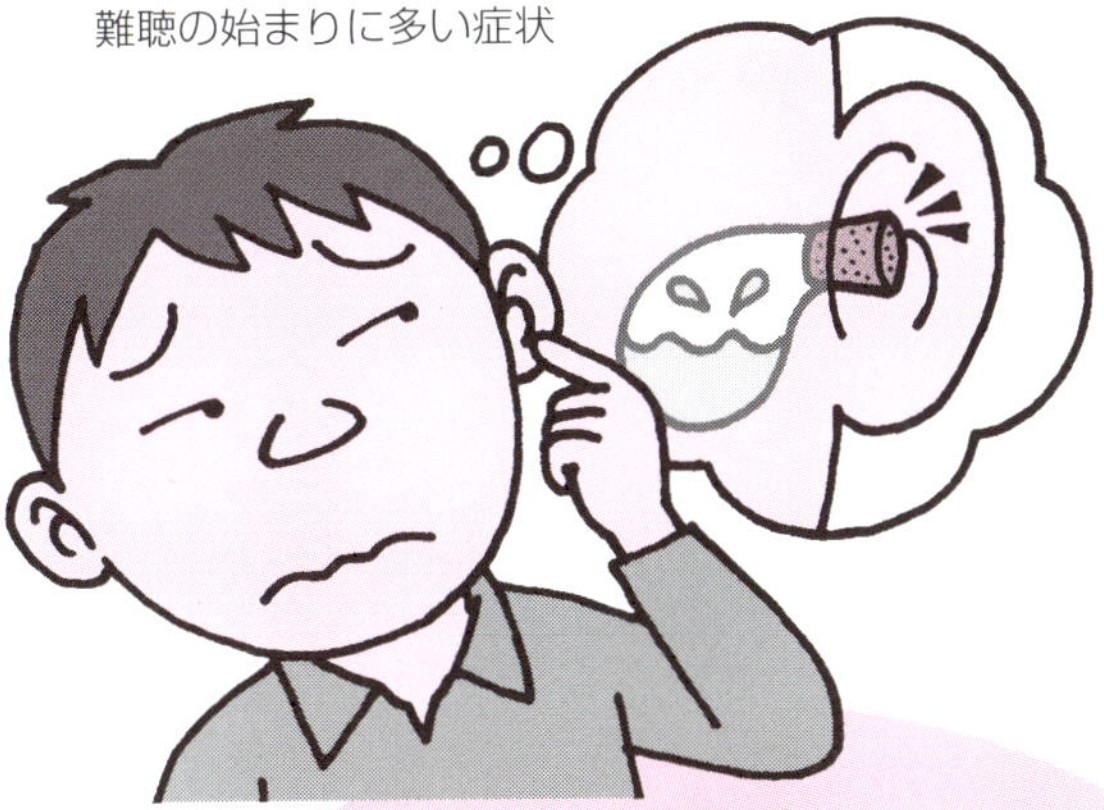

耳に水や物が詰まった感じは、難聴の始まりに多い症状

めまい

- □目が回る（自分や周りがグルグル回っている）
- □足元がフワフワして不安定に感じる
- □立ちくらみがする
- □頭や体がグラグラして揺れている
- □つまずきやすい。座っていても姿勢が保てない

一般的なめまいのイメージにないものも。これらは全部めまいに含まれる

難聴

- □体温計や電話などの電子音が聞こえにくい
- □人の話を聞き返したり、聞きまちがえたりすることが多い
- □「テレビの音がうるさい」と家族に言われる
- □耳が詰まった感じがする
- □音が響いて聞こえる
- □音が異常に大きく聞こえる
- □うしろから呼んでも気づかない、気づけない

子どもやお年寄りの難聴は、周りの人がこうした変化があるかどうか、チェックしよう

耳鳴り

- □呼吸に合わせて「スーハー」と音が聞こえる
- □「ペコペコ」と動く音がする
- □頭を動かすと「カサカサ」「ゴロゴロ」と音がする

一般的なイメージどおりの「キーン」「ブーン」だけでなく、これらの音も耳鳴りに含まれる

症状のタイプは？

音の聞こえ方やめまいの感じ方で分ける

ひとくちに耳鳴りやめまいと言っても、症状の現れ方や感じ方は人それぞれです。原因となる病気によっても異なります。自分の症状はどのタイプなのか、特徴をつかんでおきましょう。

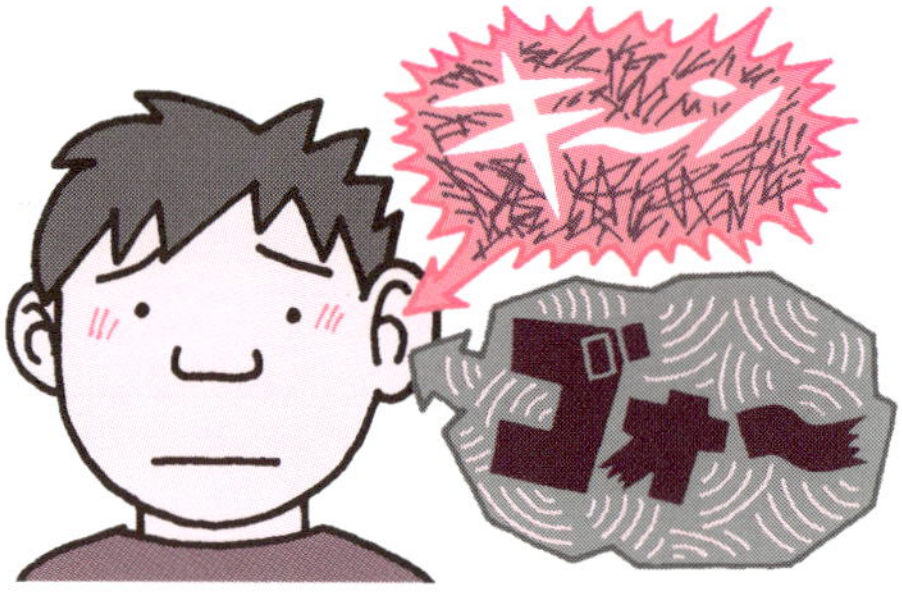

耳鳴りは自分にしか聞こえないような、音源のないものが多い（→P24）

難聴や耳鳴りのタイプ

難聴はどんなふうに聞こえないのか、耳鳴りはどんな音がするのかが重要です。タイプによって、耳や音を伝える神経のどの部分に障害が起こっているのか、おおよそ推測できます。

耳鳴りのタイプ

自分にしか聞こえない耳鳴りには、下記のようなタイプがあります。聞こえる音の高さやどんな音が聞こえるかを把握します。

音域

高

難聴のタイプ

まったく聞こえない場合もありますが、ある一定の音域が聞こえにくくなることも多いもの。どんな音が聞こえないのかを確認します。

高音性耳鳴り
- キーン、ピーなどの電子音や金属音

高音性難聴
- 電子音やささやき声が聞こえにくい
- 人の話を聞きまちがえることが多い　など

音が１つか複数かでも分けられる

１つの音だけが聞こえる「純音性耳鳴り」がある一方で、複数の音が混ざって聞こえる「雑音性耳鳴り」もあります。

異常な聞こえ方も難聴の一つ

一部の音や音域が極端に大きく聞こえたり、音割れするように聞こえたりすることもあります。「補充現象」といい、難聴の症状の一つです。

低

低音性耳鳴り
- ゴー、ブーンなどの低い音

低音性難聴
- 車の音や波の音が聞こえない
- 耳が詰まったような感じ（耳《じ》閉感《へいかん》）がする　など

めまいのタイプ

めまいの感じ方には、いくつかのタイプがあります。大きくは「回転性めまい」と「浮動性めまい」に分けられます。そのほかにも、さまざまなタイプがあります。

グルグル回る

回転性めまい

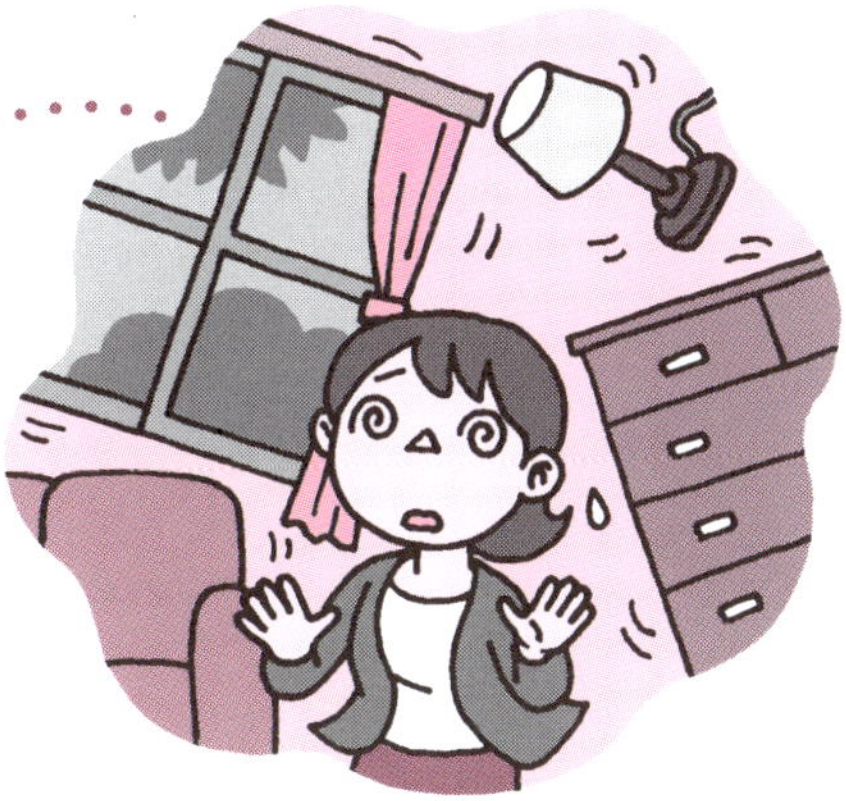

最も多いタイプ。自分や周囲がグルグル回っているように感じます。自分が動いていないときでも起こるものと、体を動かすことで起こるものがあります。症状は強めで、吐き気や歩行困難などを伴うこともあります。

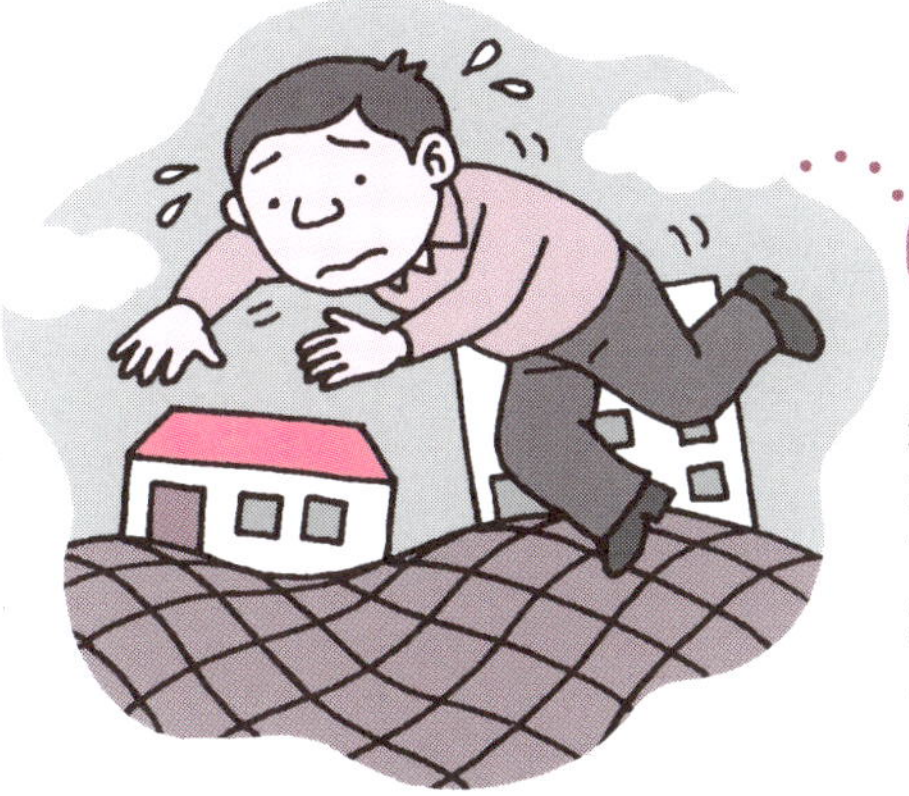

フワフワする

浮動性めまい

足元がフワフワして、船に乗っているかのように不安定な感じがするタイプ。「頭がフワーッとする」「体が宙に浮いているように感じる」などと訴える人もいます。

ほかにも……

動揺性めまい	頭や体がグラグラと揺れているように感じる。歩行時にはふらつきもある。回転性めまいから移行することが多い
眼前暗黒感	いわゆる“立ちくらみ”。目の前が真っ暗になったりクラッとしたりする。立ち上がった瞬間や長く立ち続けたときに起こりやすい
平衡障害	歩行時に何もないところでつまずいたり、まっすぐに歩けなくなったりする。転びやすくなることもある
ほかにも「頭がぼんやりする」「体が脱力したような感じ」「寝ているときに体が沈み込む感じ」など、漠然としていて、めまいと呼べるのかわからないようなものもある	

原因を知るには症状の特徴をつかむこと

難聴や耳鳴り、めまいの症状や現れ方には、さまざまなタイプがあります。タイプによって、耳や脳など体のどこに異変が起こっているのか、おおよその見当をつけることができます。

そのため、自分に現れている症状の特徴を把握することはとても大切です。受診する際に医師に自分の症状を的確に伝えるためにも、どのタイプに近いのかを探ってみましょう。

ただし、タイプだけでは原因となる病気を確定することはできません。ほかの症状や特徴、検査も受けたうえで診断されます。

症状の起こり方や変化は？

きっかけや変化の有無から原因をしぼり込む

難聴や耳鳴り、めまいは、最初に症状が現れたときの状況、時間の経過に伴う変化などが、原因を探る重要なヒントになります。症状が出るきっかけになる出来事があったかどうかも、思い出してみましょう。

症状の起こり方は？

初めて症状が現れたときの様子は、原因をしぼり込むために重要な情報です。きっかけになるような姿勢や動作があったか、どんなときに症状が現れやすいのか、といったことが参考になります。

息を止めて力を込める動作は、耳に圧力がかかる

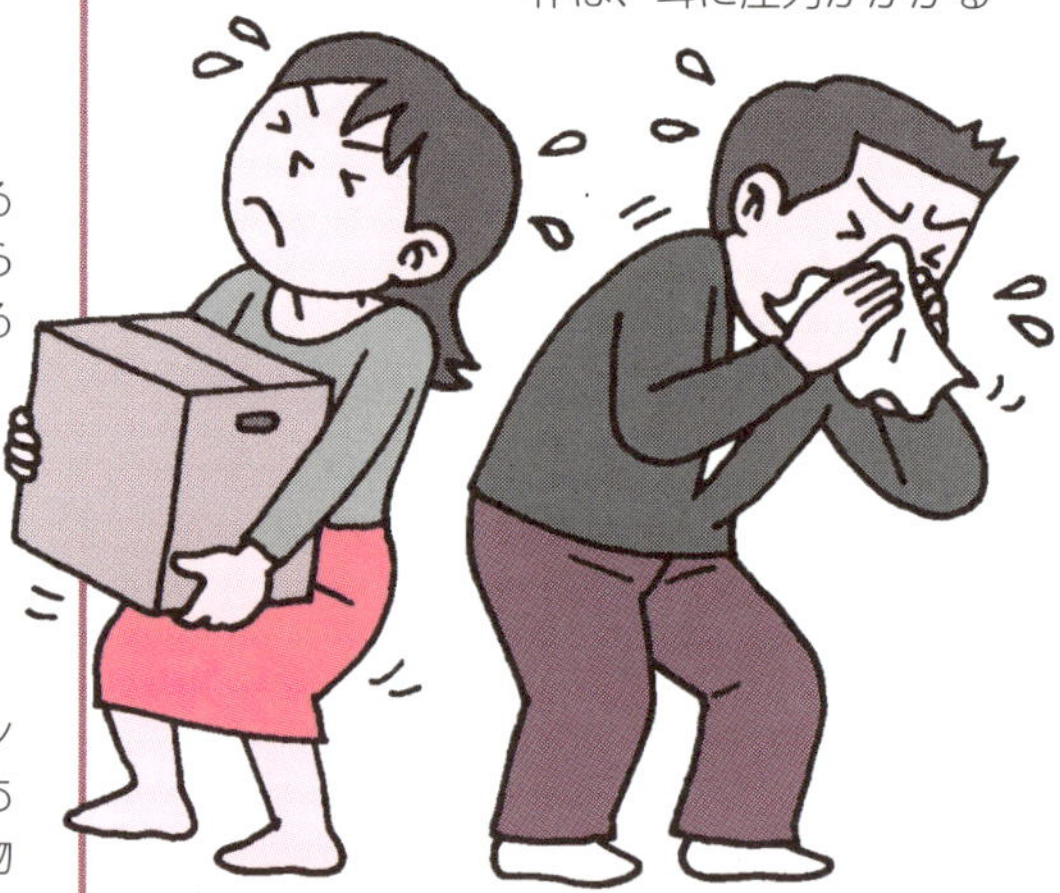

難聴や耳鳴りの場合

発症時の状況はさまざまです。多くは難聴と耳鳴りは同時に起きてきます。

発症のしかたは？

- **前触れもなく突然に**
- **何となく耳鳴りがする。少しずつ聞こえが悪くなってきた**

何の前触れもなく、いきなり起こるもののほか、耳鳴りを伴いながら徐々に聞こえが悪くなるものもある

きっかけは？

- **ダイビングをしたあとや飛行機に乗ったあと、いきんだあと、など**

大音響にさらされた直後、ダイビングや登山、飛行機の上昇・下降のあとなどに起こることが多い。重い物を持つ、くしゃみや排便時のいきみなど日常動作が引き金のことも

めまいの場合

ほとんどは、ある日突然症状に見舞われます。なかには、特定の姿勢や動きによって誘発されるものもあります。

きっかけは？

- **特定の姿勢をとると起こる**
- **特定の動きをすると起こる**

急に立ち上がった、長時間立ち続けた、洗髪した、寝返りを打ったなど、最初に発症したときの状況を思い出してみよう

「とくにない」も重要な情報

とくに思い当たるきっかけがない人も多い。きっかけがないこと自体が、重要な判断材料となるので、必ず医師に伝えよう

症状の変化は？

聞こえの悪さや耳鳴り、めまいという症状はだれにでも起こります。すぐに治まる一時的な症状であれば、問題はありません。

ただし、症状が激しいときや、左記のような状態のときは受診すべきです。

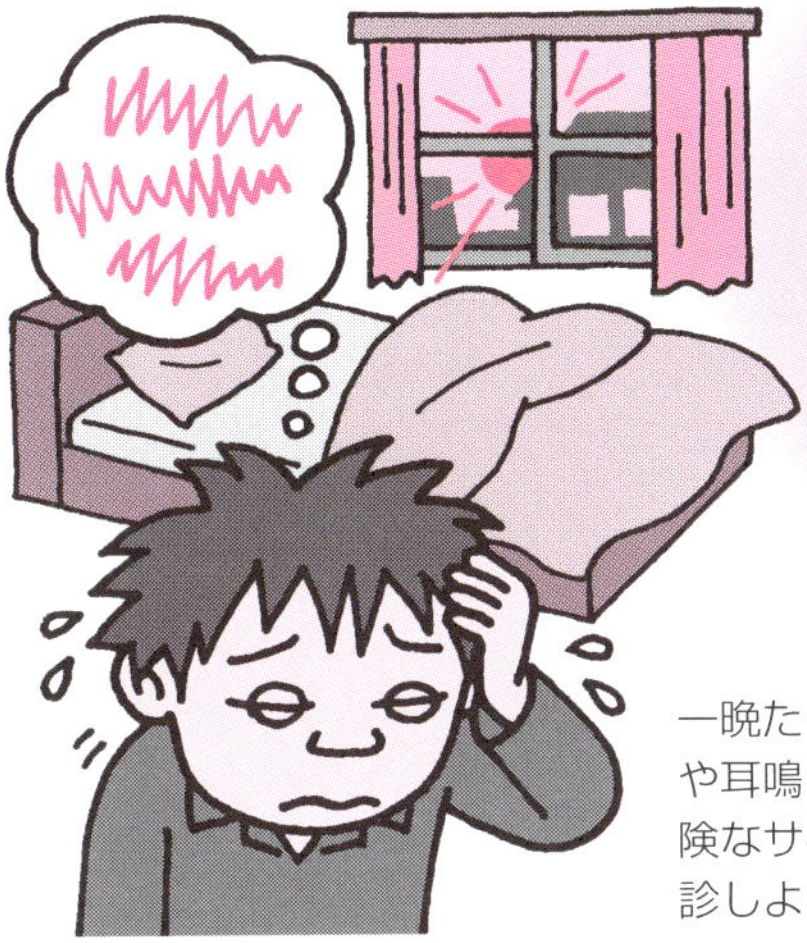

症状に変化はなく、ずっと続いている

症状が起こってから１日以上続いている、体を休めても症状が軽くならない、症状が続いて仕事や家事など日常生活に支障をきたしている、といった場合は要注意です。

一晩たっても聞こえづらさや耳鳴りが残っていたら危険なサイン。医療機関を受診しよう

「良くなったり悪くなったり」を何回も繰り返す

症状がいったん治まっても、発作のように症状が繰り返し現れる病気もあります。体を休めることで治まっても、特定の姿勢や動作で症状が再び起こることもあります。

いったん治まるため、症状の悪化に気づきにくい

徐々に悪化している

耳が詰まった感じが変化して、聞こえが悪くなってきたら、病気が進行しているかもしれません。耳鳴りかめまいだけだったのに聞こえも悪くなるなど、症状が増えたときも要注意です。

すぐに医療機関へ

時系列で症状の様子や状態を整理する

聞こえの悪さや耳鳴り、めまいは、あるとき突然発症するものがほとんどです。何かきっかけがあれば、「あのせいかもしれない」と見当がつきやすくなります。

一方で、原因も前触れもなく突然起こる人も多く、不安を感じるものです。しかし、このように〝いきなり起こった〟ことも原因を探る重要なヒントになります。

どんなときに症状が現れやすく、悪化するのか、また症状が徐々に悪化してきたなど時間の経過に伴う変化も、重要な判断材料になります。これらを参考にして、原因となる病気をしぼり込めます。

同時に起きている症状は?

耳鳴り、めまいのかげに難聴があることも

同時に現れる症状の有無も、重要な情報です。なかには重大な病気を示すサインもあります。強く現れている症状があると、別の症状を見落とすこともあるので注意が必要です。

3つの症状はセットで起こりやすい

難聴と耳鳴り、めまいは、同時あるいは前後して起こることが、よくあります。耳の中の聴覚と平衡覚をつかさどる器官が近く、また脳とつながるそれぞれの神経も近いため、お互いに影響を受けやすいのです。

難聴＋耳鳴り

耳鳴りの多くは難聴を伴う

耳鳴りの約9割は、難聴を伴うといわれます。耳鳴りの音域は、聞こえの悪い音域と重なることもわかっています（→P32）。しかし、耳鳴りを気にしすぎて、難聴に気づいていない人がよくみられます。

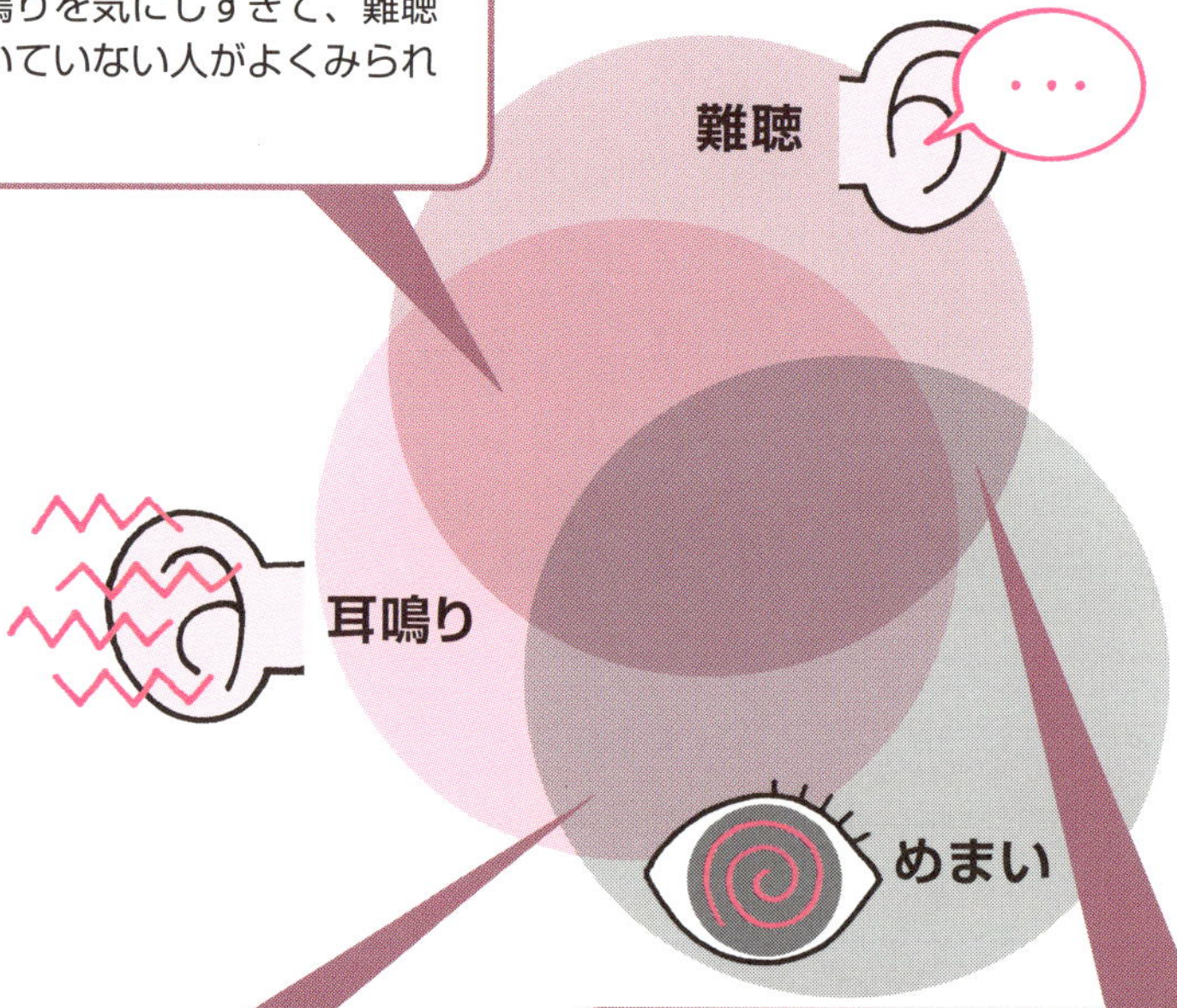

耳鳴り＋めまい

耳鳴りとめまいがあればじつは難聴もある

耳鳴りとめまいの2つは、どちらも不快感が強いので気づきやすい症状です。この場合も難聴に気づかない人が多いですが、検査をするとしばしば難聴が判明します。

めまい＋難聴

めまいに驚いて難聴に気づかない

めまいのほうが不快感の強い症状なので、聞こえの悪さに気づかないことが少なくありません。とくに、耳閉感タイプの難聴は気づきにくく、難聴が進むまで気づけないことがあります。

めまいと同時に起こる耳以外の症状にも注意

めまいは、難聴や耳鳴り以外の症状を伴うこともあります。めまいのせいで気分が悪くなることも影響していますが、おおもとの原因がどこにあるかによって現れる症状には違いがあります。

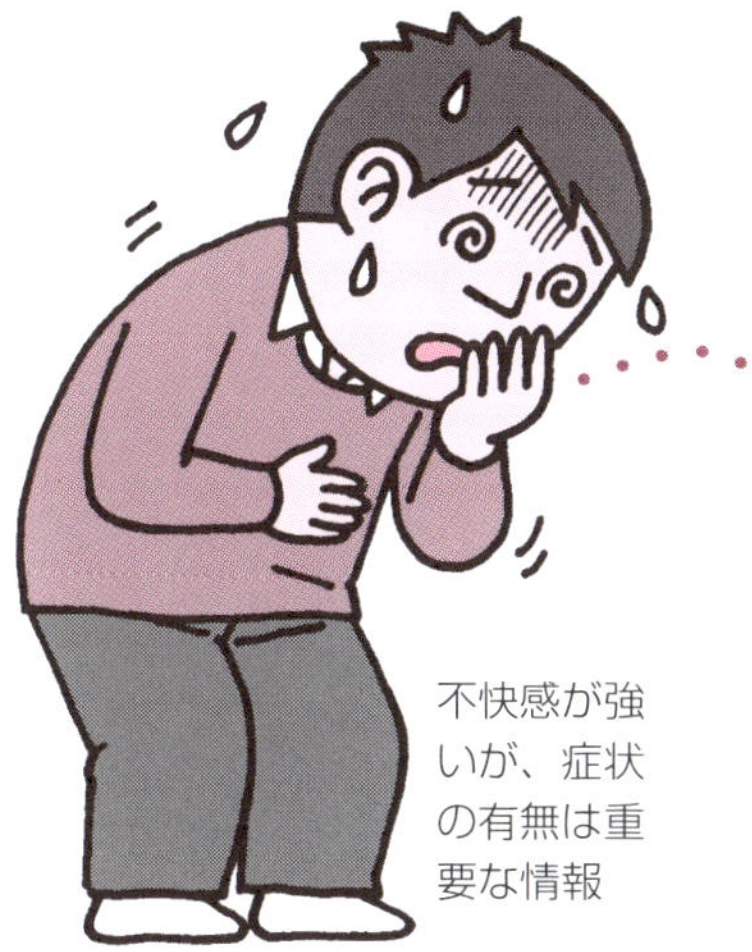

不快感が強いが、症状の有無は重要な情報

耳の障害による影響
自律神経症状

耳の障害で平衡覚が乱れると、その影響で自律神経もバランスを崩して気分が悪くなります。吐き気、嘔吐、顔面蒼白《そうはく》、冷や汗、動《どう》悸《き》などの症状を、「自律神経症状」といいます。

脳の障害による
神経症状

脳に何らかの異常があると、自律神経症状に加えて運動障害、言語障害などが現れます。

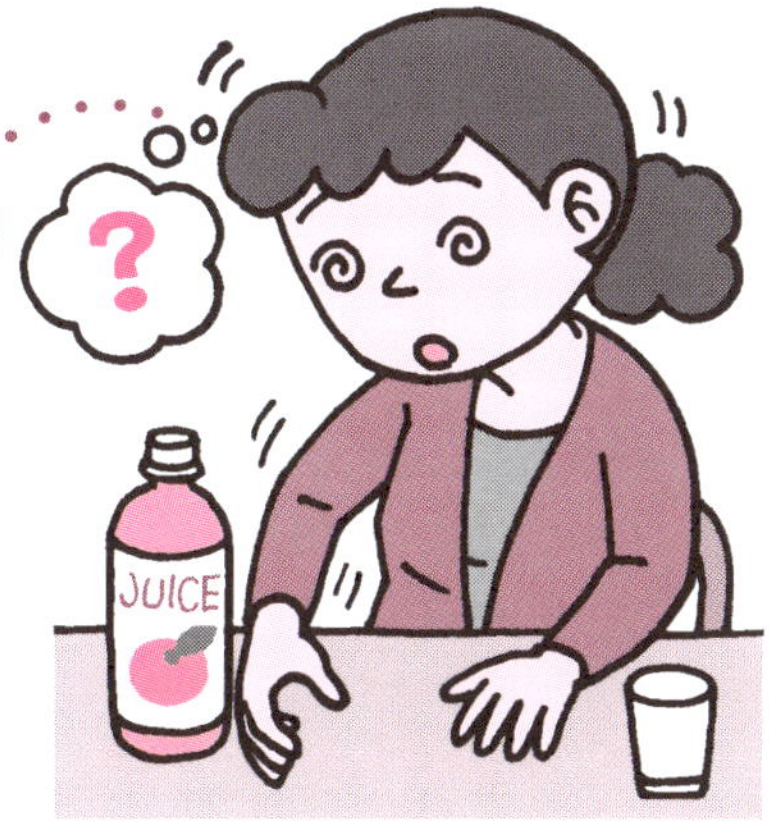

マヒはなくても手足を思い通りに動かせないのも運動障害の一つ

運動障害

体の左右どちらかの半身に力が入らなくなったり、しびれや感覚が鈍くなったようなマヒがある。立って歩けなくなることも

視覚障害

物が二重に見える、目がかすむ。物の片側半分が見えなくなることもある

言語障害

舌がもつれてうまく話せない、言葉が出てこない、他人が話す言葉の意味や内容がわからない

意識障害

意識がうすれ、ぼんやりとして、呼びかけに対する反応が鈍くなる。意識を失ってしまうこともある

気になる症状だけに気をとられすぎないで

難聴や耳鳴り、めまいはセットで起こることが多い症状です。ところが、難聴は本人が気づかないことが少なくありません。耳鳴りやめまいは、非常に不快感が強い症状であるため、そちらに気をとられるからです。

耳鳴りやめまいがするときは、聞こえが悪くなっていないかどうか、自分でも意識的に確認することが大切です。

難聴や耳鳴り、めまいといった症状は、よほど強くなければしばらく様子を見ようとしがちです。しかし、重大な異変のサインとして現れていることもあるので、症状が現れたら、軽くてもできるだけ早く受診すべきです。

症状は語る

症状の特徴から原因や対処法が見えてくる

耳鳴りやめまいはストレスや疲労でも起こるので、一時的なら心配はいりません。しかし、症状が激しいとき、持続または繰り返すときは、放置は禁物です。症状の現れ方に注意しましょう。

症状から考えられる原因と受診先

現れている症状とその特徴をもとに、疑われる原因と受診先をチャートで示します。あくまで目安の一つですが、放置せず、早期の治療に結びつけることが重要です。

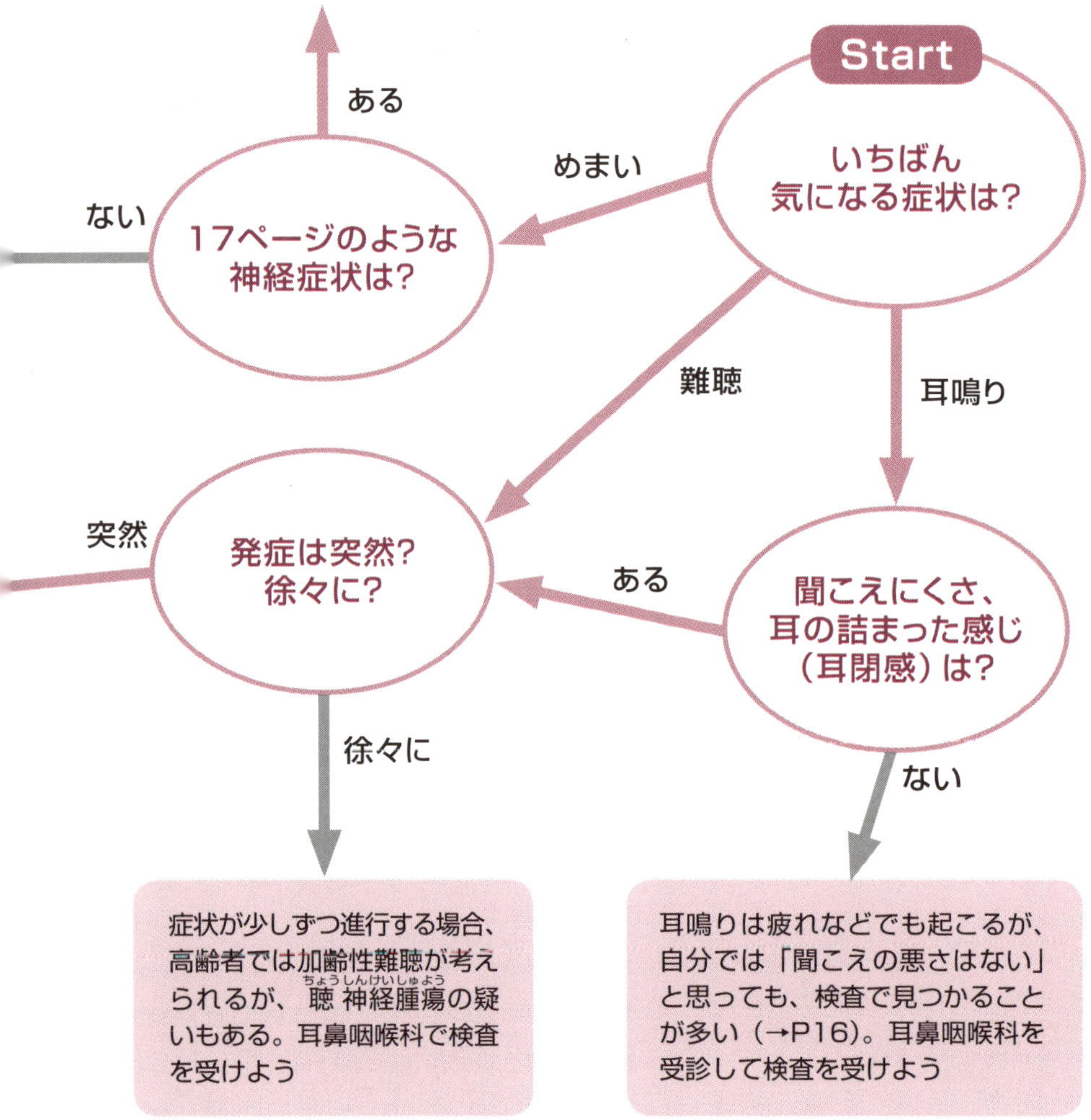

運動障害、言語障害、意識障害などがあるときは、脳梗塞《のうこうそく》や脳出血など脳血管障害の疑いがあり、症状が治まっても油断できない。至急、脳神経外科や脳神経内科を受診する
Start
いちばん気になる症状は?
めまい
17ページのような神経症状は?
ある
ない
難聴
耳鳴り
発症は突然?徐々に?
突然
徐々に
聞こえにくさ、耳の詰まった感じ（耳閉感）は?
ある
ない
症状が少しずつ進行する場合、高齢者では加齢性難聴が考えられるが、聴神経腫瘍《ちょうしんけいしゅよう》の疑いもある。耳鼻咽喉科で検査を受けよう
耳鳴りは疲れなどでも起こるが、自分では「聞こえの悪さはない」と思っても、検査で見つかることが多い（→P16）。耳鼻咽喉科を受診して検査を受けよう

症状の特徴から受診先と対処を知ろう

現れている症状やその強さによっては、緊急を要します。とくに、脳血管障害のようにめまいに加えて意識障害や運動障害などがあるときは、できるだけ早く受診しなければなりません。

症状が続くときや頻繁に繰り返すときは、できるだけ早く受診して確かめましょう。

難聴や耳鳴りは?

- ある → **発症のきっかけに思い当たることは?**
  きっかけの例……大音響にさらされた、ダイビングをした、飛行機に乗った、風邪をひいた、何らかの薬をのんだ、など
  - ある → 思い当たることがある場合は、外リンパ瘻《ろう》や音響性障害、薬の副作用、中耳炎などが疑われる。耳鼻咽喉科を受診する
  - ない → きっかけになることがない場合は、突発性難聴、メニエール病のほか、まれに聴神経腫瘍が疑われる。耳鼻咽喉科を受診する
- ない → **めまいを起こしやすい姿勢や動作は?**
  - ある → 特定の姿勢や動作がある場合は、良性発作性頭《とう》位《い》めまい症、頸性《けいせい》めまい、脳幹《のうかん》や小脳《しょうのう》への血行不良（循環不全）などが疑われる。めまいにくわしい耳鼻咽喉科を受診する
  - ない → **同じような発作が起きたことは?**
    - ある → 発作のように症状が出たり、何度も繰り返したりする場合は、糖尿病や不整脈、腎臓病《じんぞうびょう》、甲状腺《こうじょうせん》機能低下症など全身の病気が疑われる。かかりつけ医を受診するか、全身の精密検査を受ける
    - ない → 平衡覚をつかさどる神経の働きが一時的に障害される前庭《ぜんてい》神経炎の疑いがある。めまいにくわしい耳鼻咽喉科を受診する

Column

乗り物酔いはめまいの一つ。予防と訓練で軽くなる

バランス感覚が乱れて気分が悪くなる

姿勢を保つために、平衡機能によって体を調整する器官が、耳に備わっています（→P26）。

乗り物に乗ると上下左右の揺れや持続する振動、カーブでの回転、速度などさまざまな刺激がこれらの器官に加わり、脳にその情報が伝えられます。一方、目からは車窓を流れる映像が視覚情報として脳に伝わります。

複数の情報を脳がスムーズに処理できないと、平衡覚が乱れます。乗り物酔いは、こうした平衡覚の乱れが原因の一つと考えられています。

まず体調を整えるなどして、予防することが重要です。めまい体操（→P84）をして、いろいろな動きに徐々に体を慣れさせるのも有効です。

■予防のポイント

出発前

- □前日によく眠る
- □出発前に軽く食事をする、食べすぎない
- □事前に酔い止め薬をのむ

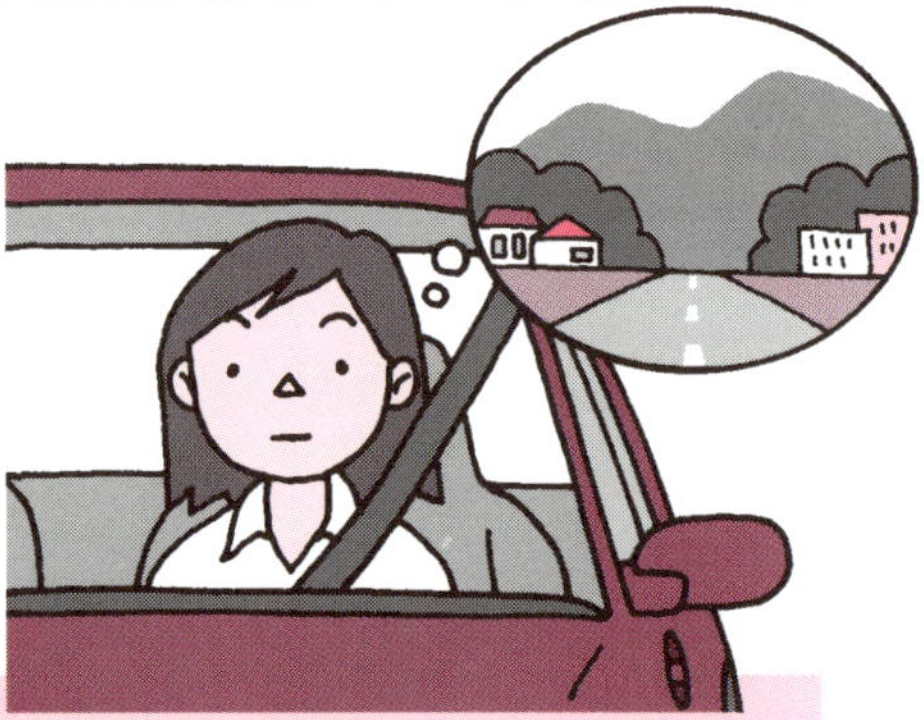

出発したら

- □乗り物内の換気をよくする
- □進行方向と同じ向きで、前が見える席、または揺れにくい席に座る
- □前方の遠くの景色を見る

など

もしも酔ってしまったら、できれば乗り物から降りるのがベスト。できないときはベルトやネクタイなどをゆるめ、腹式呼吸（→P96）をして安静に。頭部を冷たいタオルで冷やしてもよい

第2章

異変のありかを突き止めよう

難聴と耳鳴りは、耳や神経の異常で現れます。
めまいは、一見脳の異変が原因と思われがちですが、
じつは耳が深く関係しています。
3つの症状は同時に現れることも少なくありません。
なぜ症状が現れるのか、検査で調べましょう。

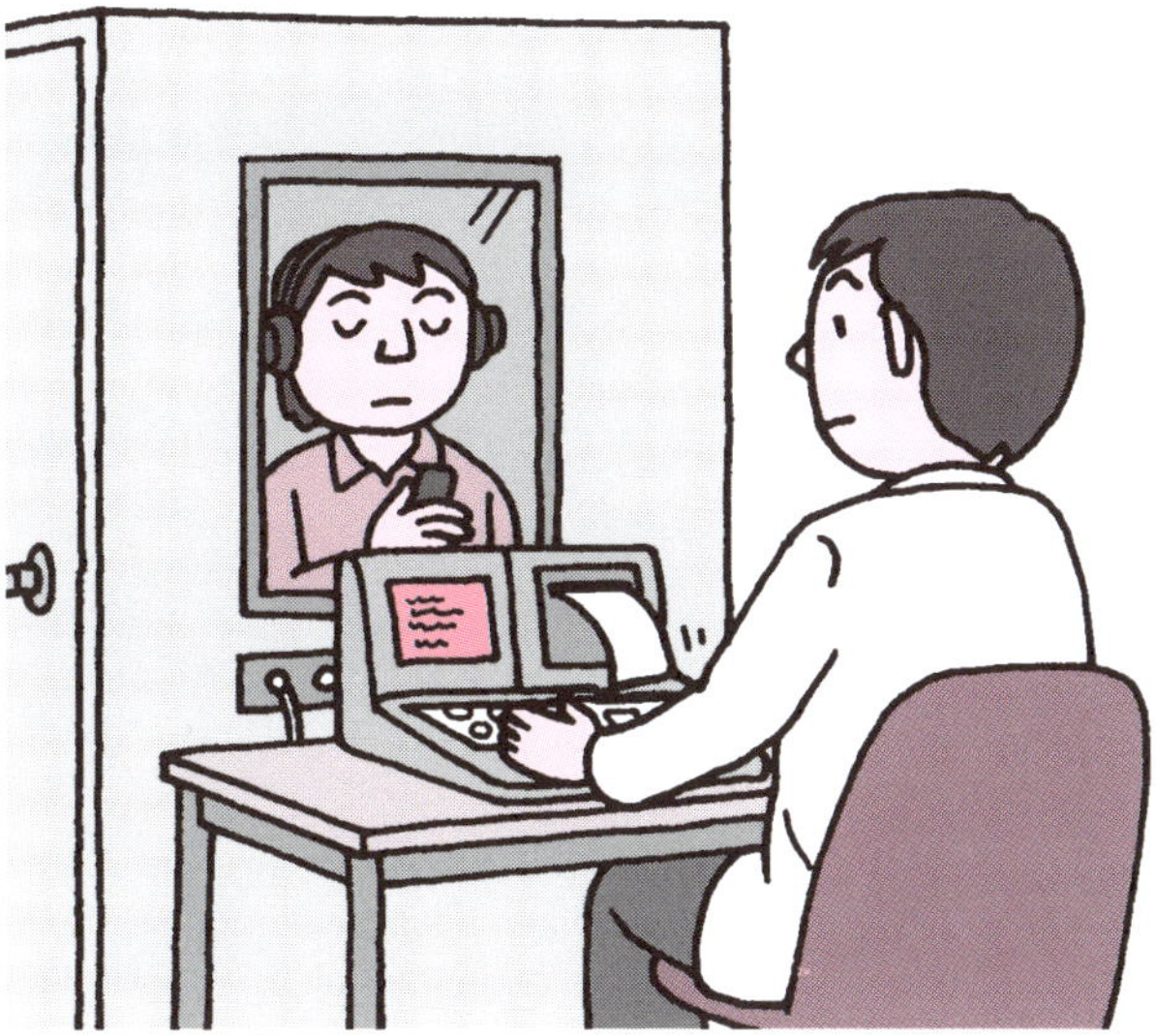

難聴はこうして起こる

音をキャッチする耳か、音を感じる脳に異常あり

難聴は、大きく二つに分けられます。一つは、音を集めて脳に伝えるまでの耳の機能に、何らかの問題があるもの。もう一つは、耳から伝えられた刺激を感じる脳の働きに問題があるものです。

耳のしくみ

耳は、外耳・中耳・内耳の3つに分けられます。音は外耳を通り、中耳で増幅されます。内耳で電気信号に変換され、神経を通って脳に伝えられます。

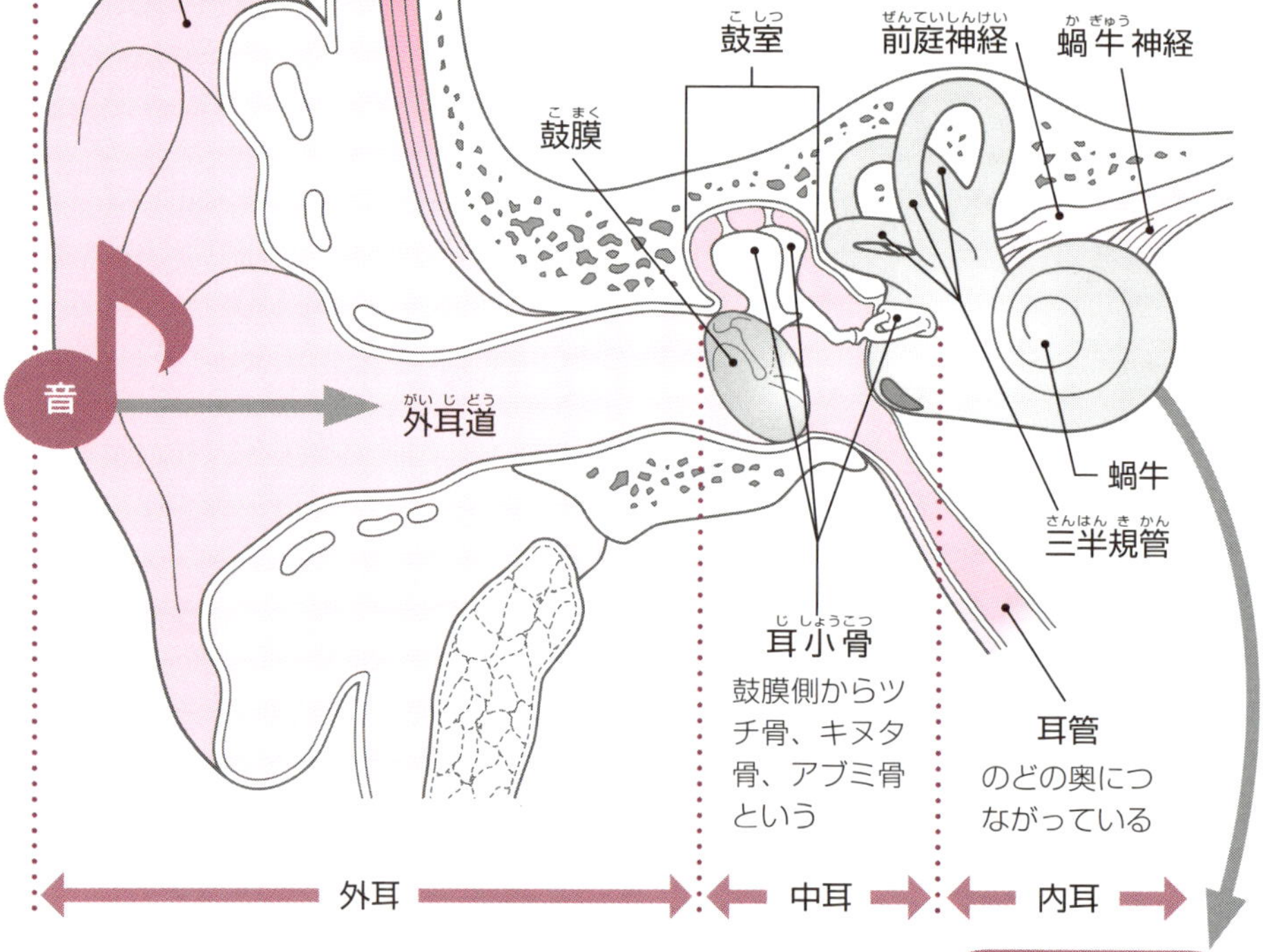

耳介《じかい》
音
外耳道《がいじどう》
鼓膜《こまく》
鼓室《こしつ》
前庭神経《ぜんていしんけい》
蝸《か》牛《ぎゅう》神経
蝸牛
三半規管《さんはんきかん》
耳小骨《じしょうこつ》
鼓膜側からツチ骨、キヌタ骨、アブミ骨という
耳管
のどの奥につながっている
外耳
中耳
内耳

蝸牛の内部

音を振動から電気信号に変える

音を電気信号に変換しているのは、内耳の「蝸牛」です。蝸牛内はリンパ液で満たされ、外リンパの振動が内リンパに伝わり、内リンパの振動を蝸牛管の感覚細胞が感知して電気信号に変換します。

▼断面図

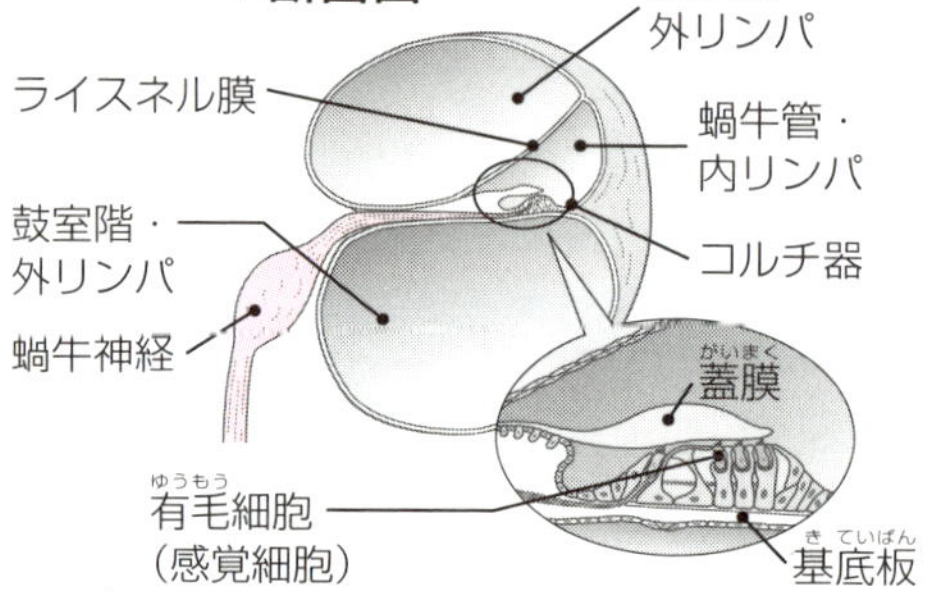

前庭階・外リンパ
ライスネル膜
蝸牛管・内リンパ
コルチ器
鼓室階・外リンパ
蝸牛神経
蓋膜《がいまく》
有毛《ゆうもう》細胞
（感覚細胞）
基底板《きていばん》

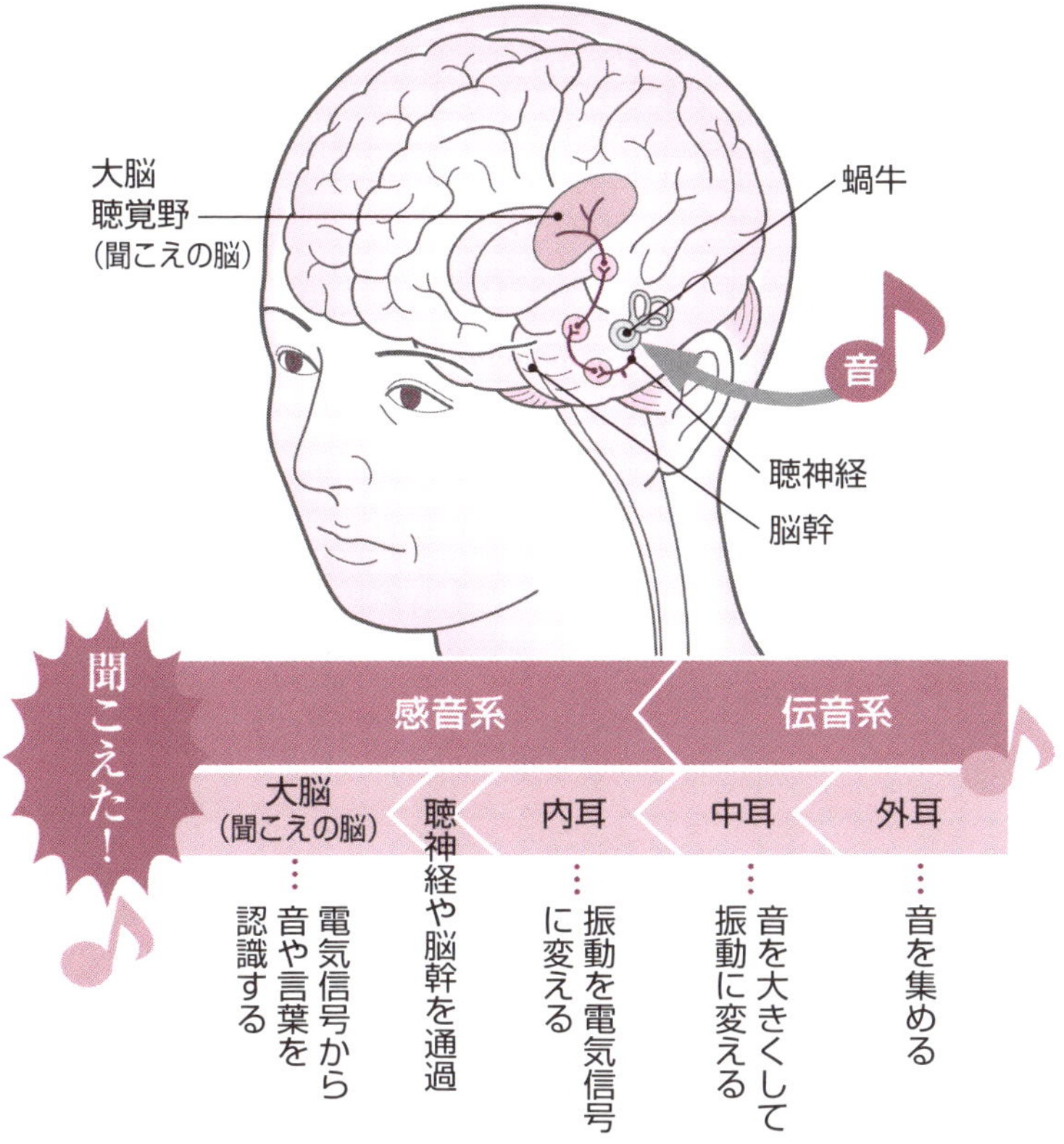
大脳
聴覚野
（聞こえの脳）
蝸牛
音
聴神経
脳幹
聞こえた！
感音系
伝音系
大脳（聞こえの脳）
聴神経や脳幹を通過
内耳
中耳
外耳
電気信号から音や言葉を認識する
振動を電気信号に変える
音を大きくして振動に変える
音を集める

聞こえにかかわる脳（聴覚野）は、大脳の左右のほぼ同じ位置にある。外耳から入った音は中耳、内耳などを経て脳へ伝えられる

「聞こえる」までのステップは大きく2つ

耳の働きだけでは音を聞くことはできません。耳で聞いた音が脳に伝えられ、脳で音を認識して、初めて「聞く」ことができます。

音を感じるまでには、2つのステップがあります。最初のステップは音を伝える「伝音系」、次が音を感じる「感音系」です。これらのどこかが障害されると、聞こえに問題が発生します。

異変が起こりやすい部位

- □伝音難聴……中耳
- □感音難聴……内耳

伝音難聴は、中耳炎など鼓膜や耳小骨のトラブルでよく起こります。感音難聴は蝸牛のある内耳や、神経、脳の障害によるもの。加齢による難聴や突発性難聴が含まれます。

耳から脳へのプロセスの異常が難聴のもと

難聴とは、音の聞こえが悪くなったり、まったく聞こえなくなったりすること。「聞こえ」のしくみに何らかの障害が発生すると起こります。

「聞こえ」とは「聴覚」のことです。音を集め、音を脳が感じるまでのしくみ全般を意味します。

伝音難聴と感音難聴に大別される

難聴は、聞こえの二つのステップのうち、どちらに障害があるかによって分けられます。

一つは、音を集めて伝えるステップに原因がある「伝音難聴」です。もう一つは音を感じ取るステップに原因がある「感音難聴」で、内耳から大脳に至るまでの神経の障害が関係しています。

伝音難聴は原因が明らかになることが多いのですが、感音難聴は原因がわからないこともあり、治療が難しい傾向があります。

耳鳴りはこうして起こる

聞こえにくい音を脳がカバーしようとする

耳鳴りの多くは、どこにも音源がないのに耳や頭の中では音がする「自覚的耳鳴り」です。難聴を伴う人が多いことから、耳鳴りは耳ではなく脳で鳴っていることがわかってきました。

音源のない耳鳴りは脳が鳴らしている

音源がないのに、なぜ耳鳴りが発生するのか、正確な原因はまだわかっていません。しかし、近年の脳の機能を調べる検査技術の進歩によって、耳鳴りは脳で引き起こされるというしくみがわかってきています。

1 音の信号が一部伝わらない

音は、内耳で電気信号に変換されます。加齢や病気によって一部の音域の電気信号が伝わらなくなると、難聴が起こります。

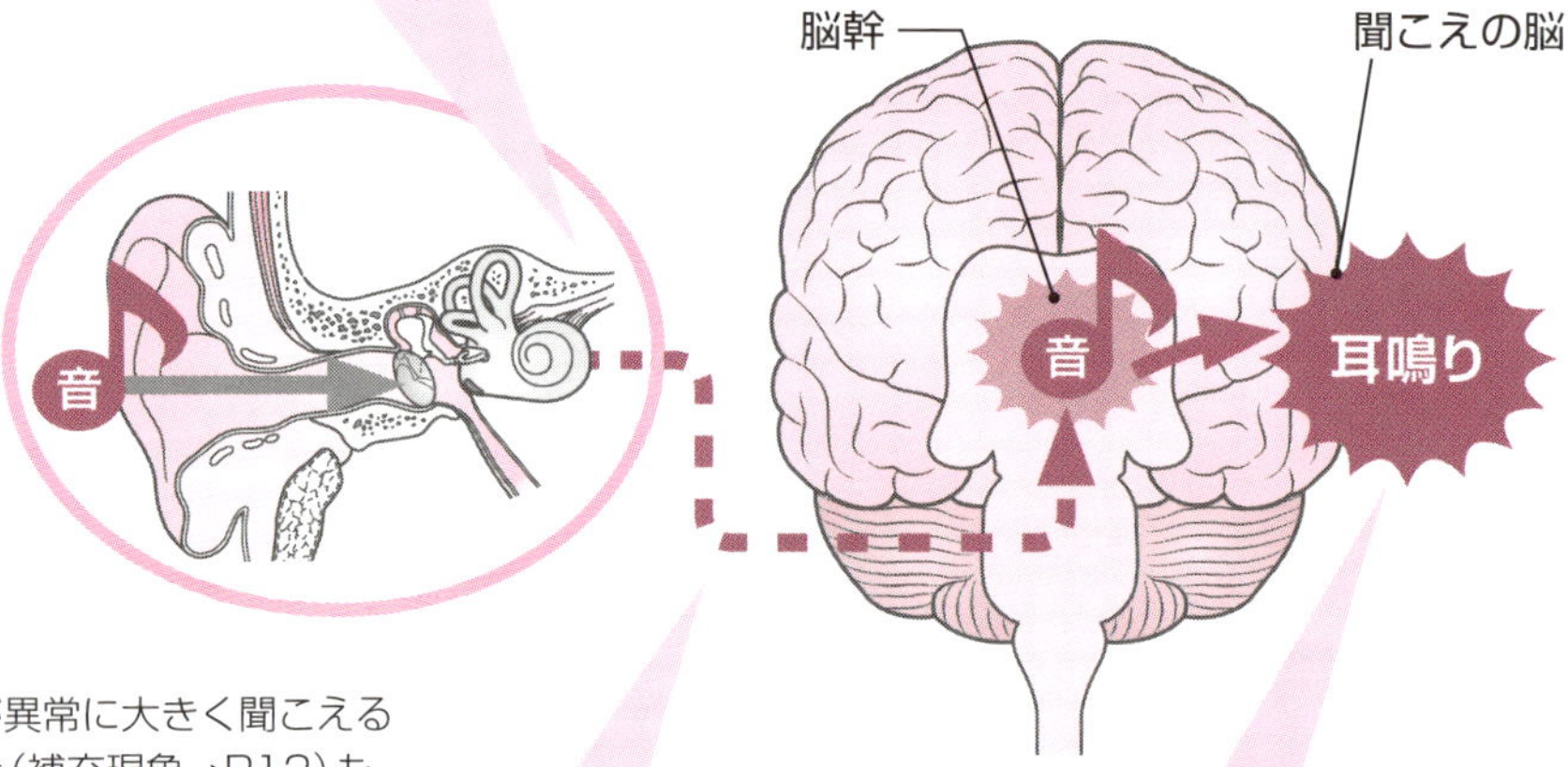

音が異常に大きく聞こえる症状（補充現象→P12）も、同じしくみで起きていると考えられる

2 脳が音の不足に気づき補おうとする

聞こえが悪くなった部分を補おうとして、脳の機能が活性化されます。脳は聞こえが悪い部分の電気信号を増幅して強めます。

3 補われた音が聞こえの脳に伝わる

強化された電気信号が伝わると、かすかな音まで増幅されて聞こえます。これが耳鳴りとなって、大きく聞こえるのです。

「耳鳴りがあるから聞こえにくい」のではなく、

「聞こえにくいから耳鳴りがする」

耳鳴りの音は聞こえにくい音域と同じ

耳鳴りの音の聞こえ方には個人差があります。耳鳴りには、高音や低音など聞こえる音の音域によってタイプがあります（→P12）。実はこの音域は、難聴が起こっている音域と同じなのです。

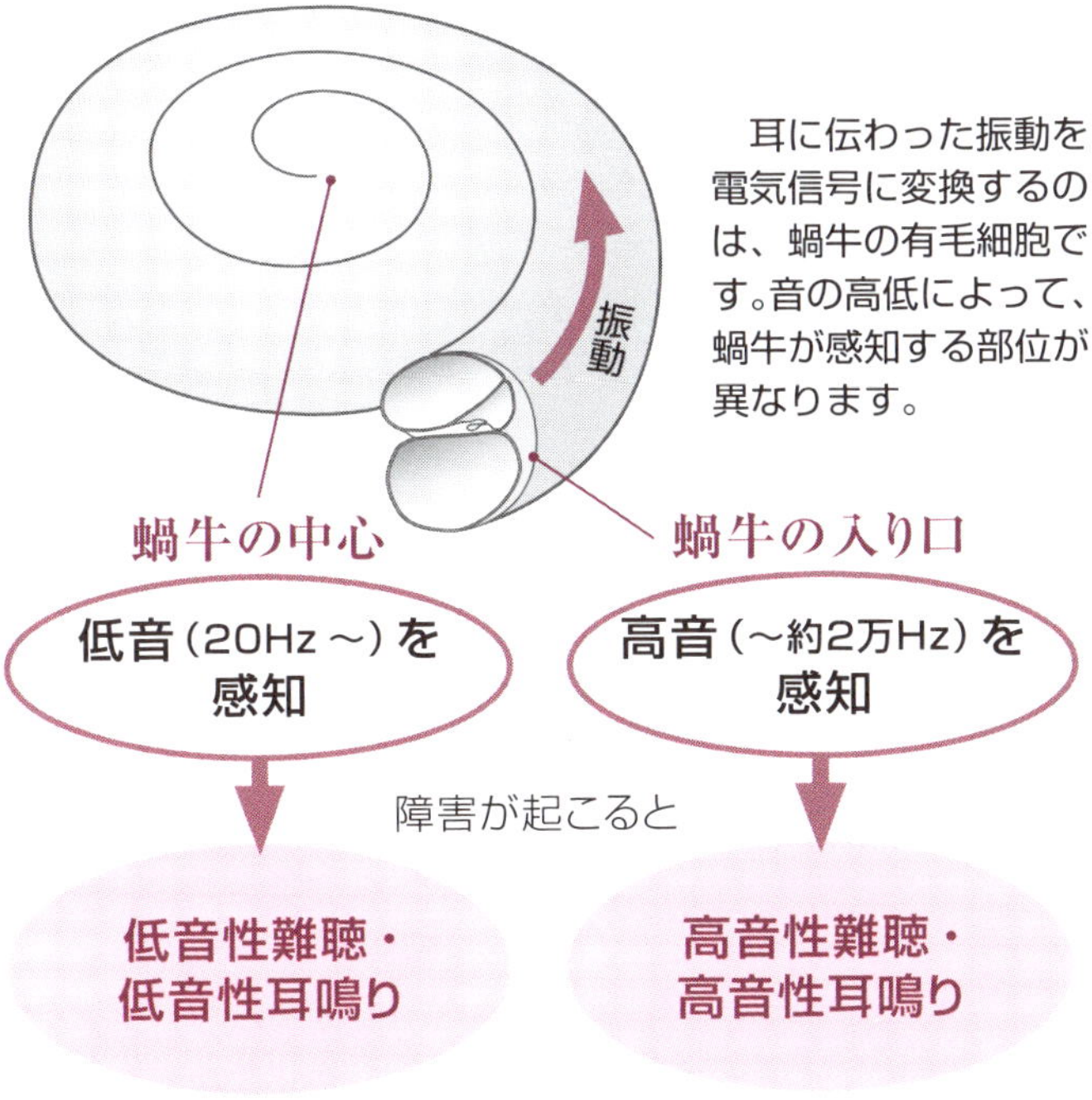
振動
蝸牛の中心
蝸牛の入り口
低音（20Hz ～）を感知
高音（～約2万Hz）を感知
障害が起こると
低音性難聴・低音性耳鳴り
高音性難聴・高音性耳鳴り

耳に伝わった振動を電気信号に変換するのは、蝸牛の有毛細胞です。音の高低によって、蝸牛が感知する部位が異なります。

本人には難聴の自覚がなくても、検査をすると多くは難聴を伴います。耳鳴りだけがある人も、検査では調べられない音域に難聴が起こっているのではないかと考えられています。

耳鳴りのかげには難聴がある

耳鳴りには、自覚的耳鳴りと他覚的耳鳴りの二つがあります。

他覚的耳鳴りは、呼吸によって鼓膜の動く音がするなど、体内で発生する何らかの音源があるもので、主に伝音難聴を伴います。原因の音源を突き止めれば、治療しやすい耳鳴りです。

一方、実際には音源がなく、自分にしか聞こえないのが自覚的耳鳴りです。自覚的耳鳴りは感音難聴を伴うことが多く、以前は原因不明とされていました。

最近の研究で、脳が耳鳴りを起こしていることがわかってきました。それにより、症状を緩和する治療も研究が進み、効果が上がっています。

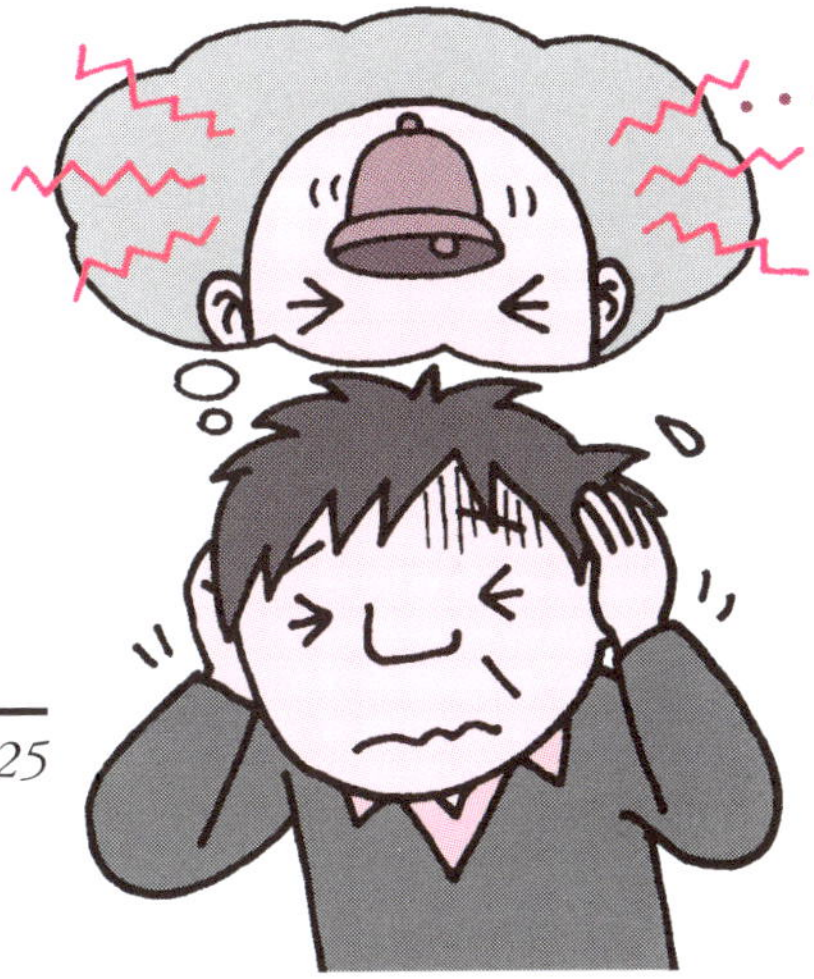

頭が鳴っているように感じるときは両耳が原因

なかには「頭鳴《ずめい》」といって、頭の中で音が鳴っているように聞こえるという人もいます。頭鳴も耳鳴りの一種で、両耳に同程度の耳鳴りが起こっているか、耳鳴りの音が大きいことが原因と考えられています。

めまいはこうして起こる

耳と脳の連携が乱れ、平衡覚が損なわれる

体のバランス（平衡）を保つには、耳の平衡覚をつかさどる器官と、耳から受け取った情報をまとめる脳の働きが正しく機能しなければなりません。これらのどこかに障害があると、めまいが起こります。

バランス感覚のしくみ

耳には、体の向きや動きを感じ取って体のバランスを保つ「平衡覚」の役割もあります。平衡覚をつかさどる「平衡器官」は内耳にあります。

平衡覚を脳へ伝える

平衡器官には三半規管と耳石器《じせきき》があり、前庭《ぜんてい》ともいいます。ここで得た平衡覚は、前庭神経を通じて脳幹の橋《きょう》と小脳に伝えられます。体のバランスを保つために不可欠です。

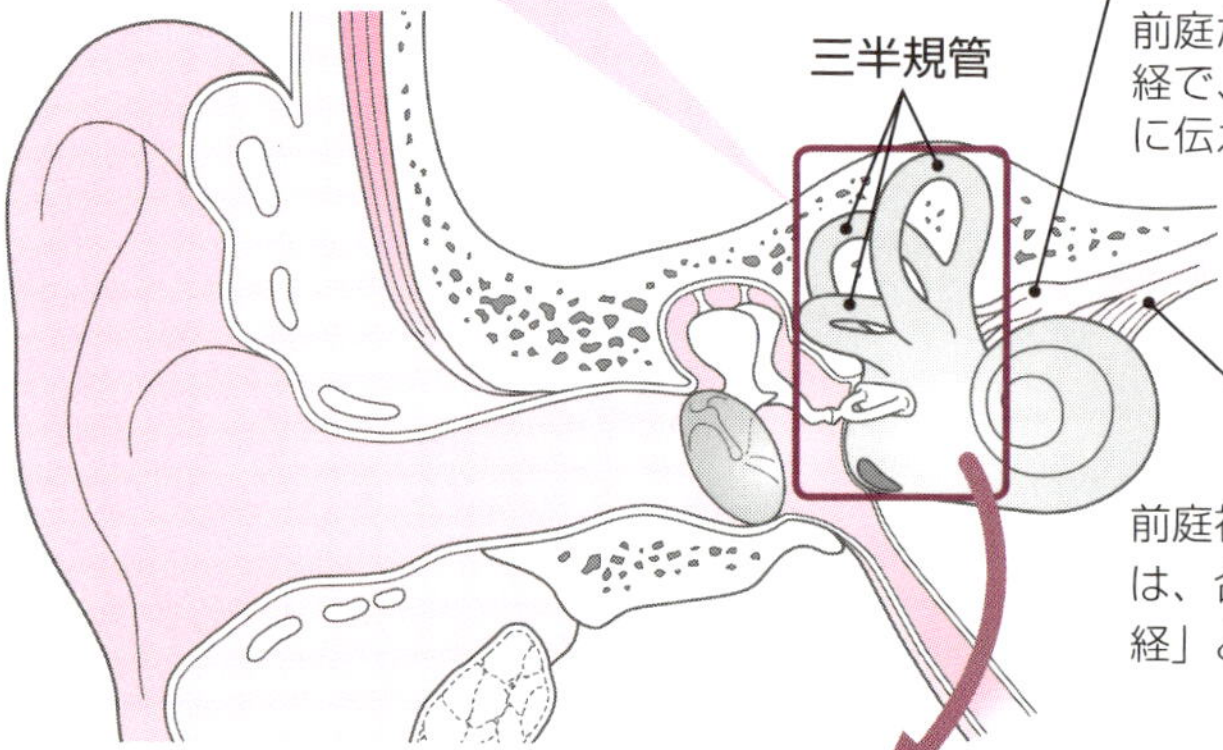

三半規管
前庭神経
前庭から出ている神経で、平衡覚を脳幹に伝える
蝸牛神経
前庭神経と蝸牛神経は、合わせて「聴神経」とも呼ばれる

内耳の内部

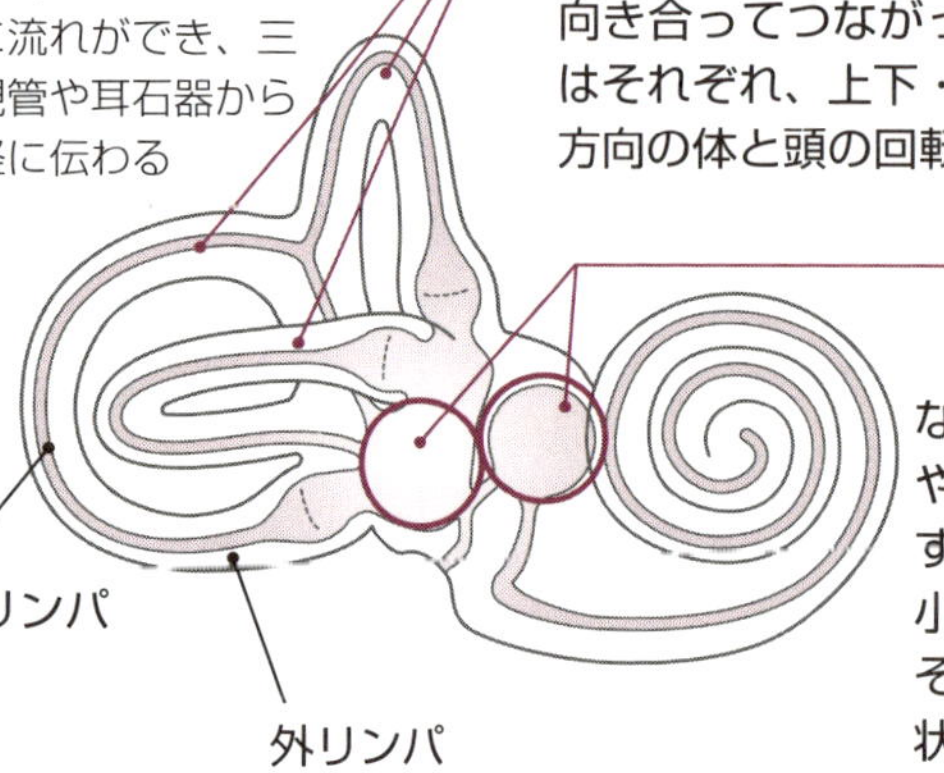

内耳の内部は、リンパ液が満ちている。体を動かすとリンパ液に流れができ、三半規管や耳石器から神経に伝わる
内リンパ
外リンパ

三半規管

ループ状の3本の管が、互いに直角に向き合ってつながっています。3本の管はそれぞれ、上下・左右・水平という三方向の体と頭の回転を感知します。

耳石器

水平・垂直方向の直線的な動きや加速度、体の傾きや重力の加わりを感知します。名前のとおり、内部に小さな石「耳石」が並び、その動きやずれにより体の状態を察知しています。

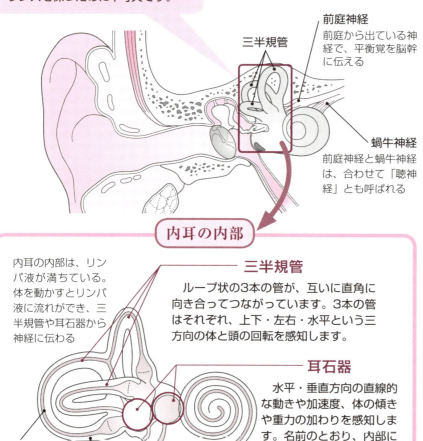

めまいのキーポイントは耳、そして脳

体のバランス感覚は、無意識のうちに調整されています。意識しなくても、直立し、ふらつくことなく歩けるのは、目から得る情報、手足の動き、耳の平衡器官が正常に機能し、その情報がきちんと脳に送られているからです。

しかし、これらのどこかに障害が起こると平衡覚が損なわれ、めまいを起こします。めまいは、原因によって大きく二つに分けられます。耳の平衡器官が原因の「末梢性めまい」と、脳に原因がある「中枢性めまい」です。

バランスを保つためのネットワークが乱れる

内耳にある前庭と小脳の連携によって、体のバランスが保たれています。耳や脳、それらをつなぐ神経に何らかの障害が発生すると、めまいが起こります。

耳　目　手足

体の位置や動きを感知し、情報を脳へ送る

耳の平衡器官が、体の位置や動きを感知します。目からの情報、手足の筋肉や関節の動きと位置、耳の情報が小脳に送られます。

耳に障害があると

誤った情報を伝えてしまう

耳の平衡器官に障害が起こると、正しい情報が送られず、体のバランス感覚が乱れてめまいを起こします。

末梢性めまい

脳

情報を整理・統合して体へ指示を出す

耳や目、手足からの情報は、小脳で整理・統合されます。その情報をもとに、小脳は姿勢や動きを調整する指示を出します。

脳に障害があると

情報をまとめられない、指示が出せない

脳梗塞などの障害による脳の血流不足や腫瘍などがあると、情報の統合や全身への指示ができなくなって、めまいが起こります。

中枢性めまい

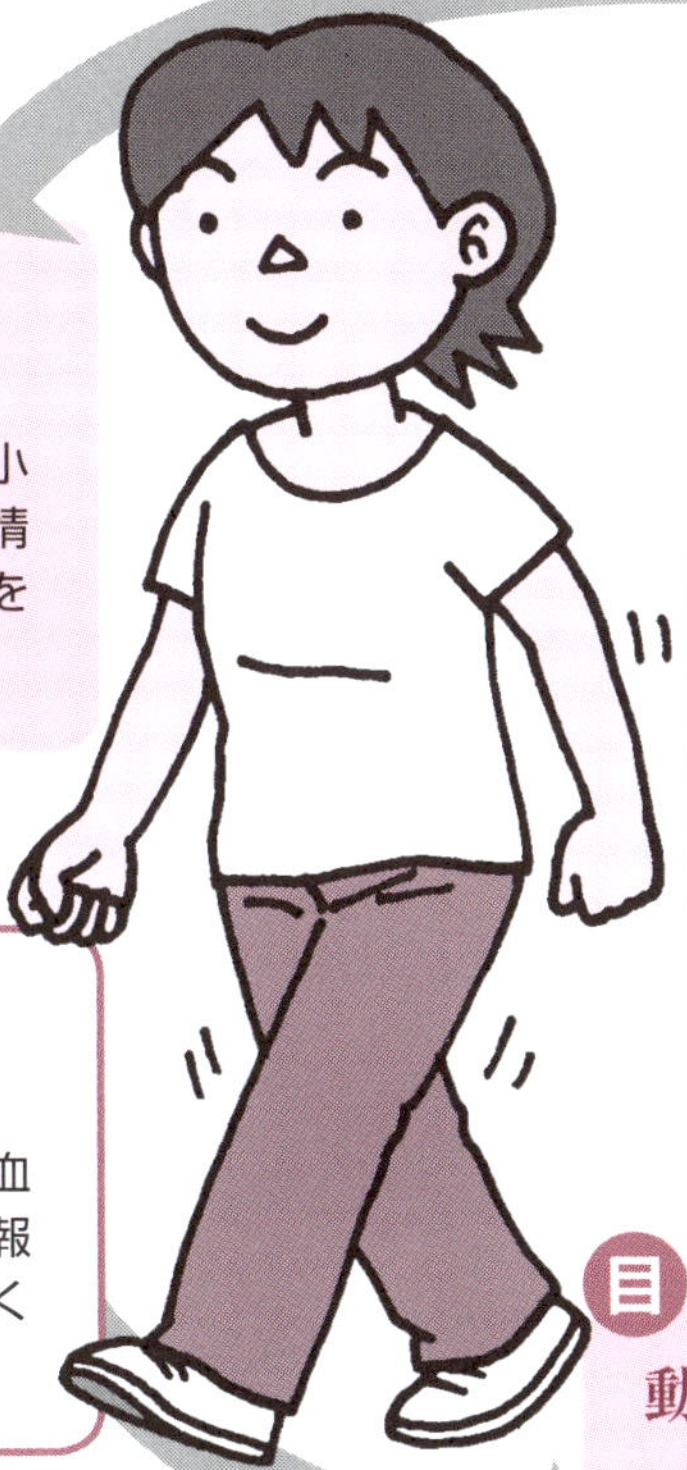

目　手足

動きを調整してバランスを保つ

脳からの目や体への指令をもとに、手足の筋肉や関節が体の位置や動き、目の動きを微妙に調節します。

問診と診察

耳鼻咽喉科で全身をチェックして問題点を探す

難聴や耳鳴り、めまいの原因となる病気には、できるだけ早く治療を始めなければならないものもあります。症状が現れたらすぐに受診し、早く原因をつきとめることが大切です。

問診と診察で問題点が絞り込まれる

受診すると、まず問診を受けて症状についてくわしく聞かれます。伝えるべきことを事前に整理しておきましょう。診察や検査の順番は、医療機関によって異なります。

問診

自覚している症状を整理して伝える

問診は、原因を探るうえでとても重要。自覚症状をできるだけ具体的に伝えます。第1章のように自分の症状の特徴を医師に伝えるとよいでしょう。

▼医師に伝えること

- **どんな症状が**
  （→P12～13）
- **いつから、どんなときに**
  （→P14）
- **どのくらい、何回くらい**
  （→P15）
- **ほかの症状は**
  （→P16～17）

これらは医師が診断するために必要な情報。メモなどにまとめておくとよい

＋

かかったことのある病気、今かかっている病気も伝える

過去に手術を受けた病気、高血圧や糖尿病などの生活習慣病をはじめ、今かかっている病気、服用している薬があれば、必ず伝えてください。

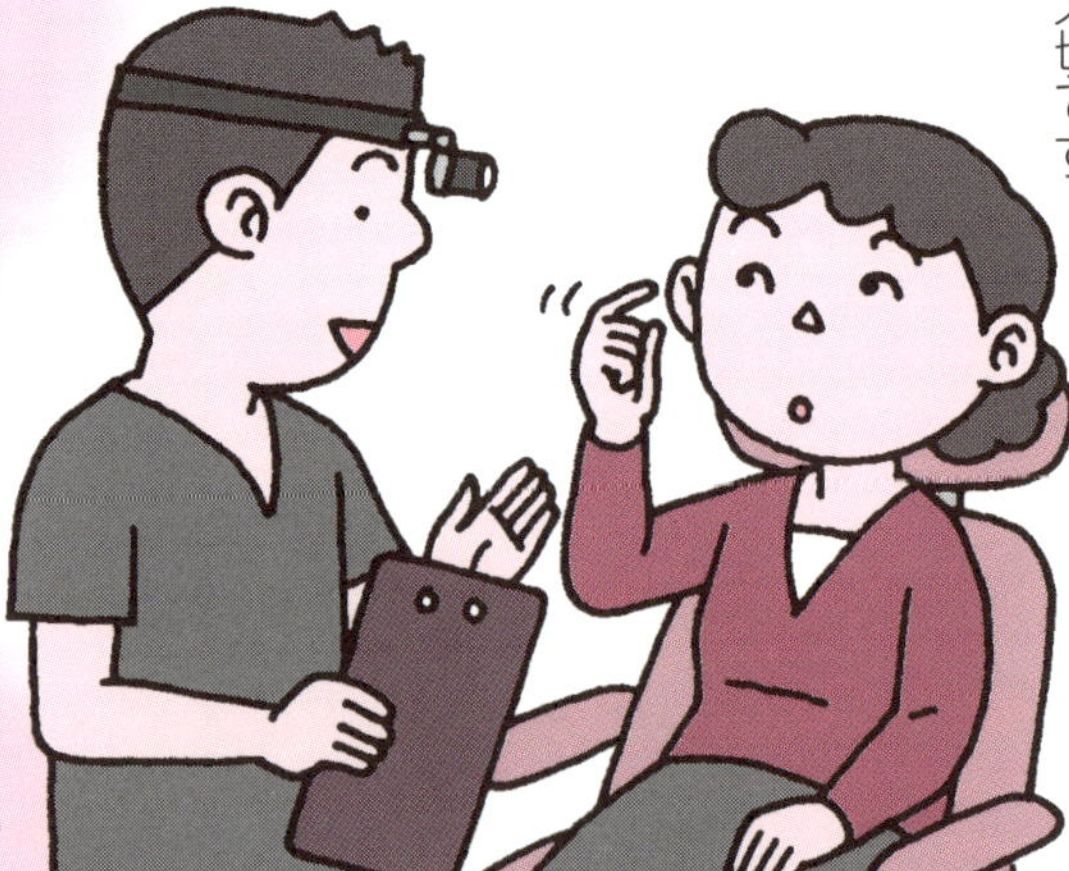

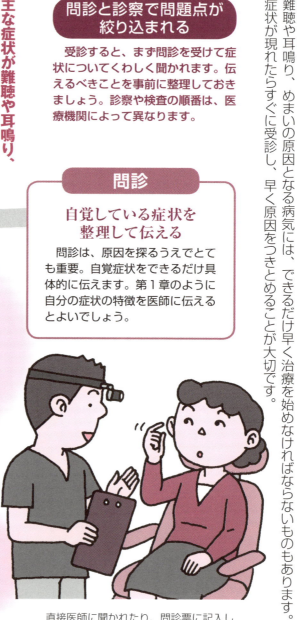

直接医師に聞かれたり、問診票に記入したりする

主な症状が難聴や耳鳴り、めまいなら耳鼻咽喉科へ

難聴や耳鳴りの場合は、耳鼻咽喉科を受診すればよいとわかりやすいのですが、めまいの場合はどの診療科を受診するのか迷う人が多いようです。

18～19ページで示したように、脳神経外科などを受診したほうがよいこともあります。症状がなか

なか治まらない場合は、耳鼻咽喉科でチェックしてもらいましょう。

耳鼻咽喉科では耳の診察や検査を中心に、全身をチェックします。難聴や耳鳴り、めまいの原因はさまざまあるため、全身をみる必要があるのです。

専門外来を設ける医療機関もある

難聴や耳鳴り、めまいを、より専門的に検査したり治療したりする診療科も増えています。難聴外来や耳鳴り外来、めまい外来などを標榜《ひょうぼう》している医療機関や、難聴・耳鳴りを専門にみる神経耳科《じか》、めまいを専門にみる平衡神経科のように細分化された診療科を設ける大学病院や総合病院もあります。

受診を希望する場合は、かかりつけの耳鼻咽喉科から紹介してもらいましょう。

診察

耳の中などに異常がないかどうかをみる

耳鼻咽喉科では、まず視診がおこなわれます。

耳の中だけでなく、鼻やのども調べられます。耳・鼻・のどは関係が深いためです。

耳の中の視診

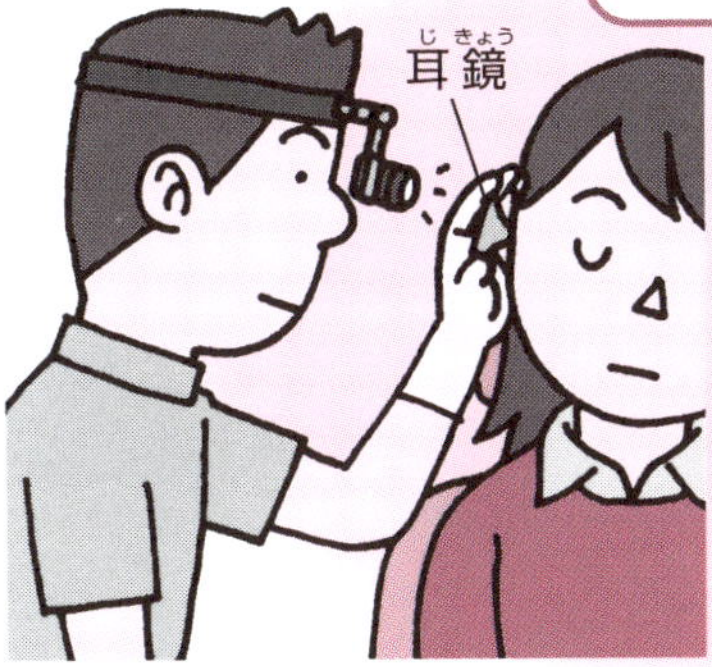

- 異物が入っていないか
- 炎症が起きていないか
- 鼓膜に異常がないか　など

耳鳴りや難聴が強い場合は、耳の中をていねいに調べます。耳垢《みみあか》の状態、鼓膜の炎症や損傷の有無などをチェックします。

専用のヘッドライトをつけ、耳の中を照らして見る

鼻やのどの視診

- 舌の動きに異常がないか
- 鼻やのどに炎症がないか　など

一見関係なさそうですが、耳の症状がある場合は鼻とのどのチェックも重要です。めまいがある場合は、神経症状を確認するため、のどや舌の動きもみます。

鼻鏡で鼻の穴を広げて中を見る

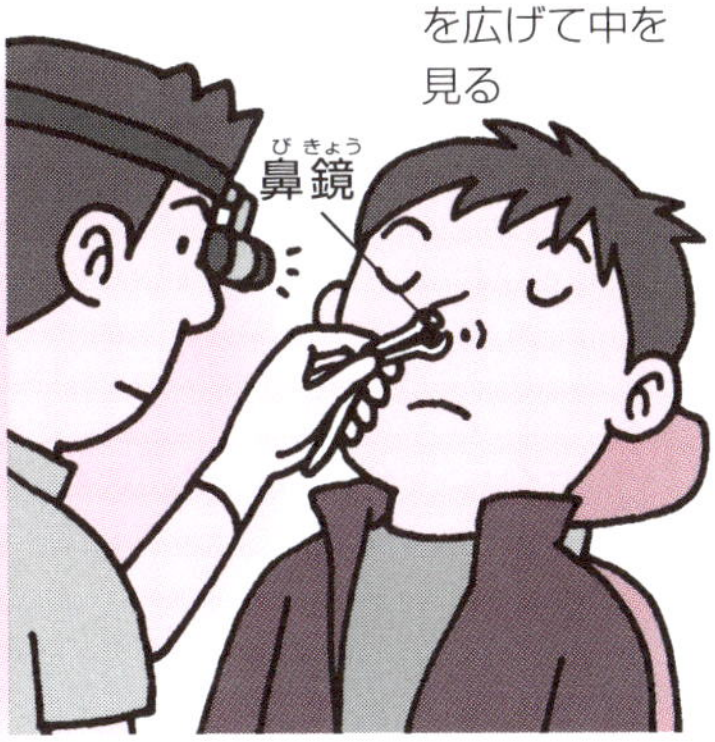

診察や検査を受けやすい服装を心がけよう

検査でヘッドホンを装着するため、ピアスなどは事前に外しておきます。検査台を歩く場合もあるので、動きやすい服装と脱ぎ履きがしやすい靴を選びます。アイメイクや口紅も控えてください。

聞こえの検査

耳や聴力に障害があるかを調べる

耳と鼻、目および全身をチェックしたら、次に聞こえの状態をくわしく検査します。二種類の聴力検査で、どれくらい聞こえるのか、どこに障害が起こっているのかがわかります。

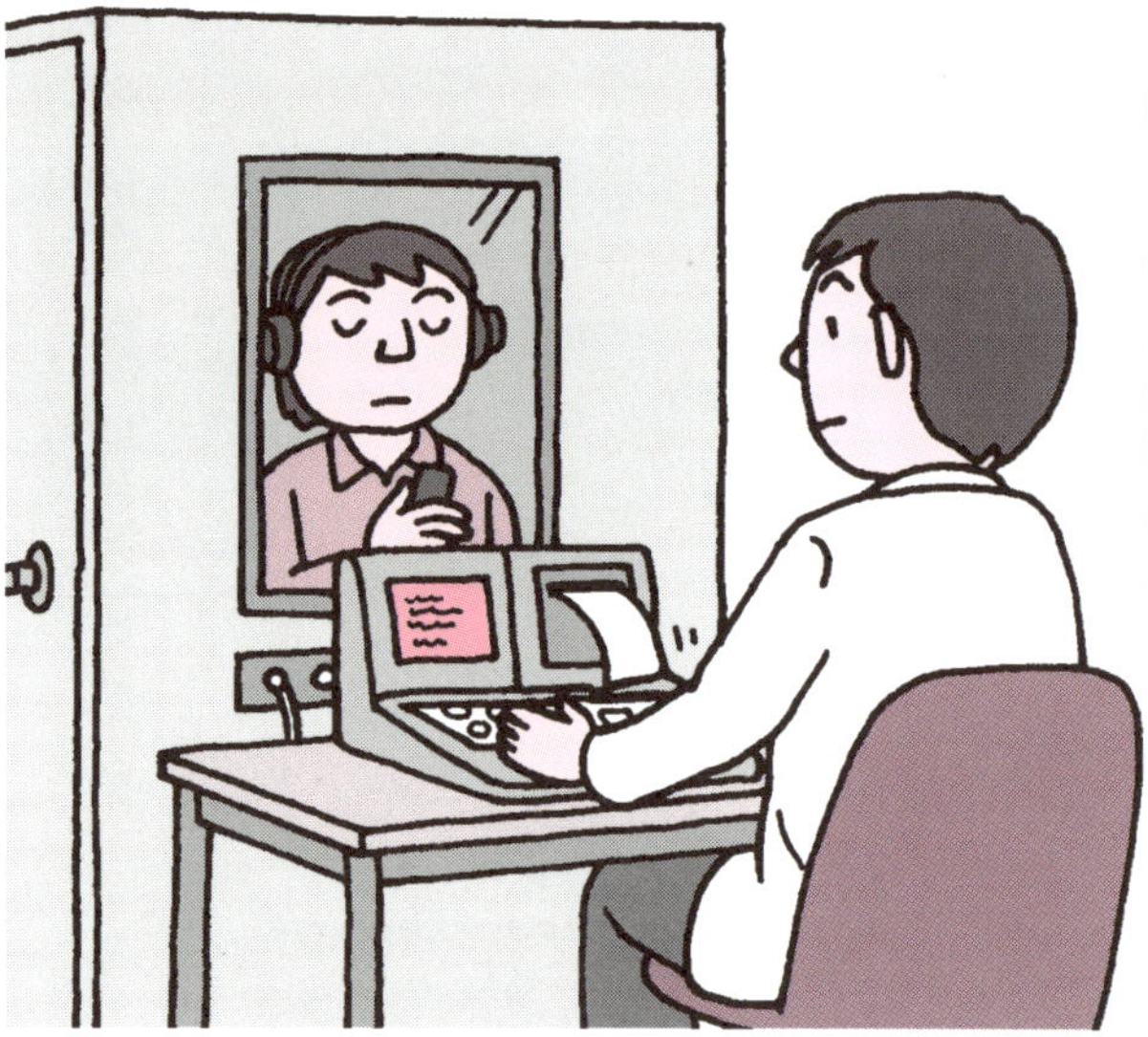

聴力を調べる検査

最初におこなわれるのは純音聴力検査です。「オージオメータ」という器械を使い、「気導聴力」と「骨導聴力」の2種類の聴力を検査します。この2つを測定すれば、感音系と伝音系のどちらに障害が起こっているかがわかります。

◀検査の受け方
専用のヘッドホンを、耳や頭（頭蓋骨）に当てる。5～7種類の周波数の音を流し、聞こえた場合は手元のスイッチを押す

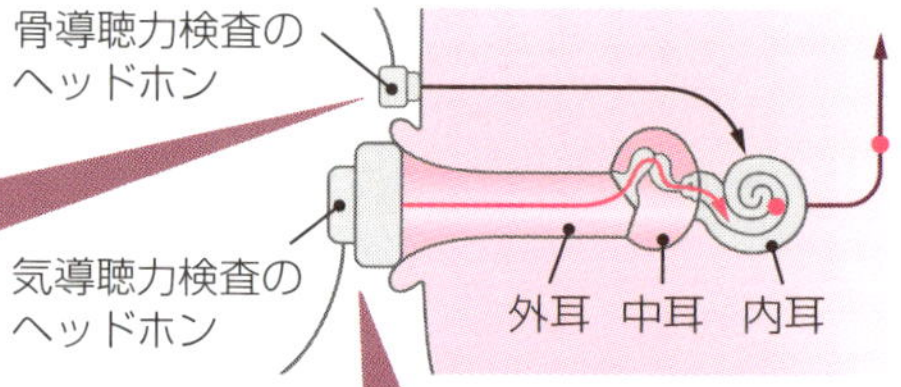

骨導聴力検査

感音系の聴力を調べる

頭蓋骨の振動を利用した検査で、特殊なヘッドホンを使って骨から直接内耳に音を伝え、聞こえを調べます。この検査で異常があれば、感音難聴だとわかります。

気導聴力検査

伝音系、感音系の聴力を調べる

空気振動によって外耳と中耳を通して音が聞こえるかを調べます。気導聴力検査は難聴で骨導聴力検査が正常なら、伝音難聴だとわかります。

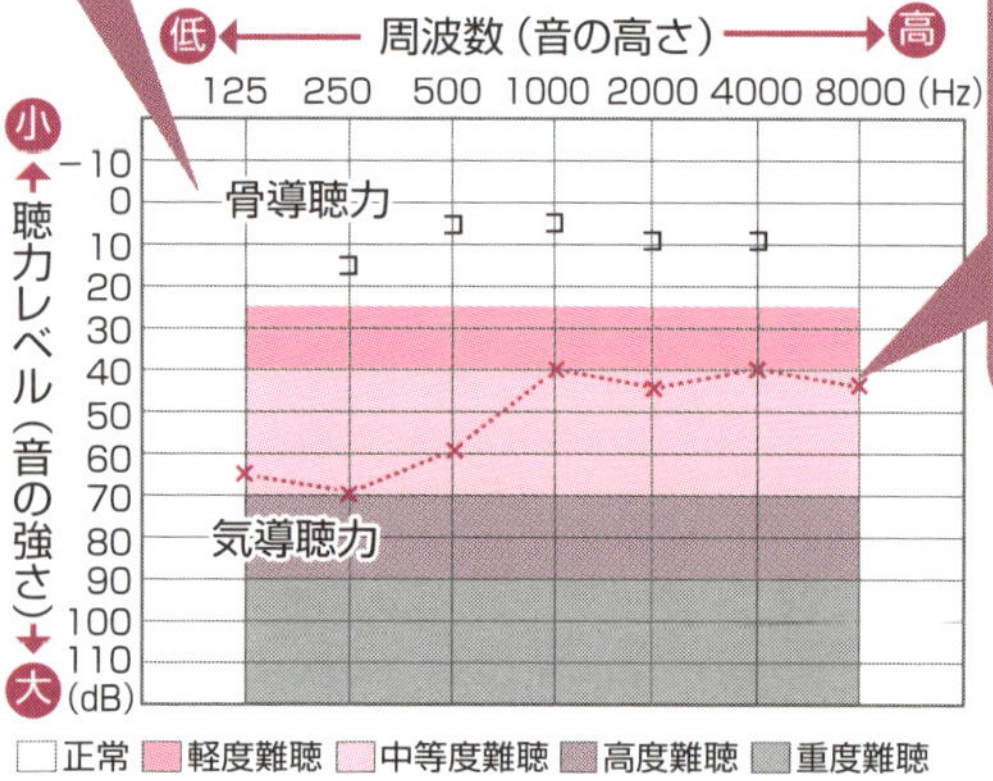

◀オージオグラム（聴力図）の例
図は左耳に伝音難聴が起きている場合。骨導聴力はコ（右耳は匚）、気導聴力は×と点線（右耳は○と実線）で示される

難聴の原因をさらにくわしく調べる

純音聴力検査で、伝音系か感音系のいずれかに異常があることがわかったら、原因を探るためにさらにくわしい検査を受けます。

▼伝音難聴の検査

伝音難聴では、音を伝える鼓膜や耳管に原因があります。耳管や鼓膜の機能を調べる検査を受けます。

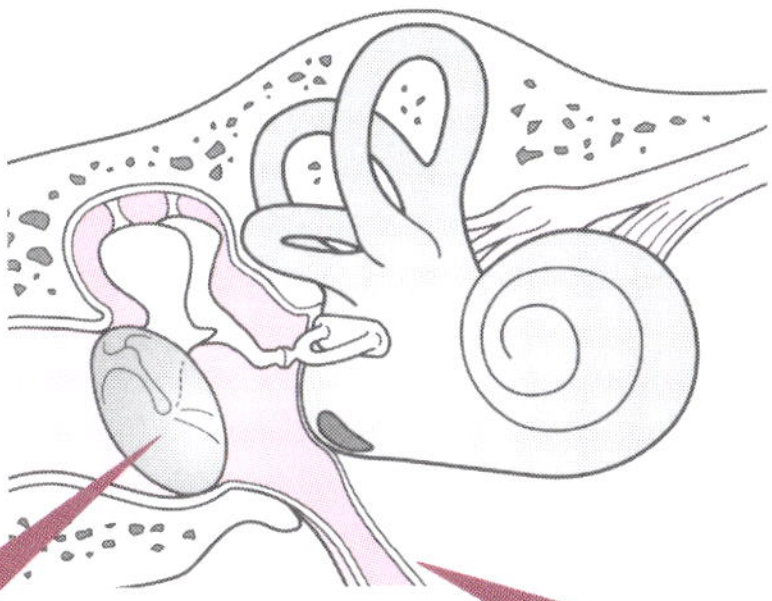

インピーダンス聴力検査

ティンパノグラムともいい、鼓膜と耳小骨が正常に振動するかを調べる検査。耳栓つきの端子を耳に入れ、外耳道の空気に圧をかけて鼓膜の振動の様子を調べる

耳管機能検査

鼻に音源のマイクを入れ、耳にヘッドホンを当てて音を聞く。耳管は中耳の内圧と外圧を調節するため、調節機能に異常があると聞こえに影響する

▼感音難聴の障害などを区別する検査

伝音難聴か感音難聴かおおよその見当がついたら、くわしい鑑別のために下記のような検査がおこなわれます。

自記聴力検査	オージオメータから音が聞こえたらスイッチを押し、聞こえなくなったらスイッチを離す。伝音難聴、感音難聴、心因性難聴の区別が可能
SISI《シーシー》検査	内耳の異常、とくに補充現象（→P12）を調べる検査。非常に小さな音をヘッドホンから流し、音量の変化に気づくかどうかを調べる。障害があると気づく頻度が高い
語音聴力検査	話し言葉をヘッドホンで聞き、どの程度の音量で聞き取れるか調べる。伝音難聴か感音難聴か、さらに感音難聴なら内耳と神経のどちらに異常があるかがわかる
聴性脳幹反応検査（ABR）	睡眠中に音を聞かせ、脳波の変化によって聴力を調べる。心因性や脳腫瘍による難聴などがわかる
耳音響放射検査（OAE）	内耳の機能、とくに外有毛細胞の機能を調べる検査。人工内耳（→P75）を検討する場合におこなわれる

耳鳴りやめまいで受診しても聴力は必ず調べる

耳鳴りやめまいで受診した場合でも、聴力検査は必ずおこなわれます。聞こえの異常は自分では気づきにくく、自覚症状がないことも多いのですが、耳鳴りやめまいには難聴を伴うケースがしばしばあります。そのため聴力検査が欠かせないのです。

そのうえで症状に応じた検査もおこなわれます。なかには、大きな医療機関でないと受けられないものもあるので、病状によっては紹介状をもらい、別の医療機関で検査を受けます。

耳鳴りの音や生活への支障度を明らかにする

耳鳴りのうち、とくに多い自覚的耳鳴りは他人には聞こえないので、症状を客観的に知るための検査が不可欠です。また、適切な治療を受けるため、症状の重症度を調べる検査もおこなわれます。

耳鳴りの音の高さや大きさを調べる

他人には聞こえない自覚的耳鳴りでは、オージオメータか耳鳴りを調べる専用の装置を使って検査します。自分の耳鳴りに近い音を特定したり、音の大きさを割り出したりします。

音の高さを調べる

ピッチマッチ検査

高低2つの音のうち、自分の耳鳴りに近い音を選びます。さまざまな高さの音と比較し、最終的に最も近い音を選ぶことで耳鳴りの周波数＝高さがわかります。

＋

音の大きさを調べる

ラウドネス・バランス検査、マスキング（遮蔽《しゃへい》）検査

耳鳴りの音の大きさを調べる方法は2つあり、どちらでもほぼ同じ結果になります。ピッチマッチ検査の周波数の音を徐々に大きくして、耳鳴りの音と同じ大きさを選びます。

グラフは高音性難聴の人のオージオグラム。耳鳴りの音（Tと×）と難聴の音域が、ほぼ同じだとわかる

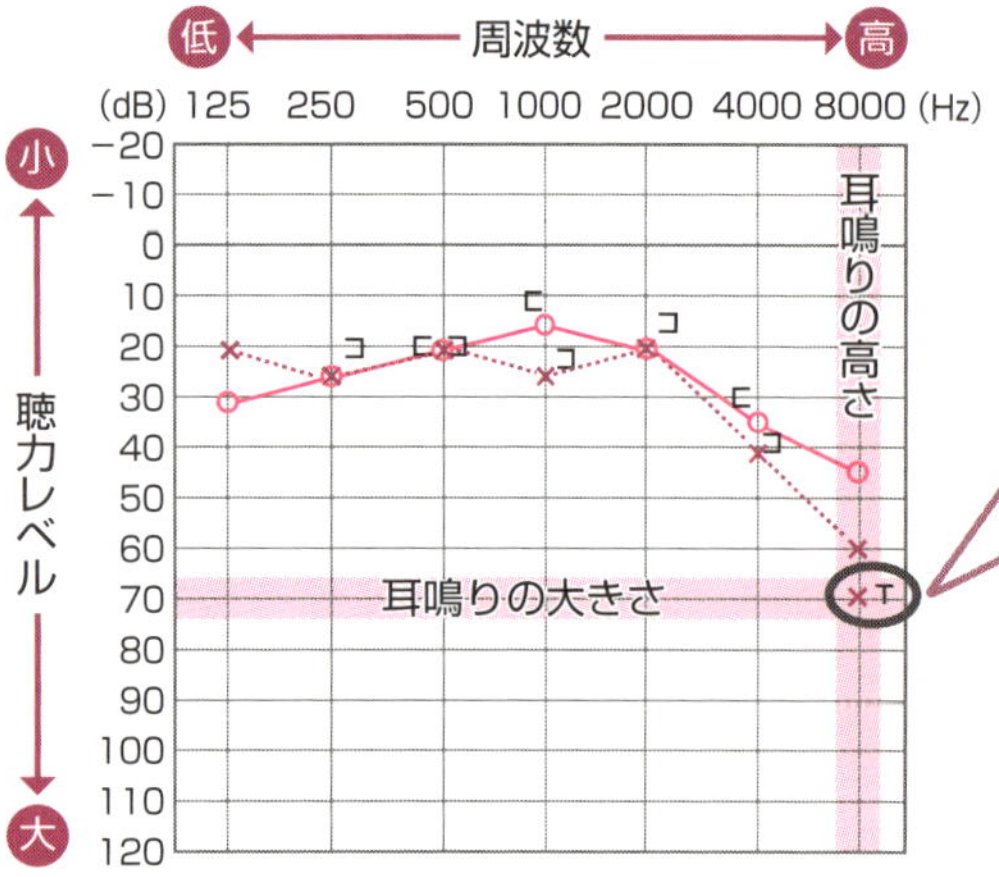

耳鳴りの音

耳鳴りの音域と聴力の検査結果を示すオージオグラムを比べると、多くの場合聞こえない音域と耳鳴りの音域が一致します。

耳鳴りをほかの人にもわかるようにする

耳鳴りの大部分を占める自覚的耳鳴りは、自分にしか聞こえませんし、その症状を言葉で説明するのは難しいものです。

しかし、治療を受けるには客観的な指標が必要です。ピッチマッチ検査などで、耳鳴りを数値化して明らかにしていきます。耳鳴りによってどれくらい苦痛や生活に支障があるかも、治療には重要なポイントです。

病状によってはCT検査などの画像検査、心理検査もおこなわれます（→P37）。

生活への支障度や心理的負担を調べる

耳鳴りが原因で、気分が落ち込んだりイライラしたり、眠れなくなるなど、日常生活で支障を感じる人は多いもの。耳鳴りによる心理的負担の度合いは、治療方針の参考にされます。

問診の際に聞かれることもあります。

いちばん困っていること

質問票を使わない場合、問診によって、生活面と心理面の状態から支障度を判断されます。

生活面	支障度	心理面
●集中力の低下 ●睡眠障害 ●社会的な活動への支障	軽 ↕ 重	●病気への心配 ●不安、イライラ、怒り ●うつ

または

質問票の点数

検査では、「THI（耳鳴りの支障度に関する質問票）」がよく用いられます。耳鳴りで集中できない、話が聞き取れない、腹が立つなどの質問が25あり、3つの答えから選びます。点数が高いほど重症と判定されます。

重症度を4段階に分けて判断される

重症度は4段階に分類されます。全体の4分の3は軽症～中等症です。うつを伴う場合は精神科や心療内科での治療も必要です。

▼重症度別の症状

①軽症	耳鳴りに漠然とした心配はあるが、日常生活で困っていることはとくにない
②中等症	耳鳴りは重大な病気の前触れでは、と心配。耳鳴りのせいでイライラする、集中できない、寝つきが悪いと感じる
③重症	耳鳴りへの不安が強く、耳鳴りに対して怒りを感じる、不眠がある
④重症＋うつ	③の症状が非常に強く、耳鳴りのせいで気分の落ち込みを感じたり引きこもったりする

耳鳴りのせいで寝つきが悪い、熟睡できないという睡眠障害も起こる

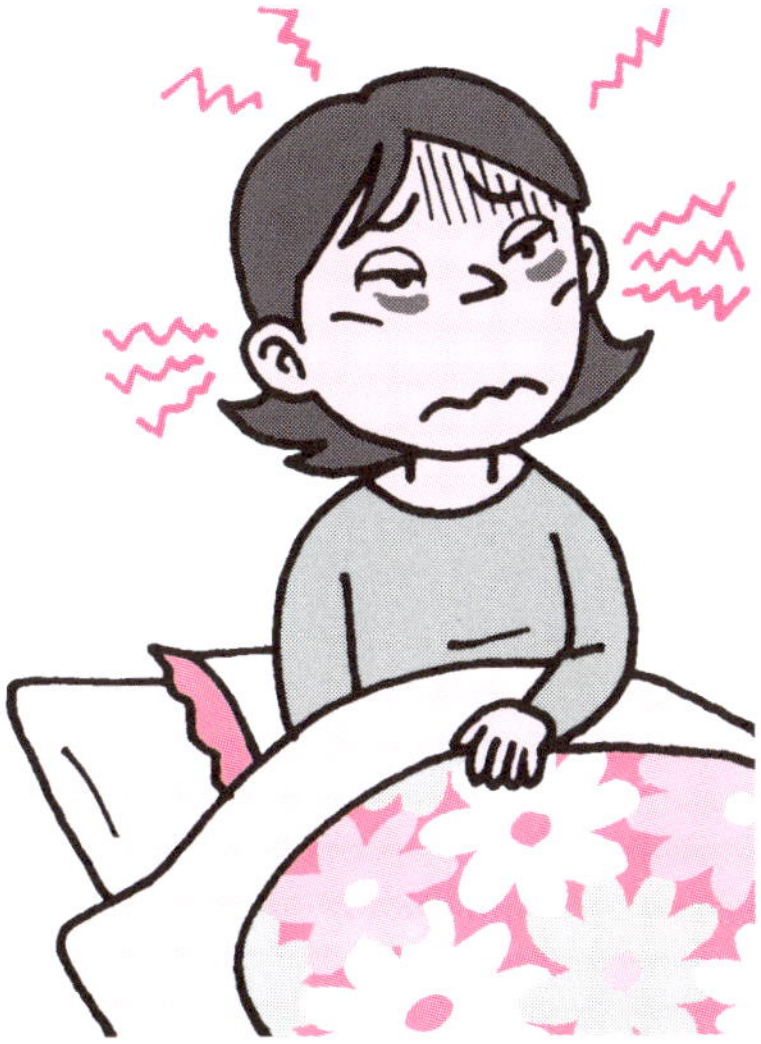

めまいの検査

目と体の動きから症状の原因を探る

めまいは、目や体の動きと密接な関係があります。そのため、目の検査をしたり、体を動かしたりする検査もおこなわれます。耳鼻咽喉科なのに、と不思議に思うかもしれませんが、これらも必要な検査です。

目のバランス機能検査

バランス機能は目と連携しています。「眼振《がんしん》」という目が振り子のように揺れ動く症状の現れ方などから、異変のありかを調べます。

注視眼振検査

目標物を目だけで追う

指やペンなどを、医師が目の前でゆっくりと動かします。頭を動かさないように、それを目だけで追いかけます。脳に障害があると眼振が現れます。

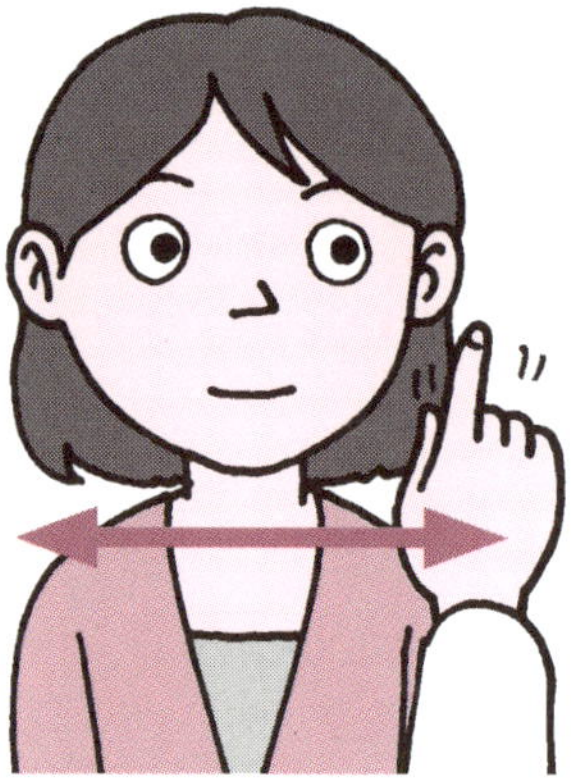

目標物に合わせて目がスムーズに動くかをみる

非注視眼振検査

視界を遮って姿勢を変えたりする

暗い部屋で特殊なめがねをかけ、焦点を合わせられない状態で、頭や体を動かしたり刺激したりします。脳や内耳が原因の場合に、眼振が現れやすくなります。

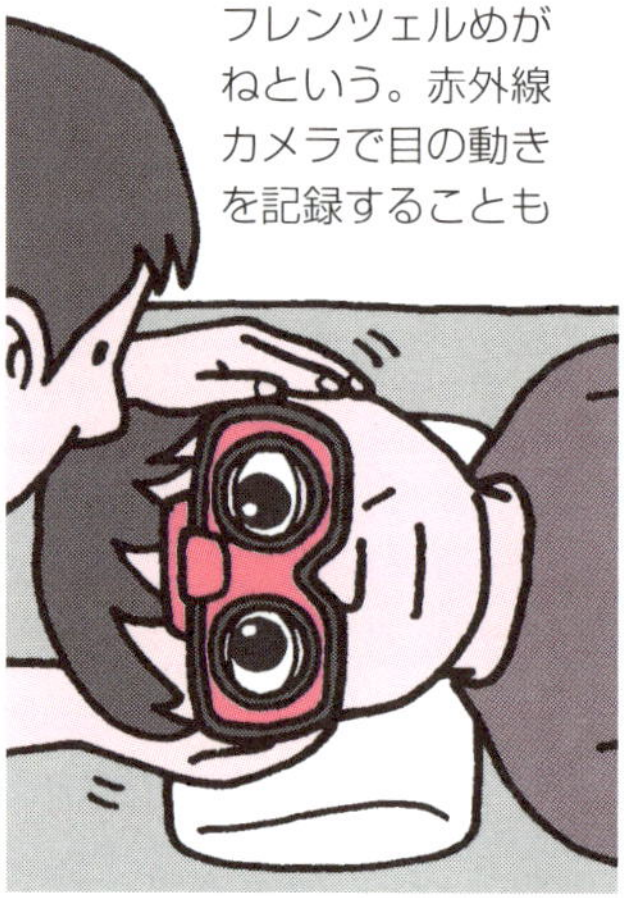

フレンツェルめがねという。赤外線カメラで目の動きを記録することも

●頭を動かす

座ったり仰向けに寝たりした姿勢で、頭を左右などに傾ける。頭の位置をさまざまに変えておこなう

●刺激する

回転いすに座って回転したり、耳の穴に水を注入したりして、めまいを誘発する。内耳に障害があるとめまいが現れない。バイブレーターで首を振動させ眼振の有無をみる検査もある

ほかにも……

電極で目の動きをグラフ化する

「電気眼振検査（ENG）」は、目の周囲に数個の電極を貼り付け、眼球の動きや速度を記録します。目がスムーズに動くかを調べる「視標追跡検査」や、回転する筒に描かれた線を目で追いかける「視運動性眼振検査」もあります。

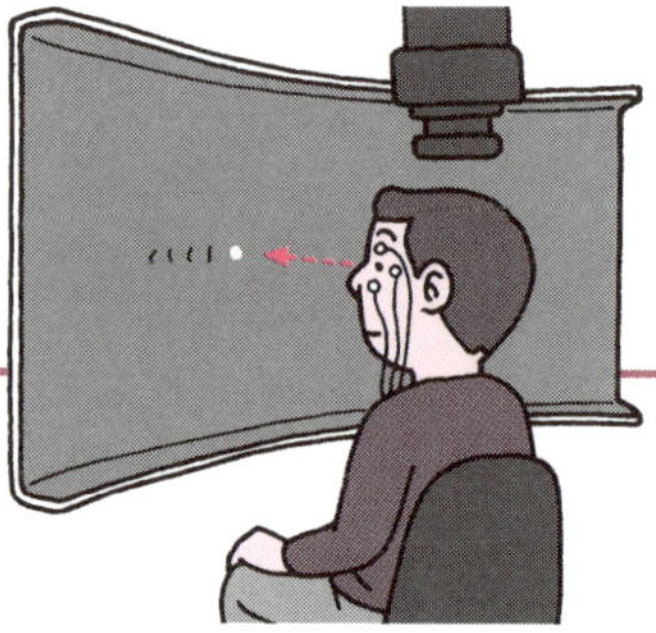

スクリーンの目標物を、目で追う。脳の障害があると、目の動きに異常が現れやすい

体のバランス機能検査

めまいが起こると体がふらついたり、まっすぐ歩けなくなったりします。そこで体のバランス機能を調べる検査もおこなわれます。目の検査とあわせることで、原因が脳と耳のどちらにあるのかを推測できます。

足踏み検査

目を閉じてその場で

目を閉じた状態で、その場で50回ほど足踏みをします。バランス機能に異常があると、位置がずれます。内耳に障害があれば障害がある側へ、脳に異常がある場合は前後左右にふらつき、足踏みのリズムも乱れます。

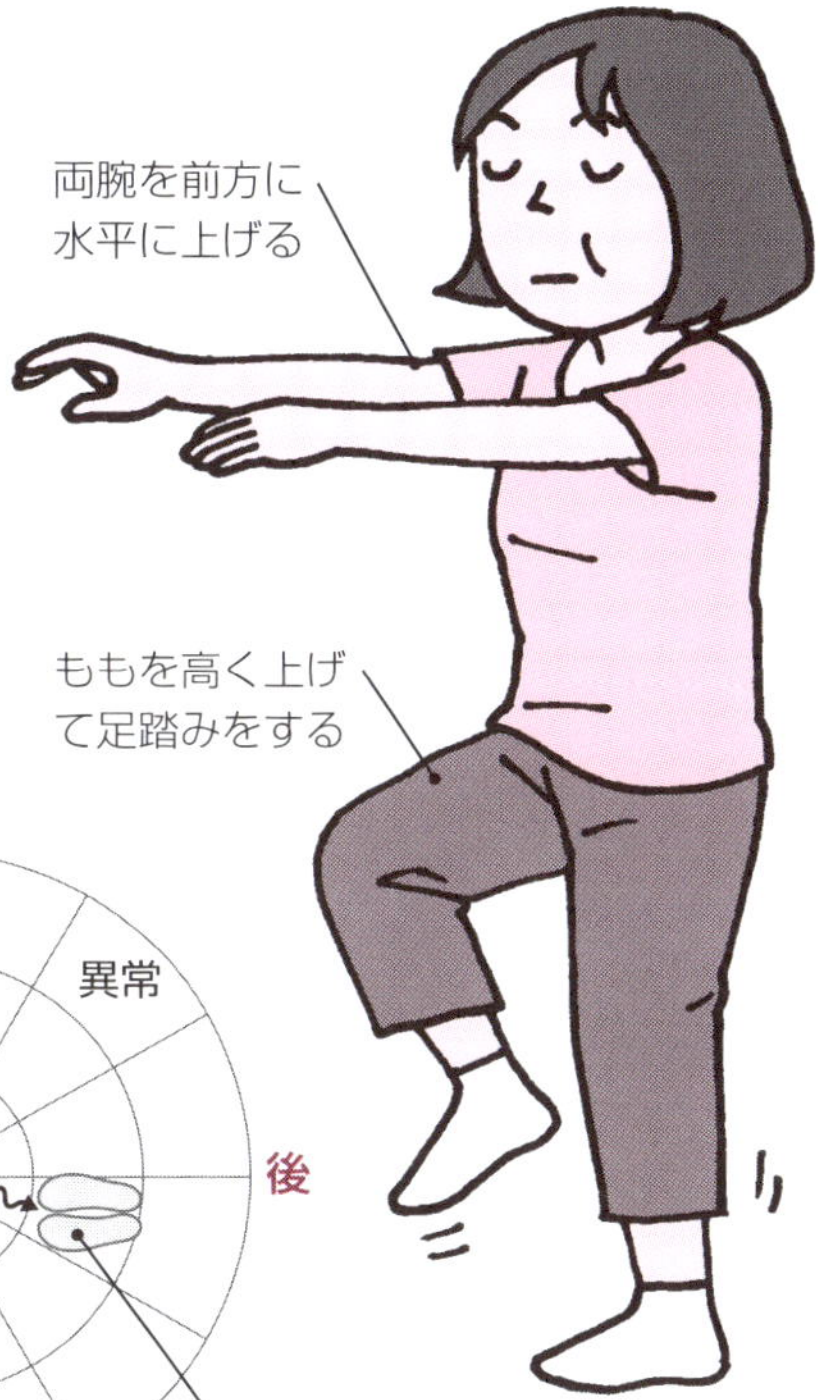
両腕を前方に水平に上げる
ももを高く上げて足踏みをする

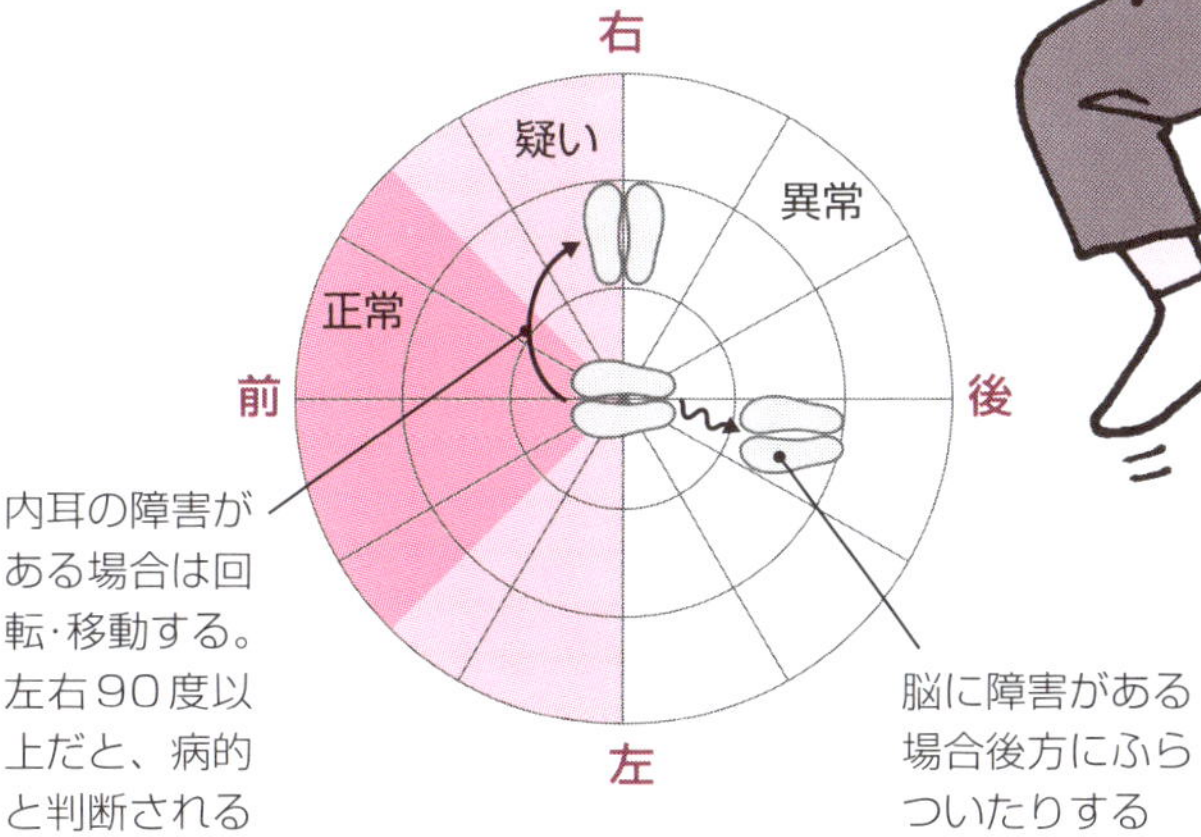
右
疑い
異常
正常
前
後
左
内耳の障害がある場合は回転・移動する。左右90度以上だと、病的と判断される
脳に障害がある場合後方にふらついたりする

直立検査

目を開けた状態と閉じた状態で

- 両足をそろえて立つ
- 両足を前後に一直線にして立つ
- 片方の足だけで立つ

床に立って体のふらつきを調べます。片足立ちや歩行もみます。目を閉じたときにふらつくときは内耳や脊髄《せきずい》の障害が、目を開いた状態でもふらつくときは脳の障害が疑われます。

めまいの検査には時間がかかる

体のバランス機能は、目や耳からの情報、手足の動き、そしてそれらの情報を統合し、指令を出す脳の働きがかかわっています。めまいの原因を調べるには、これらをすべて検査する必要があるため、時間がかかります。

めまいを誘発させる検査もあります。不安かもしれませんが、症状はすぐに治まりますし、医師や看護師も近くについているので、安心して検査を受けてください。

ほかにも……

歩行検査……直線の上を、目を開いた状態と閉じた状態で歩く。ふらつきや左右どちらかに偏って歩いていないかを調べる

書字《しょじ》検査……手首とひじを机につけず、目を開けて文字を書く。文字の列が偏っていないか、文字が崩れていないか調べる

重心動揺検査……検査台に目を開けた状態と閉じた状態で立ち、重心の動きをコンピュータで記録する

そのほかの検査

血圧や心電図で自律神経の機能を調べる

これまでに紹介した耳や目などの検査をおこなっても原因がわからないこともあります。この場合は自律神経の異常が疑われるため、耳鼻咽喉科のほか、心療内科や内科などで別の検査を受けることになります。

自律神経の機能を調べる検査

難聴や耳鳴り、めまいのなかには自律神経の異常が原因という場合もあります。そこで、自律神経の機能を調べます。

検査では、立った状態と横に寝た状態で血圧と心電図を測定します。

▼自律神経とは

血圧など体内の状態を、活動や休息に適した状態に調節する神経。交感神経と副交感神経がある（→P64）

交感神経
全身を活動に適した状態にする

⟷ バランスをとる

副交感神経
全身を休息に適した状態にする

シェロング起立試験

血圧と脈拍を調べる

横になった状態と立ち上がった状態で、それぞれ血圧と脈拍を測定し、数値の変動をみます。自律神経に異常があると数値の差が大きくなります。

立位心電図・心電図 P-R 間隔

心電図の波形やリズムをみる

横になった状態から立ち上がったときの心電図をとります。自律神経に異常があると、心電図の波形が乱れます。健康な人は心拍のリズムは上がりますが、自律神経に異常があると上がりません。

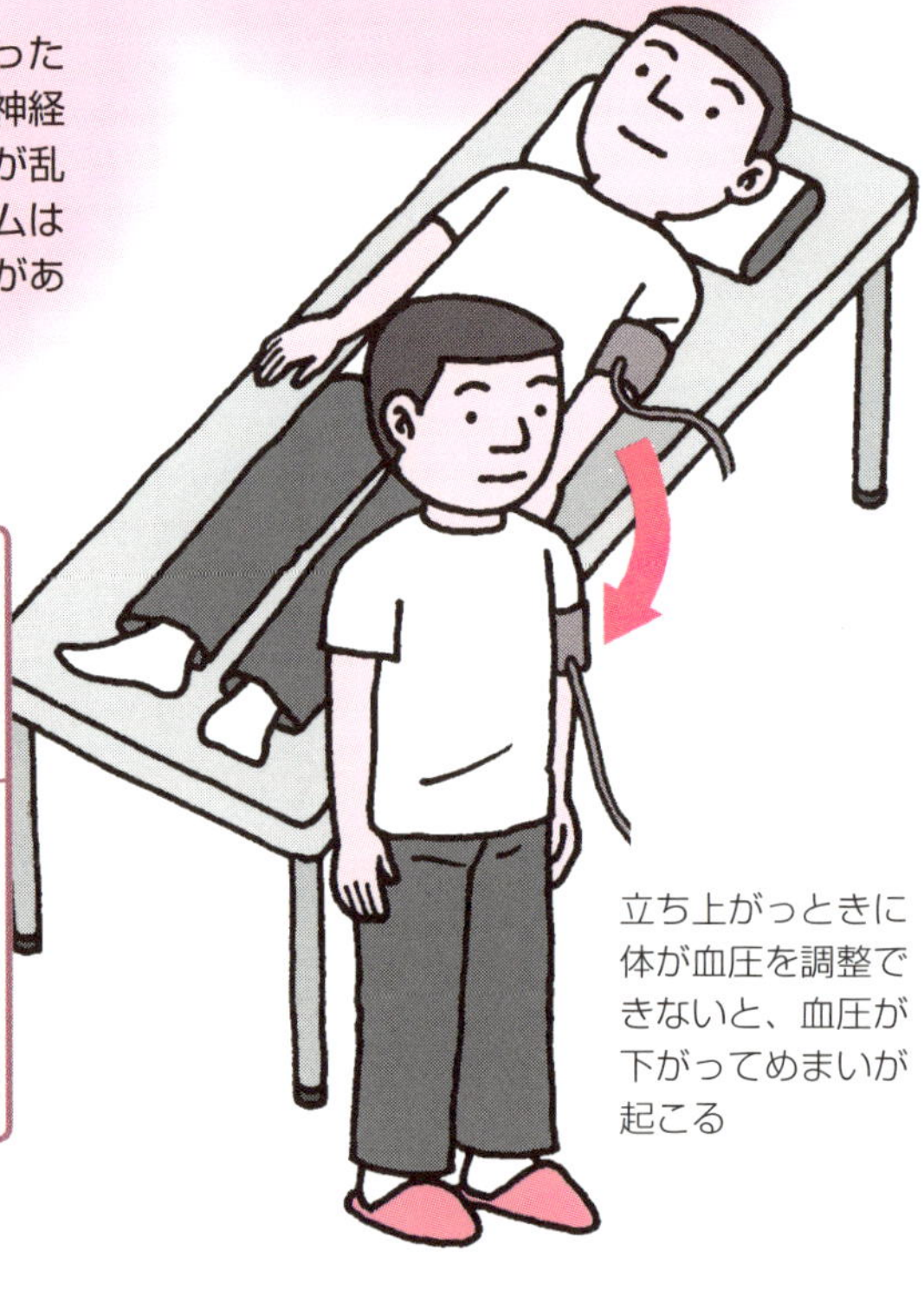

立ち上がっときに体が血圧を調整できないと、血圧が下がってめまいが起こる

女性の場合は基礎体温を調べることもある

健康なら高温期と低温期が繰り返し現れ、両者の差は明らかです。自律神経に異常があると差がはっきりせず、わかりにくくなります。

画像や血液からわかる病気もある

原因を調べるため、画像検査や血液検査をおこなうこともあります。貧血や白血病、糖尿病や高血圧などの全身の病気が潜んでいる可能性があるからです。

心因性が疑われるときは、心理検査もおこなわれます。

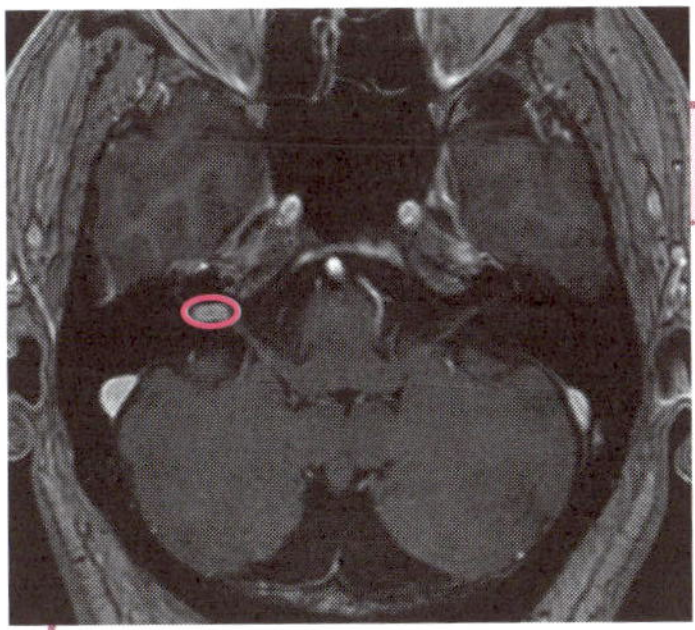

聴神経腫瘍のMRI検査の画像。赤い丸の部分に小さな腫瘍がある

画像検査

- エックス線検査
- CT 検査、MRI 検査　など

中耳や内耳、首の病気を調べるには、必要に応じてエックス線検査で画像を撮ります。腫瘍、脳梗塞などの脳血管障害、脳動脈の循環不全などが疑われるときはCT検査やMRI検査をおこないます。

心理検査

- ストレスをためこみやすいタイプか
- 抑うつ度
- 神経症の傾向

など

一通りの検査を受けても原因がわからない場合は、心因性が疑われます。心理検査で、ストレスや心理的なプレッシャー、うつ傾向がないかを調べます。

血液検査

- 貧血、白血病、生活習慣病の有無
- 体内に炎症が起きているかどうか

など

全身の病気を調べるには血液検査が欠かせません。貧血や低血糖または高血糖などがないか、感染や炎症が起こっていないかを調べます。血圧もあわせて測定します。

内科や心療内科で検査を受けることもある

聴覚や耳や目の平衡機能、体のバランス機能などの検査を受けても異常が発見されない場合は、ほかの医療機関や診療科を紹介されて検査を受けることもあります。面倒と思うかもしれませんが、紹介状をもらって必ず受診してください。

専門外来（↓P29）では、耳鼻咽喉科以外の専門的な検査にも対応している場合が多いようです。

一回の検査では異常が見つからないこともある

難聴や耳鳴り、めまいの原因は多《た》岐《き》にわたり、一回の検査だけでは原因がわからないことが少なくありません。しかし、重大な病気があれば、これらの検査を受ければ必ずみつけられます。

原因がわからないというケースもありますが、検査で重大な病気や異常がないとわかれば、ひとまず安心してよいでしょう。

Column

難聴や耳鳴り、めまいは体からの「休め」のサイン

■症状の発生・悪化の要因

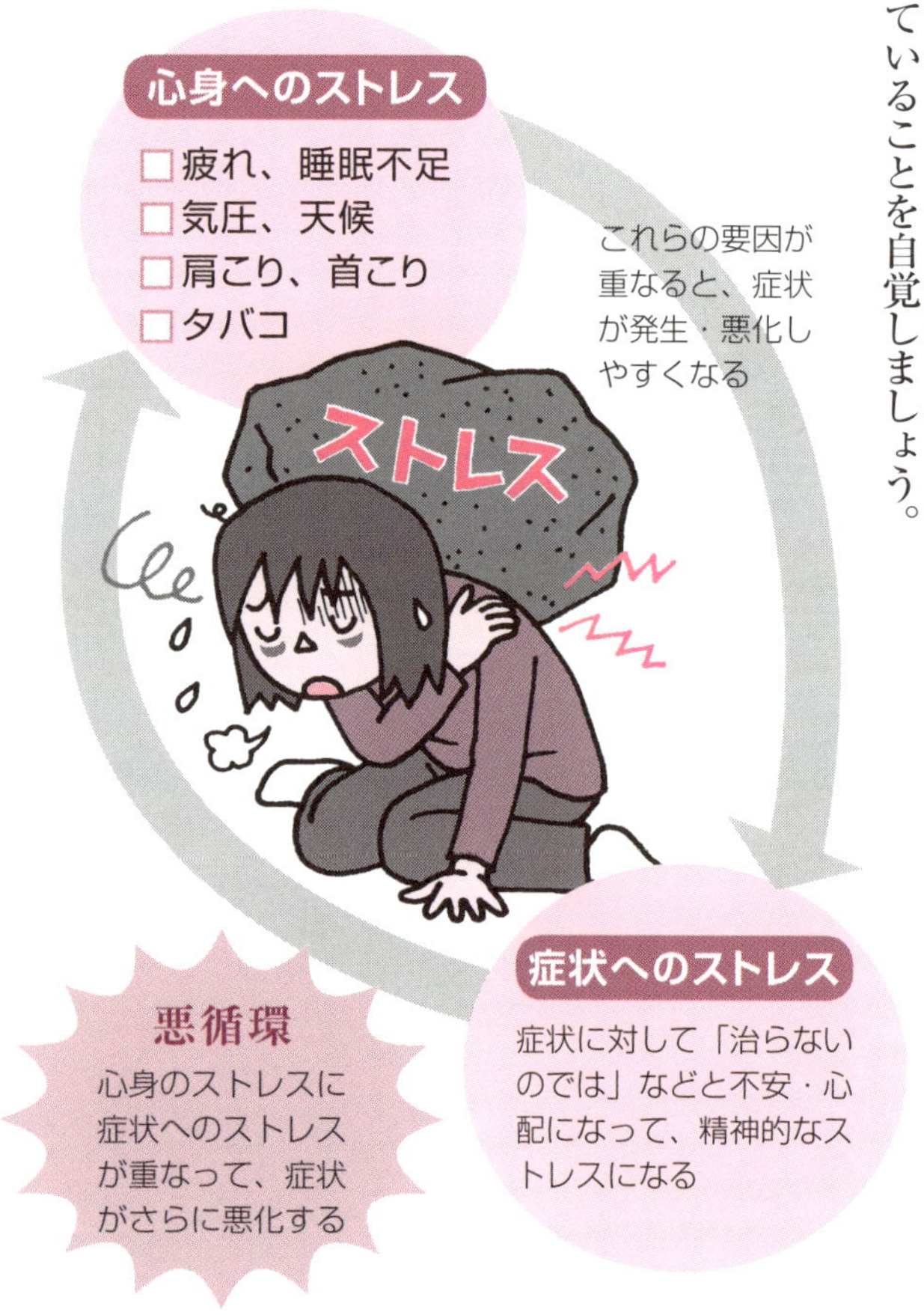
心身へのストレス
□疲れ、睡眠不足
□気圧、天候
□肩こり、首こり
□タバコ
これらの要因が重なると、症状が発生・悪化しやすくなる
ストレス
症状へのストレス
症状に対して「治らないのでは」などと不安・心配になって、精神的なストレスになる
悪循環
心身のストレスに症状へのストレスが重なって、症状がさらに悪化する

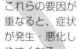

がんばりすぎている自分に気がついて！

難聴や耳鳴り、めまいは、強いストレスが誘因になっていることがしばしばあります。

過労で体調が悪い、睡眠不足、気分が重い、肩や首のこりがひどいといったストレス状態が続くと、難聴や耳鳴り、めまいを引き起こすことが多いのです。

難聴や耳鳴り、めまいの出現は過労を示すサインであり、こうした症状が現れたときは、無理をしていることを自覚しましょう。

■十分な休息は治療の基本

難聴や耳鳴り、めまいが現れたら休養が第一です。睡眠を十分にとり、息抜きをしてリラックスやリフレッシュに努めます。これで症状が治れば問題はありません。

ただ、症状が激しいときやいつもと違うとき、短時間で急激に悪化するときは、すぐに受診して検査を受けてください。

検査の結果、異常がなければ生活改善に取り組むとよいでしょう（→P92〜98）。

第3章

症状からわかる “もとの病気”と治し方

難聴や耳鳴り、めまいは、さまざまな病気が原因で引き起こされます。
原因がわかれば、病気をきちんと治すことで、
症状が解消したり軽減したりします。病気ごとの症状の特徴を知り、
治療をできるだけ早く始めることも重要です。

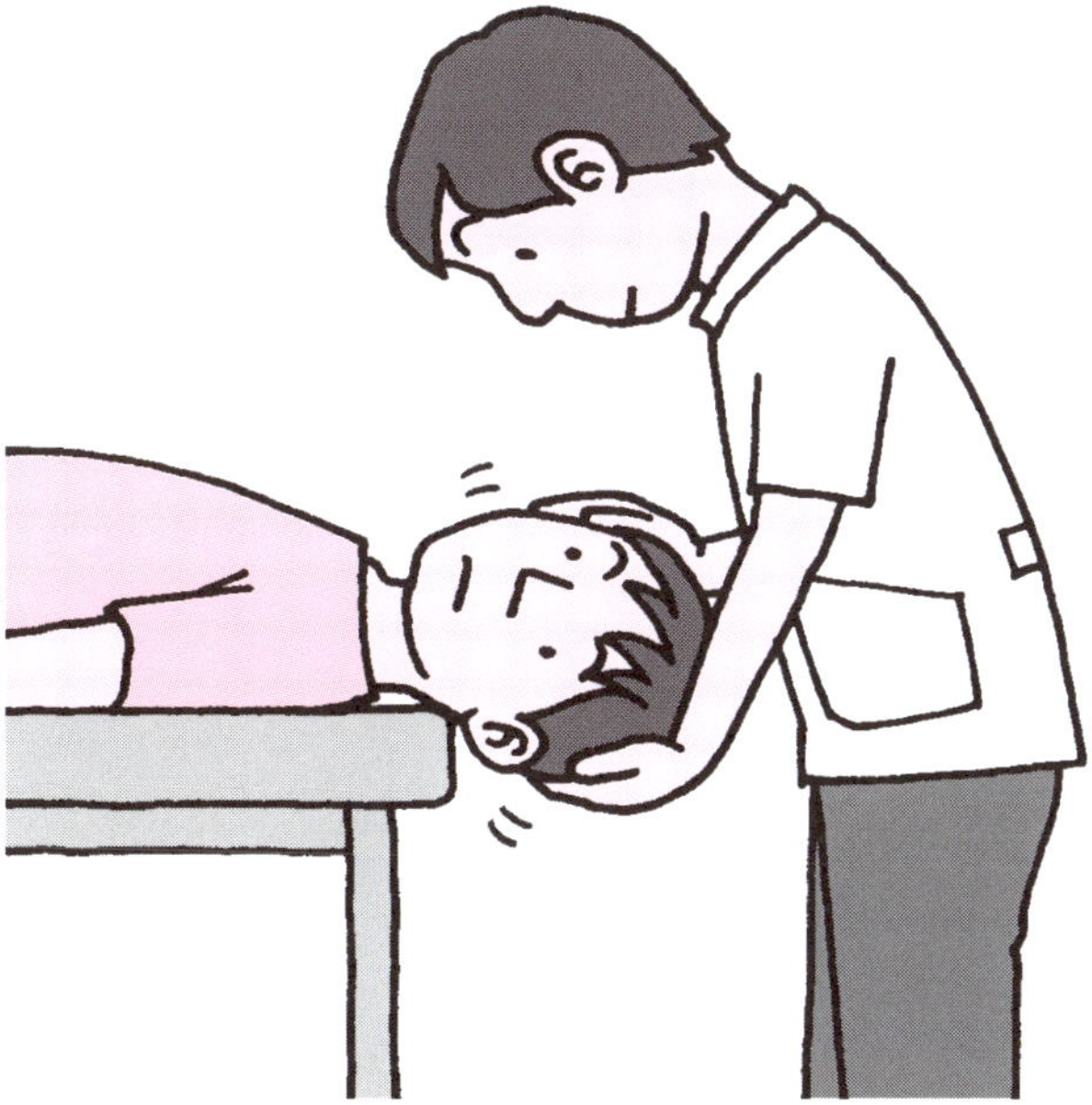

治療の進め方の基本

最初が肝心。病気に合わせてすぐに始める

難聴や耳鳴り、めまいは、症状が現れてすぐに治療を開始するのが望ましいといえます。これらの症状を引き起こす病気には、治療が遅れると症状が残るものがあるからです。

一般的な進め方

受診すると、問診や基本的な検査を受けます。もし症状が強いときは、薬で症状をやわらげてから、くわしい精密検査に進みます。薬を使わず、症状緩和の対策をとることもあります。

難聴　耳鳴り　めまい

症状が強いときは

検査 （→ P28 ～ 37）

問診や診察のあと、聴力やめまいの検査を受けて、原因のありかを調べます。

応急処置 （→ P82）

めまいが激しく、吐き気や嘔吐といった自律神経症状が強いときは、点滴で症状を鎮めます。入院することもあります。

治まったら

多くの場合

一部の病気は

のみ薬　治療の中心

抗めまい薬や吐き気止め、炎症を抑える薬、神経の血流を改善する薬など、症状をやわらげる薬を使います。

手術　聴力の回復が見込める場合

腫瘍、慢性中耳炎など一部の病気で、聴力の回復が見込まれるときは、手術を受けます。人工内耳を埋め込む手術もあります（→P75）。

並行することもある

症状をやわらげる対策

難聴があって補聴器を使用する場合は、聞こえのトレーニングが欠かせません。
（→ P68 ～ 77）

めまいの場合は、めまいに慣れる体操が効果的。耳鳴りでは、耳鳴りが気にならないようにする対策があります。
（→ P80 ～ 81、84 ～ 98）

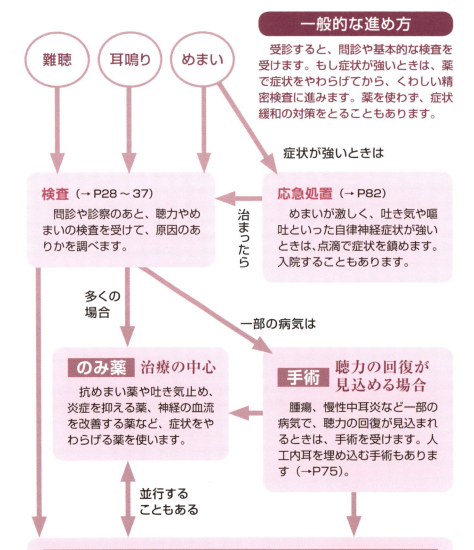

薬を効果的に使う 2つの鉄則

急に発症した場合、治療の中心は薬物療法です。薬を使うときに守らなければならない注意点があります。薬は指示通りに服用すること。そして、服用中に体調の変化があれば必ず医師に伝えることです。

最初の治療が今後を左右する

難聴や耳鳴り、めまいが起こったときは、できるだけ早く耳鼻咽喉科を受診します。しばらく様子をみる人もいますが、症状を起こす病気には、早く治療を始めなければならないものもあります。

治療が遅れたり途中で治療を止めたりすると、治りにくくなるだけでなく、悪化させることもあります。早期発見・早期治療がいちばんです。

治療にはさまざまな薬が使われます。抗不安薬や抗うつ薬といった薬も用いられますが、抵抗を感じる人もいるでしょう。しかし、耳鳴りやめまいの治療ではポピュラーな薬ですから、安心して服用してください。

鉄則①

服用期間を守る

処方された薬は、必ずすべてのみ切ること。もし期間中に症状が治まっても、勝手に中断してはいけません。指示された服用期間は厳守してください。

効果が現れるまでに時間差がある薬もある

効果が現れるまでに、やや時間がかかる薬もあります。なかなか効果が現れず「効かない」と思っても、勝手に服用を止めず、処方された薬はきちんとのみ切りましょう。

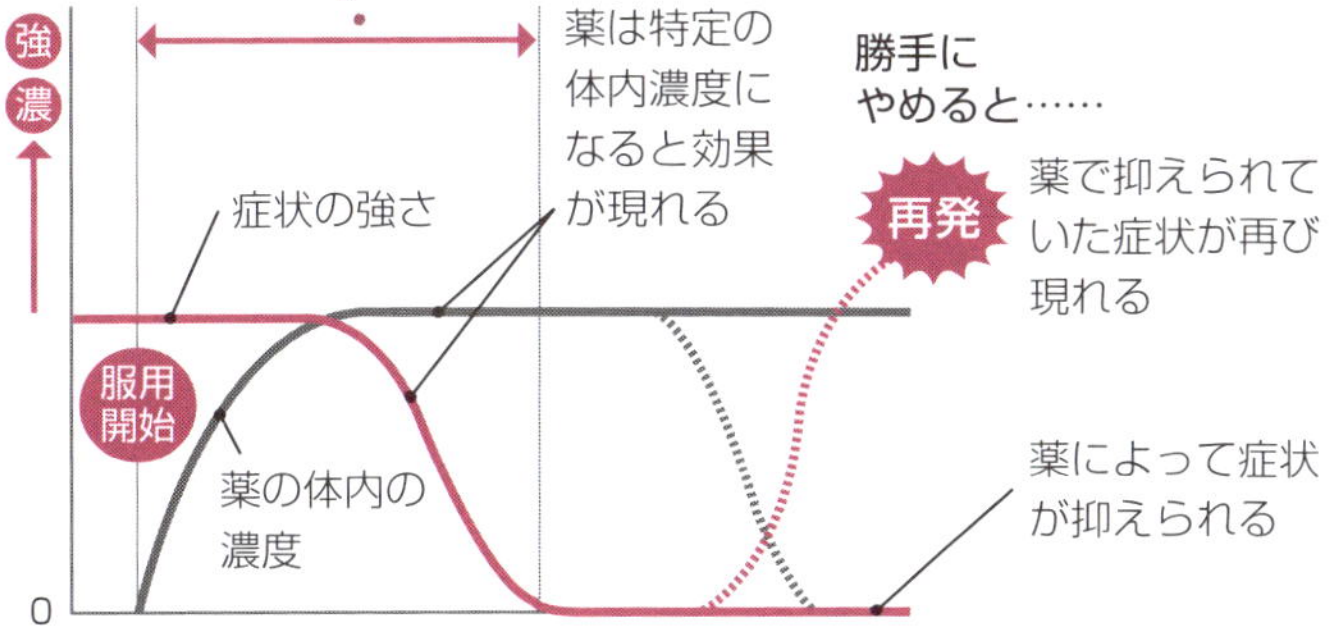
強
濃
症状の強さ
薬は特定の体内濃度になると効果が現れる
勝手にやめると……
再発
薬で抑えられていた症状が再び現れる
服用開始
薬の体内の濃度
薬によって症状が抑えられる
0

▲服用中のイメージ

鉄則②

体調の変化や併用薬は医師に伝える

薬の服用中、体調や症状が変化したときや、副作用が現れたときには医師に伝えてください。別の病気でほかの医療機関を受診したときは病気の治療中であることと、服用中の薬も伝えましょう。

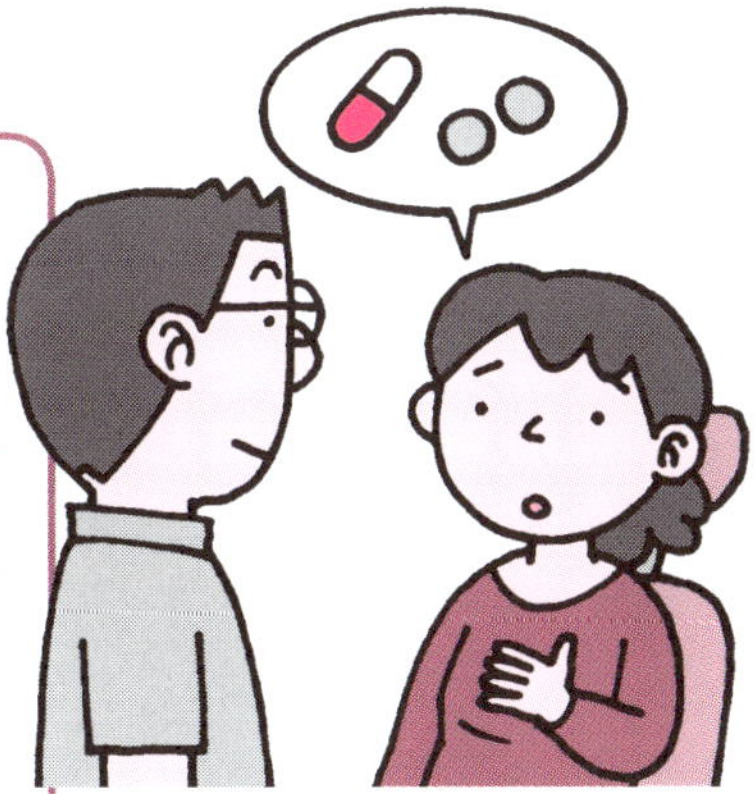

薬は組み合わせによっては、効果を打ち消したり増強したりする。医師は必要に応じて薬を調整する

加齢とともに両耳が遠くなる「加齢性難聴」

以前は「老人性難聴」と呼んでいましたが、現在は「加齢性難聴」といいます。老化の現れですが、聞こえを改善する方法はあります。

特徴的な症状は2つ

加齢性難聴の特徴は、多少の差はありますが、左右両耳とも聞こえが悪くなること。音を感じる内耳から脳までの経路に原因がある、感音難聴です。めまいを伴うことは、あまりありません。

高い音が聞こえにくく、高音性の耳鳴りがする

基本的に小さな音が聞こえにくく、とくに高音が聞き取りにくいと感じます。加齢性難聴では高音性耳鳴りがして耳鼻咽喉科を受診し、難聴に気づく人も多くみられます。

言葉の聞きまちがいをすることが増える

声は聞こえますが、言葉を聞き取りにくくなります。内容を想像できる会話は成立しやすいですが、想像できない会話は難しくなります。子音の音域によっては、聞き取りにくくなる言葉もあります。

高い音から聞こえにくくなる理由

蝸牛の老化が主な原因です。高音を感知する蝸牛の入り口は、常に音が通るため、有毛細胞が傷つきやすい環境です。年齢を重ねるほどダメージが蓄積されます。

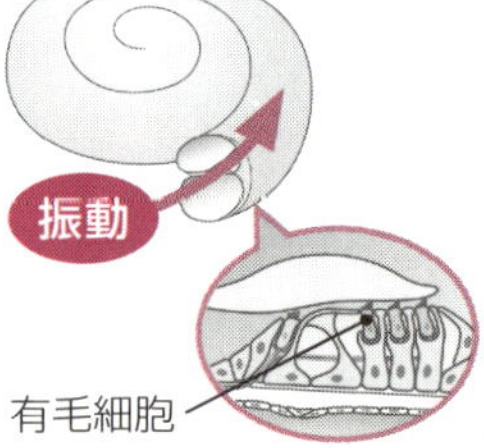

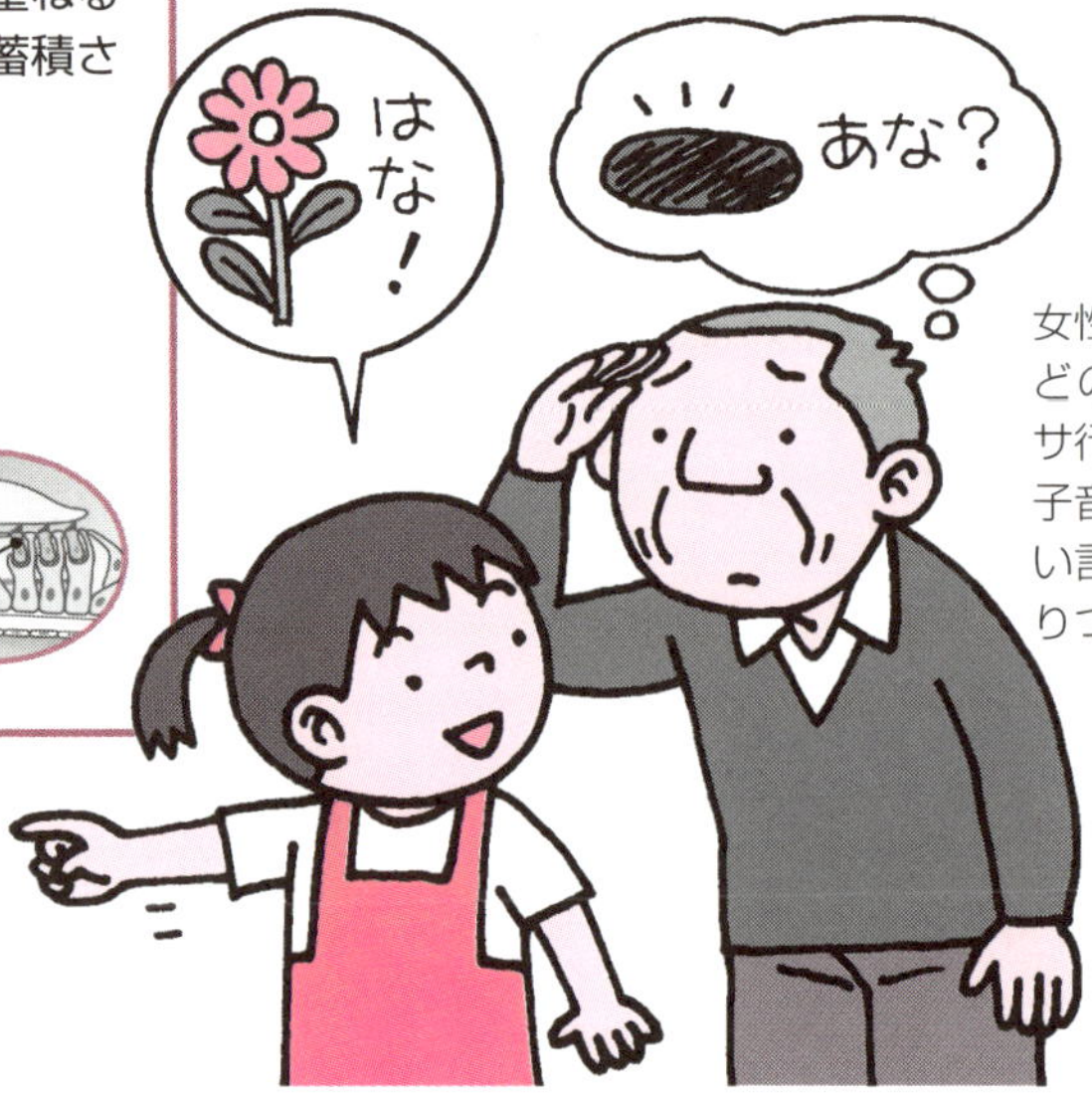

女性や子どもなどの高い声や、サ行・ハ行など子音の音域が高い言葉は聞き取りづらい

聞こえの老化は三〇代から。五〇代で難聴に気づく

加齢の影響は耳にもおよび、音を電気信号に変える蝸牛の有毛細胞、信号を脳に伝える神経、耳の中の血管も老化します。

聞こえの老化は三〇代からゆっくりと進み、五〇歳前後になると聞こえの悪さに気づく人が増えてきます。イヤホンのボリュームをあげて聞く人や、激しい騒音の環境で過ごす期間が長い人は進行が早くなります。

傷ついた有毛細胞は再生しないため、治療には補聴器を使います。近年、補聴器を使った新しいトレーニング方法が効果を上げています（↓P70）。

対策は補聴器が中心。きちんと理解して使う

加齢性難聴は、ほかに病気がないかどうか検査を受けてから診断されます。治療にはのみ薬を使うこともありますが、さほど効果はありません。補聴器で聞こえを良くする対策が中心です。

検査・診断

難聴の原因を調べる検査を受けます。言葉を聞き取ることができるかどうかを調べる語音聴力検査（→P31）が重要です。

カウンセリング

難聴や耳鳴りの原因や、重大な病気はないという説明を受けます。治療の必要性や意味を理解し、不安や心配があれば医師に打ち明けましょう。必要なら補聴器の説明も受けます。

補聴器を使う

補聴器を使う場合は、資格をもった医師の説明を受けます。使いこなすには、トレーニングと細かな調整が必要です　（聞こえのトレーニング→P68～77）。

＋

難聴を悪化させる要因をなくす

耳の老化は騒音などの影響を受けるため、環境に問題がある場合は改善を。高血圧や糖尿病、脂質異常症、狭心症などの持病も難聴を悪化させる要因です。持病をしっかりコントロールしましょう（→ P76）。

まれに……

補聴器で効果がなければ人工内耳が検討される

補聴器を使っても言葉の聞き取りができない高度難聴の場合は、人工内耳を埋め込む手術を検討します。ただし、加齢性難聴だけでまったく聞こえなくなる可能性は低く、まれなケースです。

耳の痛みを放置すると「中耳炎」で難聴に

難聴や耳鳴りの原因となりやすい病気で、最もポピュラーなのが「中耳炎」。悪化、あるいは慢性化するとリスクが高まります。子どもから高齢者まで幅広い年齢層にみられます。

難聴と耳鳴りが主。耳だれが出ることも

慢性中耳炎は、急性中耳炎や滲《しん》出性《しゅつせい》中耳炎が慢性化したものです。慢性中耳炎には、主に3つのタイプがあります。

急性中耳炎

風邪や鼻炎などが原因で中耳腔《くう》に炎症が起こる。発熱や強い耳の痛みがあり、進行すると耳だれが出る

滲出性中耳炎

風邪や鼻炎などのあとに多い。中耳の粘膜からしみ出た液が中耳腔にたまることが原因。耳が塞がった感じがしたり、自分の声が耳の中で響いたりして聞こえが悪くなる

慢性中耳炎

慢性化膿性《かのうせい》中耳炎

炎症が慢性化した状態。鼓膜には穴が開き、耳だれや難聴が起こる。炎症を繰り返して、鼓膜の穴が塞がらなくなった状態を、慢性穿孔性《せんこうせい》中耳炎とも呼ぶ

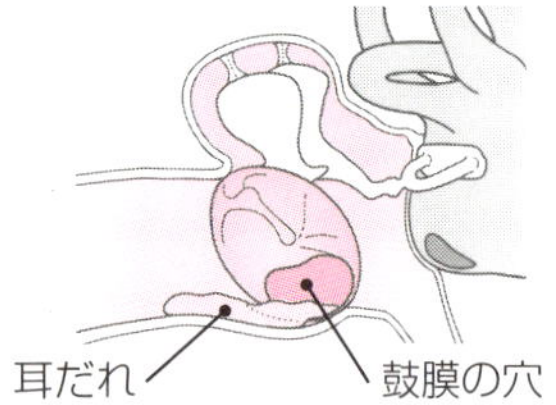

癒着性《ゆちゃくせい》中耳炎

鼓膜に穴は開いていないが、炎症で中耳の奥に鼓膜がくっついて振動しにくくなる。難聴や耳鳴りなどが起こる

真珠腫性《しんじゅしゅせい》中耳炎

真珠腫という塊ができる。真珠腫は骨を溶かす性質があり、耳小骨や内耳の骨が溶けて、難聴、くさい耳だれ、顔面神経マヒなどが現れる

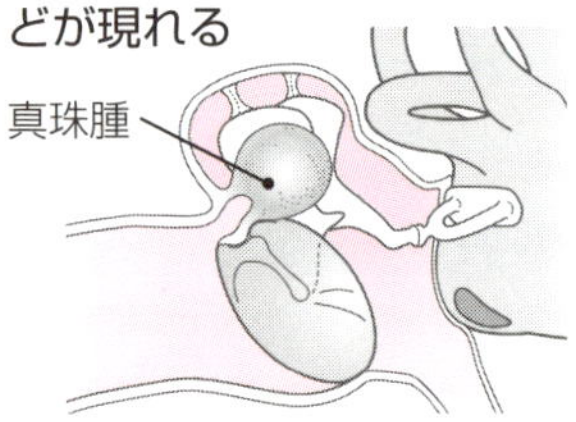

子どもやお年寄りの場合、うしろから呼びかけても気づかないことがサイン

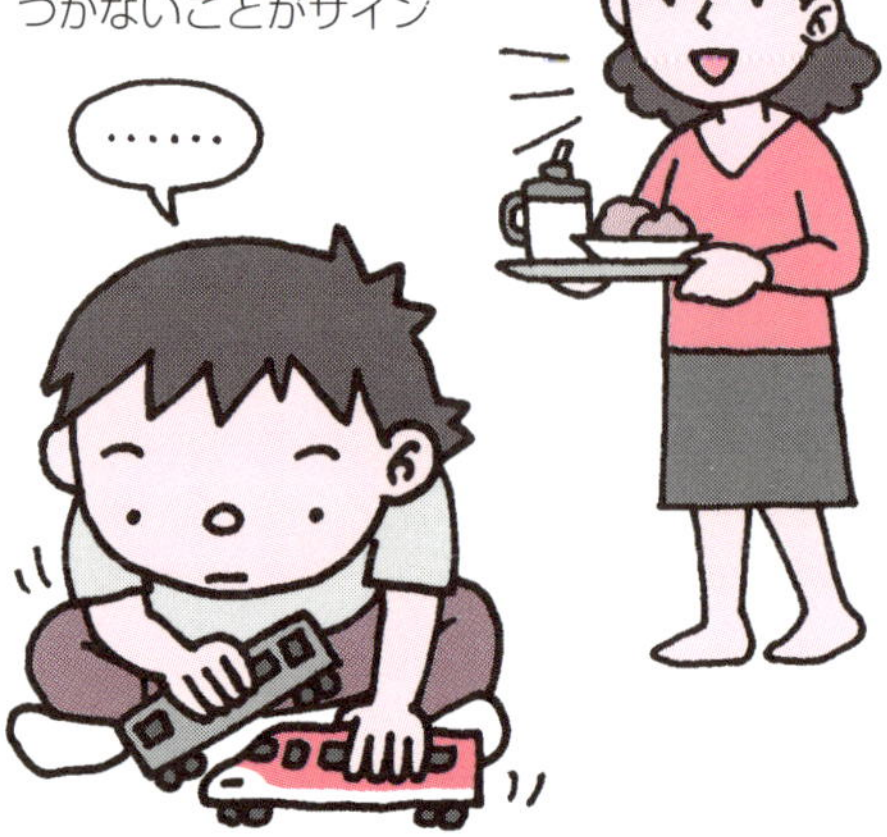

タイプに合わせた治療で聴力が回復

どのタイプの中耳炎かは、視診でほぼわかります。聴力検査を受けると、伝音難聴であるとわかります。治療は中耳炎のタイプに合わせた薬物療法のほか、手術をする場合もあります。

慢性中耳炎

薬で炎症を抑える

慢性中耳炎は、抗菌薬や抗炎症薬など、のみ薬と点耳薬で炎症を徹底的に治します。

耳だれが治まったら

手術で中耳をつくり直す

手術は、耳のうしろを切開しておこなわれます。

①病変を除去する

真珠腫性中耳炎では、真珠腫を完全に取り除きます。ほかの慢性中耳炎も、壊れた鼓膜や耳小骨を取り除いて中耳を清掃します。

②鼓膜や耳小骨をつくる

聴力を回復させるため、鼓膜の孔《あな》を塞いだり、張り替えたりします。耳小骨に損傷があれば、つくり直します。

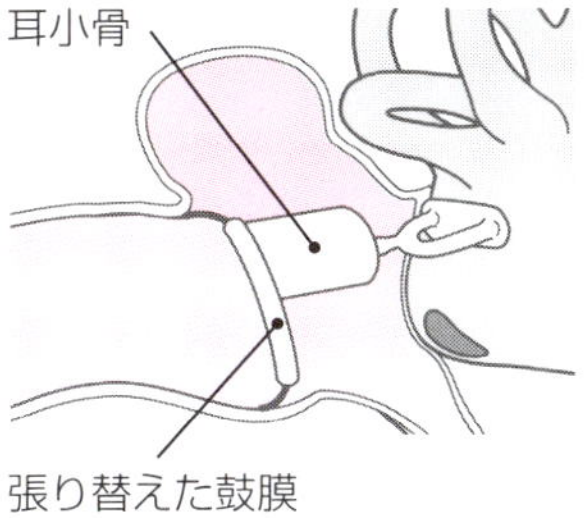
つくり直した耳小骨
張り替えた鼓膜

のどや鼻の治療もあわせて受ける

鼻炎や副鼻腔炎なども、中耳炎の慢性化や再発の原因。鼻やのどの治療も受ける必要があります。

滲出性中耳炎

治りにくい人は鼓膜を切開する

何度も滲出液がたまるのを繰り返し治りにくいときは、鼓膜を切開して滲出液を出すか、ごく細いチューブを鼓膜に挿入・留置して滲出液の排出を促します。

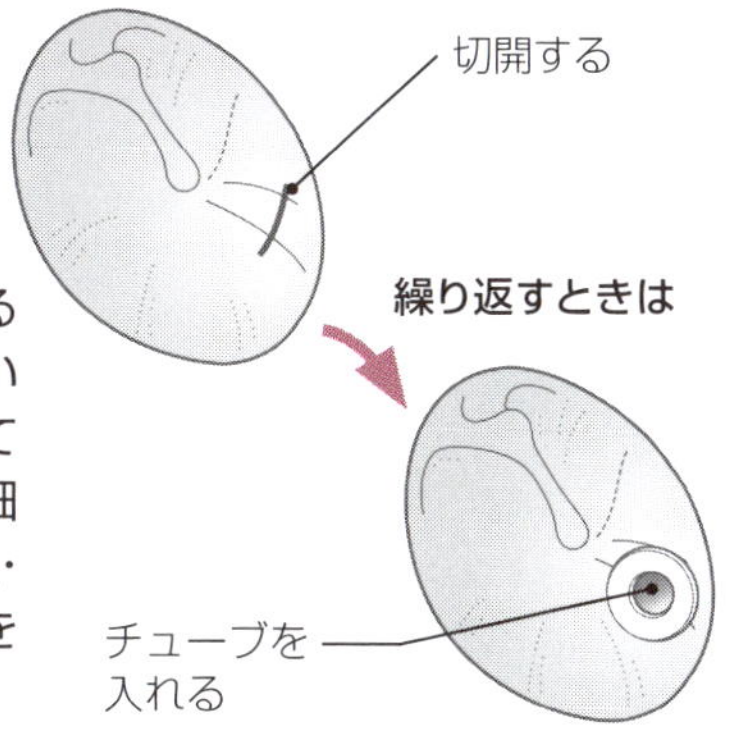
切開する
繰り返すときは
チューブを入れる

放っておくと進行するので、できるだけ早く完治させる

中耳炎は子どもや高齢者に多い病気です。発熱や耳の激しい痛みなどの症状があれば気がつきやすいのですが、慢性化すると強い症状がなくなり、放置されやすくなります。滲出性中耳炎のように症状があまり現れず、聞こえ方に違和感がある程度で気づきにくいものもあります。

しかし、中耳炎を放置して慢性化すると治りにくいだけでなく、難聴や耳鳴りを引き起こします。早いうちに完治させることが重要です。

耳の閉塞感《へいそくかん》は「急性低音障害型感音難聴」

急性低音障害型感音難聴は、「蝸牛型《かぎゅうがた》メニエール病」とも呼ばれます。低い音域の聞こえが悪くなる病気ですが、耳が詰まった感じや低音の耳鳴りで気づくことが多いようです。

原因不明の気づきにくい難聴。メニエール病との区別が必要

急性低音障害型感音難聴は、男性より女性にやや多く、二〇〜三〇代の若い世代に多くみられます。症状は、片側の耳に起こる低音域の難聴ですが、実際には気づきにくく、どちらかといえば耳の詰まった感じや耳鳴りなどがきっかけで受診するケースが多いといえます。

メニエール病の耳の症状と似ていますが、めまいはまれで、あったとしても浮動性という点が異なります。治療もメニエール病（↓P50）と同じですが、再発することはあまりありません。まれに再発を繰り返したり、めまいを伴ったメニエール病に移行したりすることがあります。

低音域が障害される

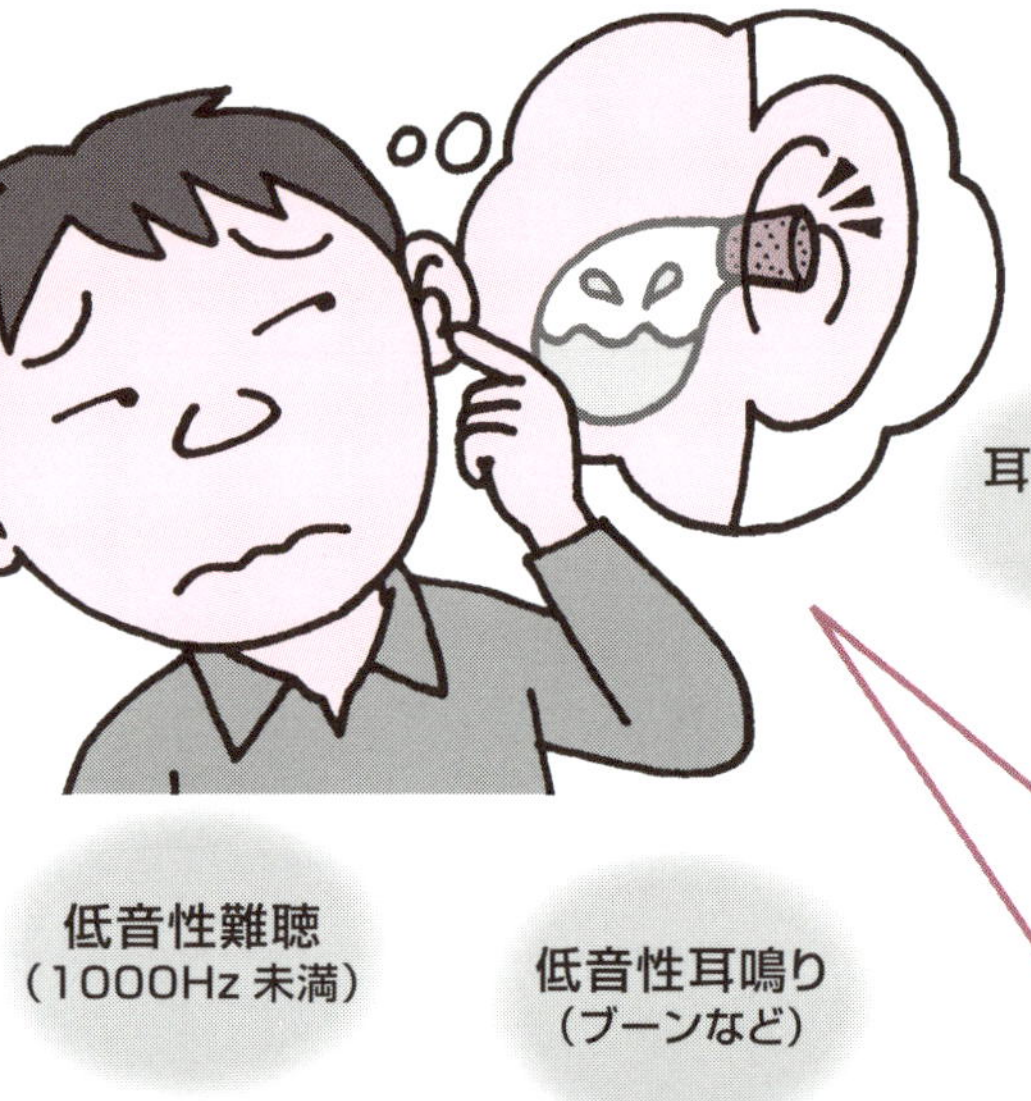

耳の詰まった感じ
低音性難聴（1000Hz 未満）
低音性耳鳴り（ブーンなど）

症状は低音の聞こえが悪くなるほか、耳の詰まった感じがしたり、耳の中で自分の声や音が響いたりする。また、ジージー、ザーザーといった低音の耳鳴りがする人もいる

きっかけはなく、突然片側の耳に発症する

何の前触れもなく発症し、多くは片側の耳ですが、なかには両側に起こる例もあります。めまいはあまりなく、まれにフワフワする浮動性のめまいがみられます。

心身のストレスが発症にかかわっている？

なぜ発症するのか、くわしいしくみはわかっていません。しかし精神的ストレスや睡眠不足、過労が続くなど、心身に強い負荷があった人が多いことがわかっています。

難聴・耳鳴りを起こす病気

大きな音で発症する「急性音響性難聴」

コンサートやライブ会場などで大音響にさらされたり、ヘッドホンやイヤホンで長時間音楽を聞き続けたりしたあとに起こります。すぐ治れば心配いりませんが、症状が続くときは危険です。

翌日も症状が残っているなら受診を

大音響を聞いた直後、あるいは少し経ってから、片側の耳に難聴や耳鳴り、耳が詰まった感じがするようになります。症状がすぐに治まれば問題ありませんが、翌日以降も続くときは至急耳鼻咽喉科を受診してください。

治療は突発性難聴と同じ。早ければ早いほど治りやすい

急性音響性難聴では発症から一週間以内に治療を開始したほうが治りやすく、治療後の経過も良好です。症状が現れたら、すぐに耳鼻咽喉科を受診します。

治療は突発性難聴（→P52）と同じで、副腎皮質ステロイドをはじめ、循環改善薬などを併用します。

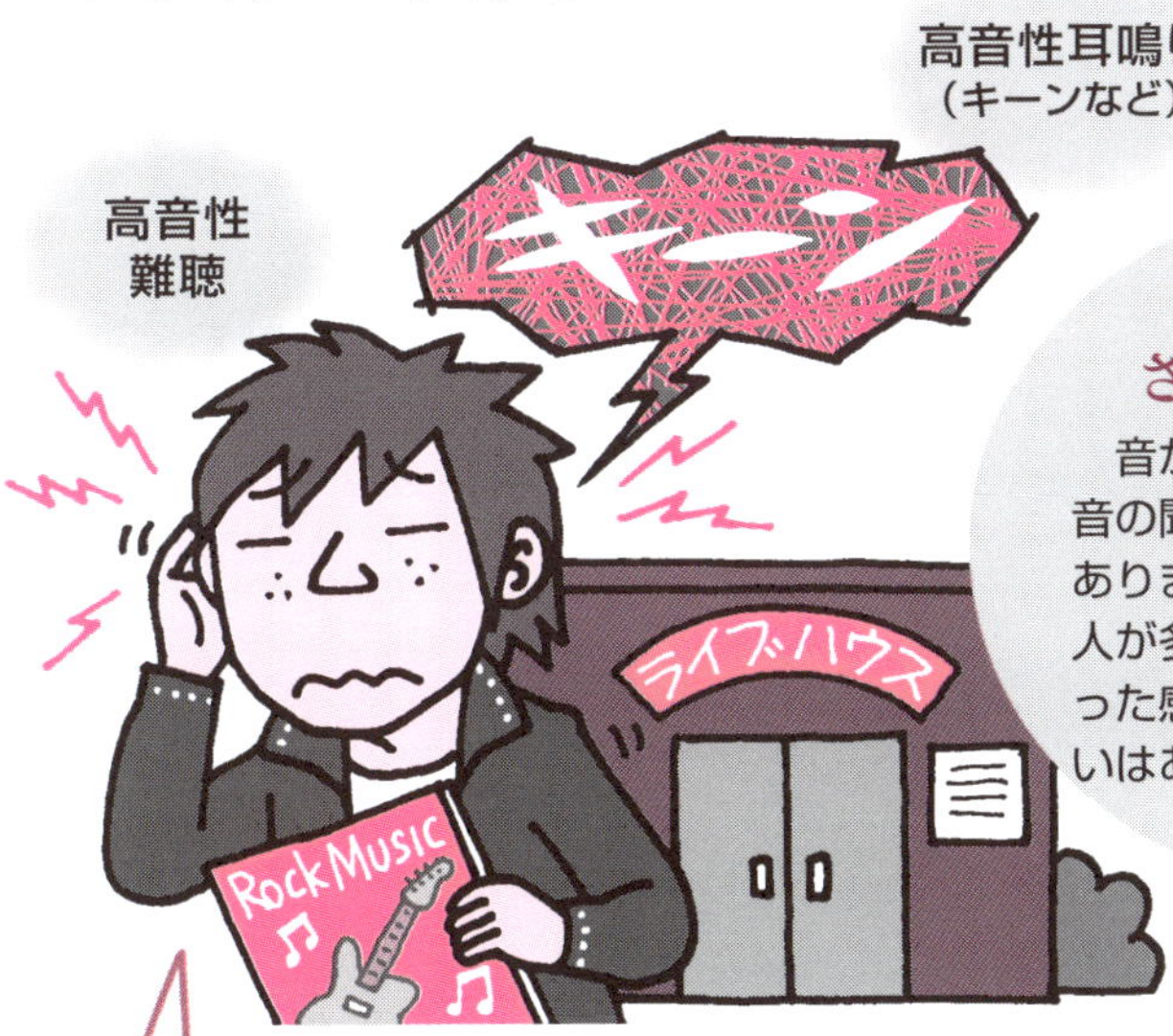

高音性耳鳴り
（キーンなど）
高音性
難聴
キーン
ライブハウス
Rock Music

高音域が障害されることが多い

音が原因の難聴では、高い音の聞こえが悪くなる傾向があります。難聴の自覚がない人が多く、耳鳴りや耳の詰まった感じで気づきます。めまいはありません。

原因は大きな音

- コンサートやカラオケで大音響を聞く
- ヘッドホンやイヤホンを長時間つけたままにする　など

大音響だと音の振動も強く、その影響で蝸牛の有毛細胞が傷つく

予測できるものは予防

事故など不測の事態が原因の場合はしかたありませんが、事前に大音響が予測できるときは、耳栓で耳を守りましょう。ヘッドホンなどは音量を抑え、使用は短時間にとどめてください（→P76）。

伝《でん》音《おん》難《なん》聴《ちょう》を起こす病気は症状が特徴的

伝音難聴は、外耳や中耳といった音の情報を伝えるルートに何らかの原因があると起こります。外耳や中耳に障害がある場合、症状は主に難聴と耳鳴りで、めまいはあまりみられません。

外耳や中耳の病気は難聴と耳鳴りが主症状

外耳や中耳の病気は、伝音難聴の原因として多くみられます。主な症状は難聴と耳鳴りで、めまいを伴うことはほとんどありません。

いずれも早期に発見し、すぐに治療すれば治りやすいので、完治するまで治療しましょう。

耳管の異常は自分の声が響いて聞こえる

耳管は、ふだんは閉じていますが、ものを飲み込んだりするときに開きます。

耳管が正常に開閉しなくなると、耳閉感や難聴のほか、自分の声が耳の中で響く「自声強聴」が起こります。

耳管狭窄症《きょうさくしょう》

- 低音性難聴、耳閉感
- 自声強聴

鼓膜が振動しにくくなり、低音が聞こえにくくなる。耳が詰まった感じがしたり、耳の中で自分の声が響いて聞こえたりする

↓

風邪や中耳炎で耳管が開きにくい

耳管に炎症が起こり、腫れて狭くなると気圧調節がうまくできず、耳管が正常に開閉しなくなります。原因となる病気の治療が先で、抗菌薬などで炎症を鎮めます。

耳管開放症

- 低音性難聴、耳閉感
- 自声強聴
- 呼吸とともに鼓膜が動く音がする

「ペコペコ」「スースー」「ゴーゴー」といった鼓膜が動く音が聞こえる

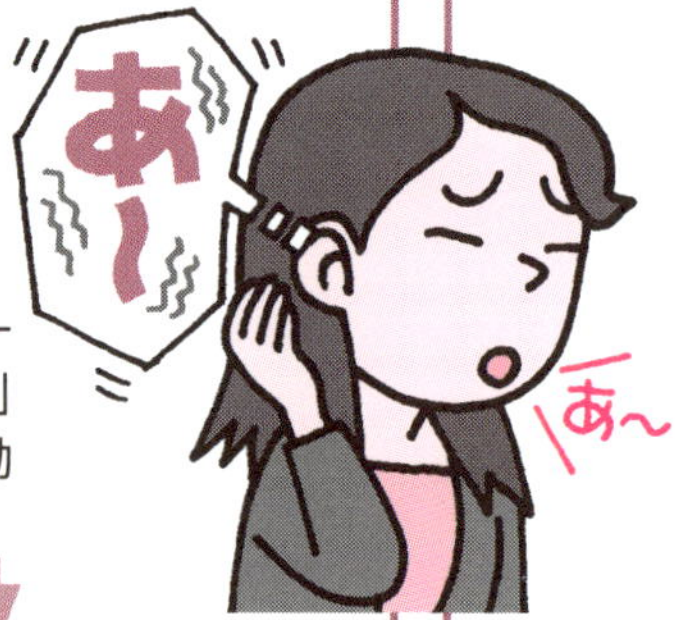

↓

原因は不明だが、耳管が開いたままになる

原因不明ですが、ダイエットのしすぎによる体重減少、脱水、加齢、過労などと関係があるとされます。治療法はまだ確立されていません。頭を下げた姿勢をとると症状がやわらぎます。

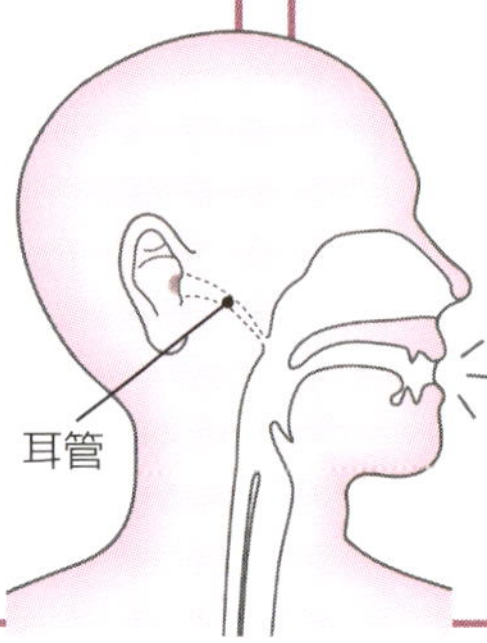

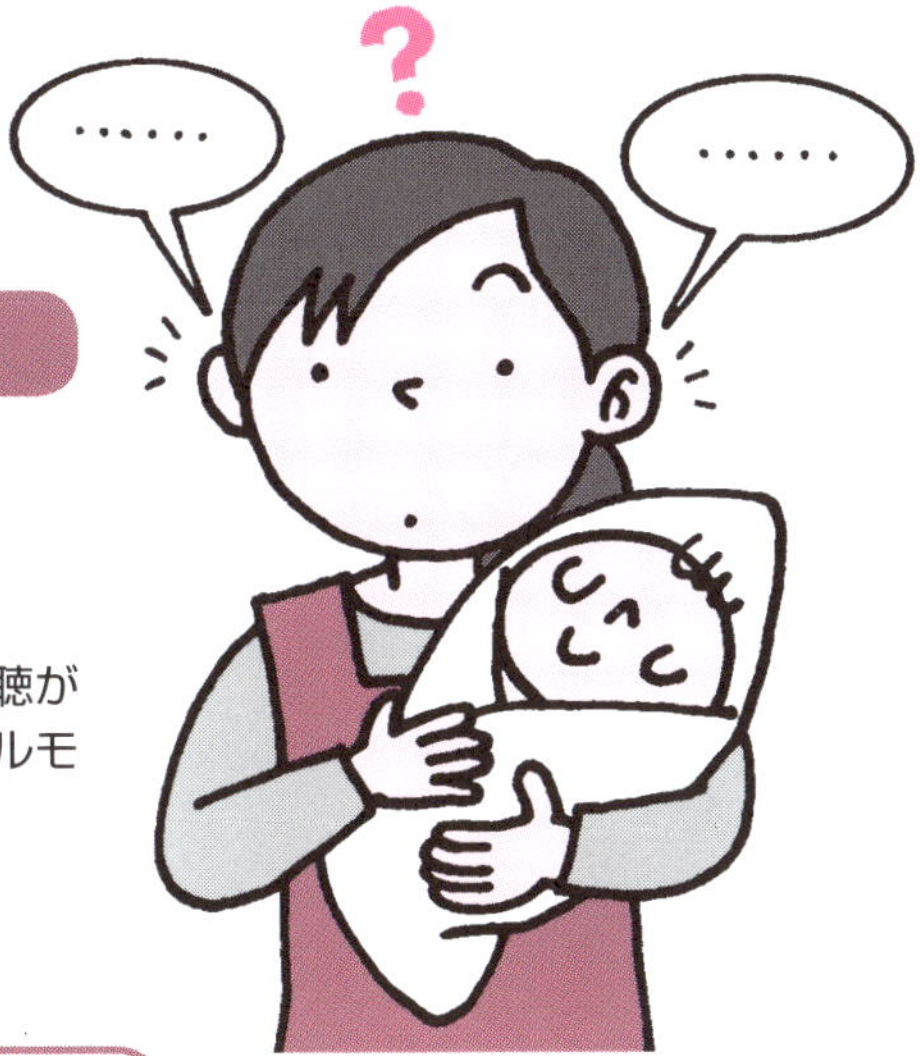

耳硬化症

- 両耳の難聴
- 妊娠・出産を機に難聴が急激に悪化する

妊娠や出産をきっかけに難聴が進行することから、女性ホルモンの影響が考えられている

両耳の耳小骨の動きが悪くなり、聞こえが悪化

耳硬化症の大半は思春期に発症しますが、症状に気づくのは30～40代です。男性より女性に多く、2倍以上にのぼります。

伝音難聴を起こす病気ですが、進行して内耳に障害が及ぶと感音難聴を引き起こします。

耳小骨の一部が固まって動かなくなることが原因

耳小骨は3つの骨から成ります。耳硬化症では、内耳側のアブミ骨が何らかの原因で固まり、動かなくなります。鼓膜の振動が内耳に伝わりにくくなり、難聴を起こします。

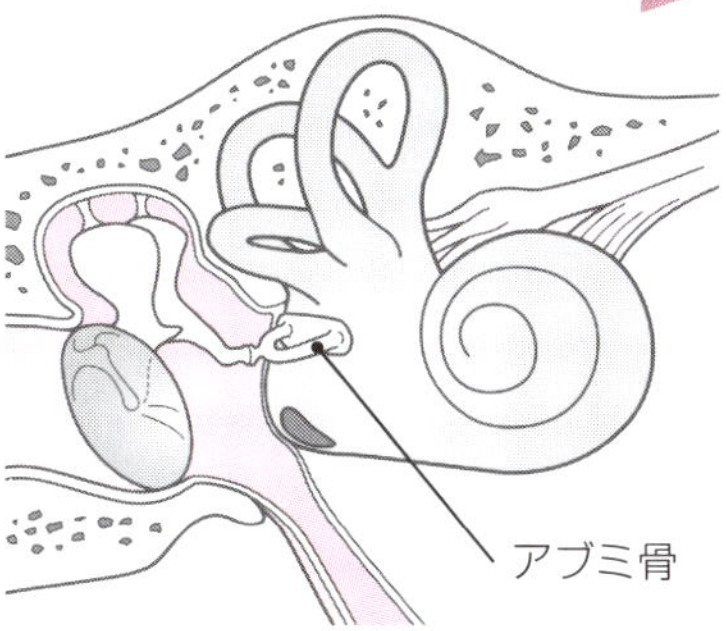

手術で劇的な聴力回復が見込める

CT検査で側頭部を撮影して、診断が確定されます。治療は、手術でアブミ骨を人工骨に置き換える方法です。手術により聴力が回復します。

成功率は約90%と高く、早く治療すれば回復が見込めます。

そのほかの難聴・耳鳴りを引き起こす病気

■**耳《じ》垢《こう》栓《せん》塞《そく》**……耳垢《みみあか》が外耳道を塞ぐように詰まった状態です。聞こえが悪くなり、耳垢で「ガサガサ」「カサカサ」といった耳鳴りがすることもあります。耳鼻咽喉科で耳垢を除去してもらえば、すぐに改善されます。

■**外傷、鼓膜裂傷《れっしょう》**……耳の周囲のけがや、耳を叩《たた》かれたりしてできた鼓膜の傷が原因で、難聴や耳鳴りが起きます。すぐに耳鼻咽喉科を受診して、治療を受けましょう。損傷の程度が大きく、数カ月経っても鼓膜が治らないときは、手術が必要です。

■**鼓膜や外耳道の炎症**……風邪などのウイルスが鼓膜に感染したり、外耳道に傷がついて炎症が起こったりすると、難聴や耳鳴り、耳閉感が起こります。治療には抗菌薬や副腎皮質ステロイドを使います。

急に発症し、発作を繰り返す「メニエール病」

めまいを引き起こす病気として最も有名な病気がメニエール病です。突然、グルグル回るめまいに襲われます。発作は激しく、不安になる症状ですが、命にかかわる病気ではありません。

症状を見きわめる3つのポイント

メニエール病では3つの症状がメインで、すべて現れると典型的なタイプと診断されます＊。そのほか耳だけ、あるいはめまいだけのタイプや、めまい発作と発作に連動しない難聴がみられるタイプがあります。

＊日本めまい平衡医学会「めまいの診断基準化のための資料 診断基準2017年改定」、メニエール病診断基準より

突然起こる回転性めまい

きっかけがなく、突然起こります。周囲がグルグル回るような回転性めまいで、吐き気や嘔吐といった自律神経症状も伴います。

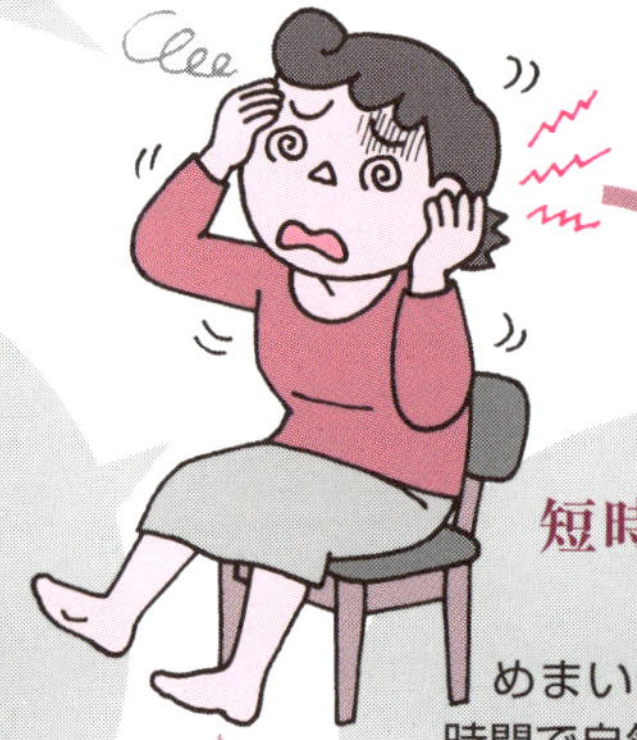

耳の症状がめまいに伴って現れ、悪化する

初めは耳閉感や耳鳴りがあり､続いて難聴が起こります。耳の症状は、めまい発作の前後に現れ、発作が治まると治ります。しだいに発作が治まっても耳の症状が治らなくなり、徐々に悪化します。

短時間で治るが、繰り返す

めまい発作は、10分から数時間で自然に治まります。しかし、数日から約半年のうちに再発します。頻度には個人差があり、毎週という人もいれば年に数回の人もいます。

蝸牛のむくみや破裂が原因?

蝸牛の中は、薄い膜をはさんで内リンパと外リンパが満ちています。何らかの原因で内リンパが増えすぎてむくんだり（内リンパ水腫）、膜が破裂して2つのリンパ液が混ざったりすると発作が起こります。

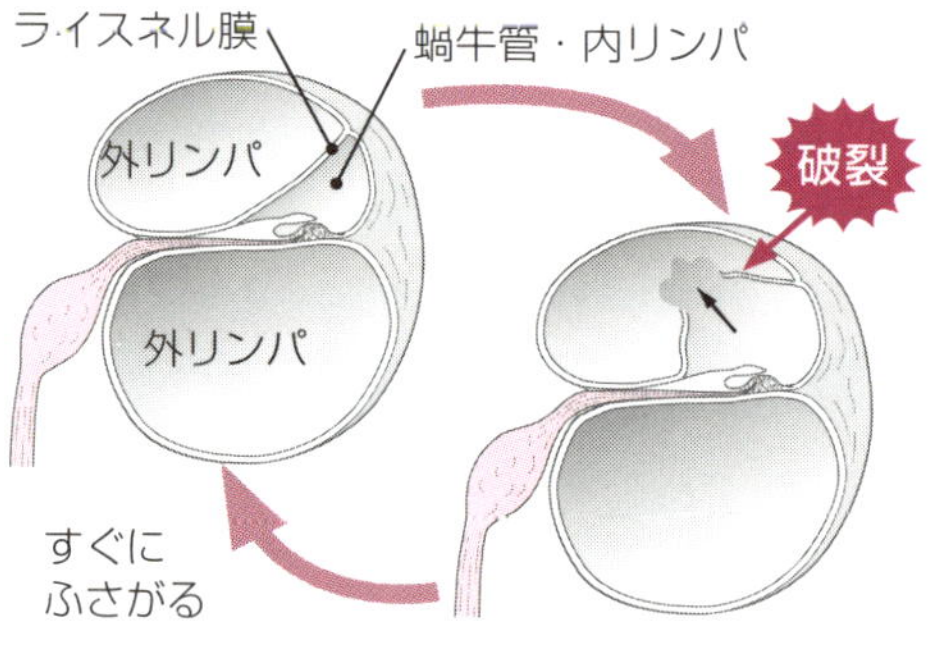
ライスネル膜
蝸牛管・内リンパ
外リンパ
外リンパ
破裂
すぐにふさがる

検査・診断

　純音聴力検査で、感音難聴の有無や、聴覚がめまい発作と連動して変化するかを調べます。めまいを調べるために平衡機能検査をおこないます。必要に応じて、MRI検査で内リンパ水腫の有無を調べます。

治療は薬が主。予防のために生活改善も

　治療では、まず薬でめまい発作を鎮めます。そのうえで、発作を防ぐための生活習慣の改善も必要です。ストレスの影響も受けるので、心身両面のストレスケアが重要です。

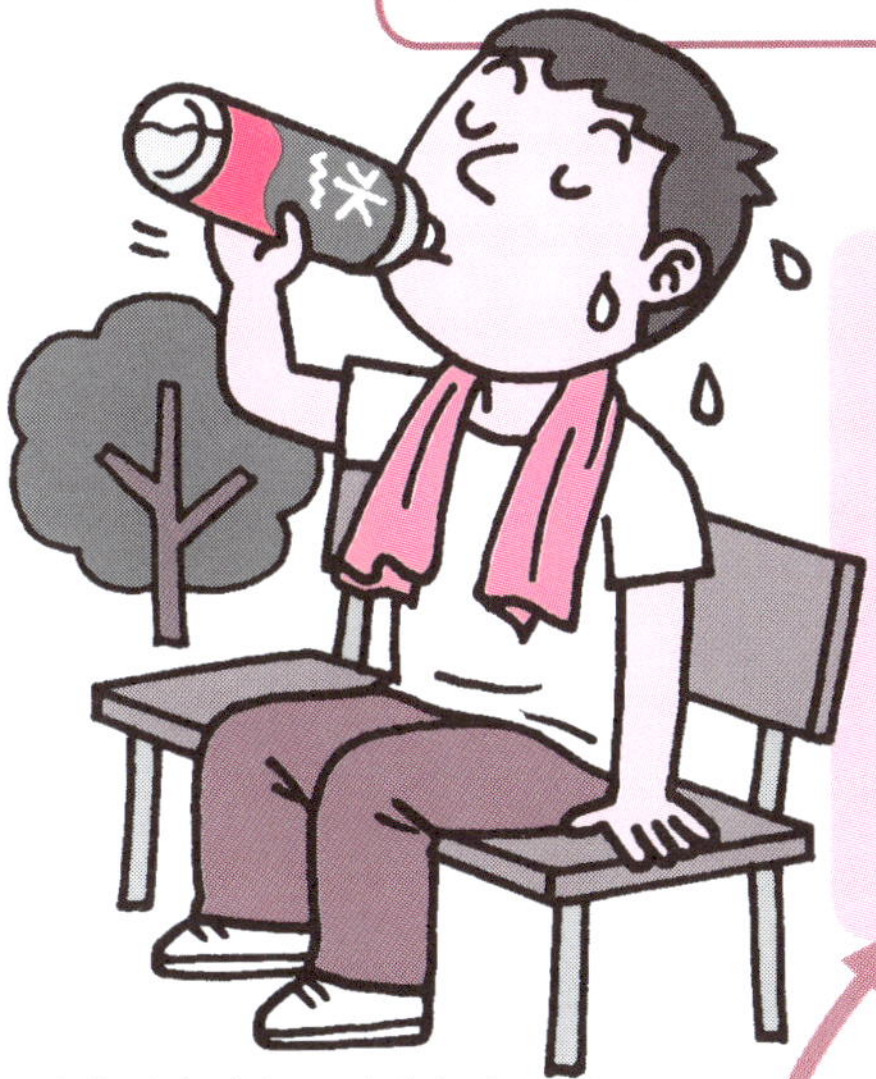

水分は多めにこまめにとって、運動で汗として出す（→P76）

発作時は薬を使う。利尿薬が効果的

　めまい発作中は安静を保ちつつ（→P83）、抗めまい薬や吐き気止め、精神安定薬などを点滴や注射で使います。

　利尿薬が効果的で、服用して症状が治まればメニエール病と確定されます。

治らなければ……

手術で症状の悪化を食い止める

　両耳に発症した場合など、まれに手術が必要になる人もいます。手術はいくつかの方法があり、めまいを予防し、難聴の悪化を食い止める目的でおこなわれます。

治まったら……

予防のために内耳のむくみをとる

- 水分をよくとり、汗をかく
- ストレスをコントロールする
- 十分な休息をとる など

　過労や睡眠不足を避け、精神的ストレスを解消しましょう。内耳のむくみをとるには十分に水分補給をし、入浴や運動などで汗をかくこと。

発作を繰り返すことで難聴が悪化する

　回転性のめまいと難聴、耳鳴りを起こす病気は、突発性難聴や外リンパ瘻など、ほかにもあります。しかし、めまい発作を繰り返し起こすのは、メニエール病の特徴です。めまい発作を繰り返すうちに難聴が悪化し、しかも発作が治まっても難聴は進んでいきます。

　難聴を悪化させないようにするには、発作を防ぐことが第一です。治療では薬物療法に加え、内耳のむくみを抑え、発作を起こさない生活を心がけます。

発症は片側に一回だけ「突発性難聴」

難聴のうち、感音難聴の多くは回復が困難なのですが、突発性難聴は治療で回復が望める病気といえます。ただし、できるだけ早期に治療を始めることが必須条件です。

突然発症する感音難聴で、原因が不明のものの〝総称〟

突発性難聴は一つの病気ではなく、〝症候群〟です。突然発症する難聴のうち、内耳に障害があり、原因不明の病気の総称として用いられています。

突発性難聴では難聴をはじめ、耳鳴りやめまいなどの症状が現れます。症状が似ている病気が多いため、まずは問診や検査で診断を確定します。

検査では、純音聴力検査や平衡機能検査のほか、必要に応じてエックス線検査やMRI検査もおこなわれます。

メニエール病の初回の発作と区別がつきにくいのですが、突発性難聴では早期治療が重要なので、治療を優先します。

耳の症状が主でめまいを伴う人も

突発性難聴はその名のとおり、あるとき突然発症します。左のような症状が現れますが、めまいはあまり多くありません。めまいを伴う人や高齢の人は、重症化する傾向があります。

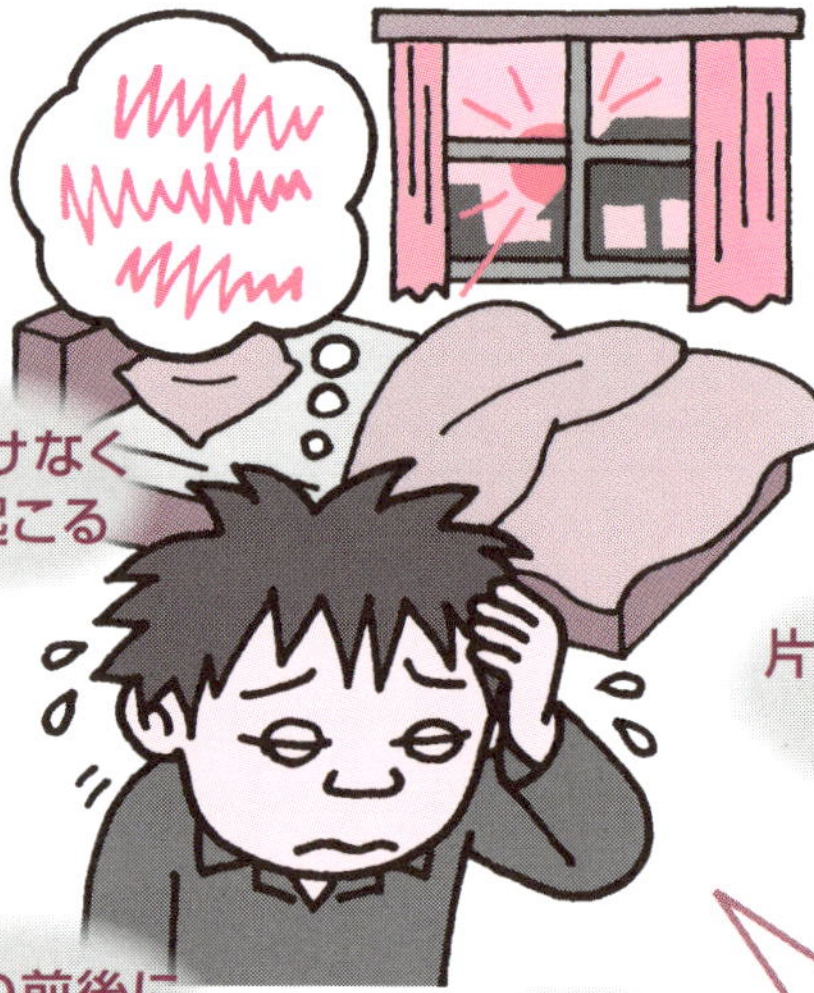
きっかけなく突然起こる
片側（まれに両側）に1回きり
難聴の前後に耳鳴りを伴う
めまいを伴うこともある

発作は一度きりで、自然に回復したり繰り返したりすることはない。めまいを伴う場合、難聴に前後して起こり、吐き気や嘔吐を起こすこともある

（厚生労働省難治性聴覚障害に関する研究班「突発性難聴診断基準」2015年改訂）

原因は不明。過労やストレスの重なっている人が多い

内耳の循環障害やウイルスなどの説がありますが、明らかな原因はまだわかっていません。強いストレスが引き金になるといわれています。

治療は早いほどよい。発症後1週間が勝負

突発性難聴は発症から治療開始までが早いほど、回復が期待できます。治療は、発症から1週間以内が勝負です。発症から1～3ヵ月経過すると聴力の状態が固定され、回復が難しくなります。

発症後1週間以内

基本的に入院して薬を使う

入院して安静にしながら、集中的に治療を受けましょう。下記の薬を点滴または服用します。入院期間は1～2週間が一般的。軽症の場合は通院での治療も可能です。

▼使われる主な薬

副腎皮質ステロイド

抗炎症作用があり、ウイルス性内耳炎の治療に効果的。点滴薬やのみ薬のほか、耳の鼓室内に直接注入する方法もある（保険適用外）

循環改善薬

内耳の血液循環を促す作用があるプロスタグランディン、ATP製剤などが用いられる。ただし、聴力回復の効果があるかはわかっていない

末梢神経循環改善薬

末梢神経を修復する作用のあるビタミンB_{12}を用いる。副腎皮質ステロイドと併用することが多い

そのほか……

血管を拡張させる混合ガス療法や星状神経節ブロック、内耳に高濃度酸素を送る高圧酸素療法などがある。柴苓湯《さいれいとう》などの漢方薬が用いられることもある

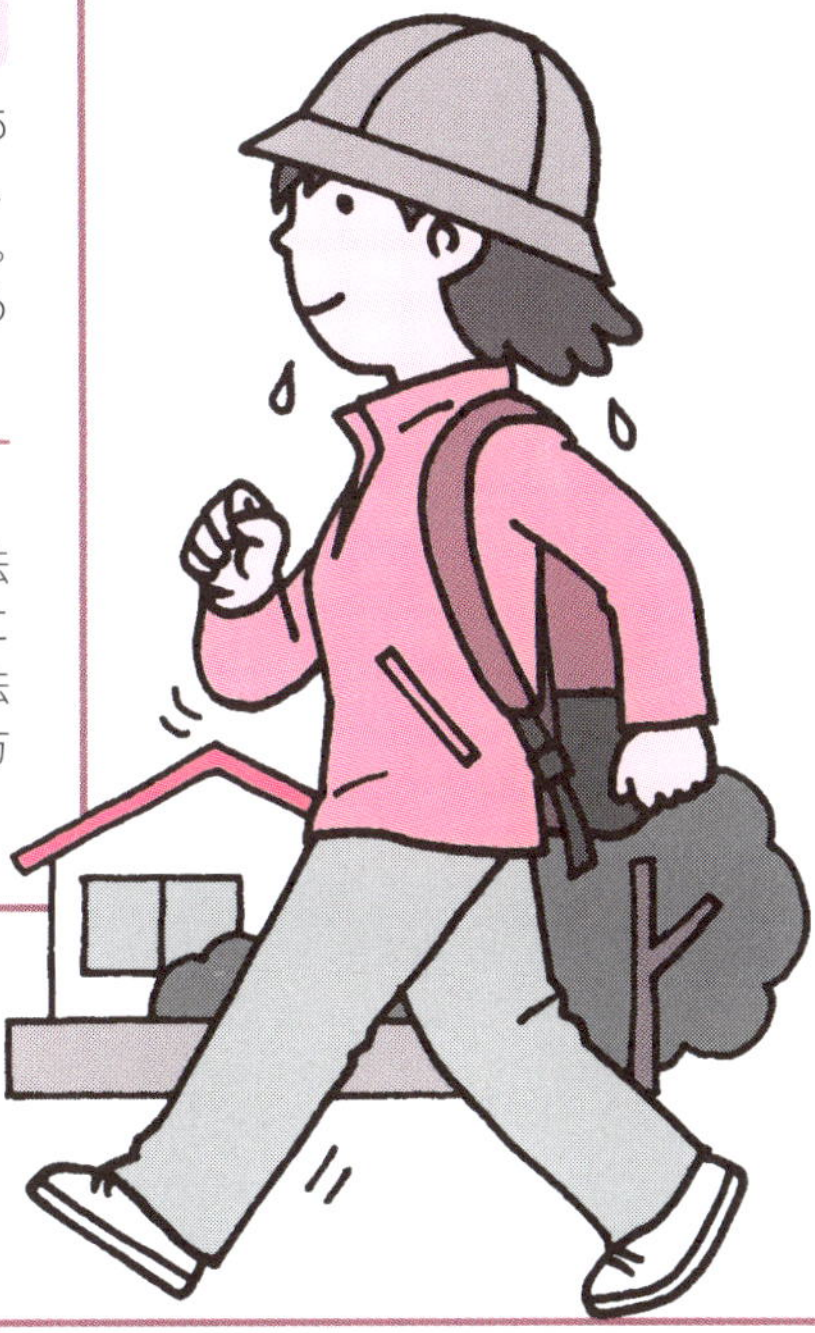

回復には運動も効果的。体の血流を良くし、ストレス解消にもなる

1～3ヵ月後

多くの人が回復するが一部症状が残ることもある

全体の約30%が完全治癒、約50%は完全ではないものの改善するといわれます。残りの約20%は改善がみられず、一部の音域に難聴や耳鳴りなどの症状が残ることがあります。

難聴や耳鳴りが残ったら補聴器を使うことも

両耳に高度難聴が残った人や難聴や耳鳴りで生活に支障をきたしている場合は、補聴器で改善できます。耳鳴りには有効なケースが多くみられます。

補聴器による聞こえのトレーニングは70ページへ

咳など急激な圧力で起こる「外リンパ瘻《ろう》」

何らかのきっかけで、内耳の外リンパが中耳に漏れ出る病気です。外リンパが漏れ出た直後、回転性のめまいと難聴や耳鳴りが現れます。

きっかけのある突然のめまい、難聴

症状の現れ方は突発性難聴やメニエール病と似ていますが、外リンパ瘻はきっかけがわかることが多いものです。きっかけで多いのは強くせき込む、鼻をかむ、飛行機の急上昇・急降下、スキューバダイビングなどです（→P14）。

症状が激しいので入院することが多い

外リンパ瘻の主な症状は、回転性のめまいや難聴、耳鳴りですが、症状が激しい場合が多く、ほとんどは入院します。

問診やめまいの検査などで外リンパ瘻が疑われる場合、下の方法で外リンパの漏れを確認します。治療は突発性難聴とほぼ同じです（→P53）。

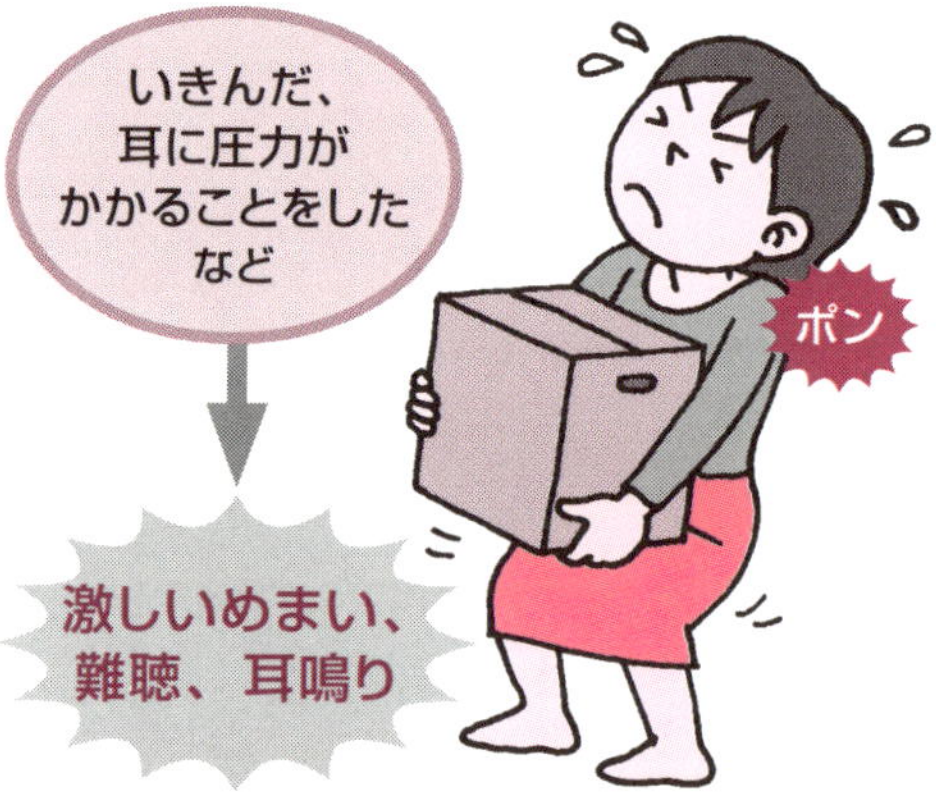
いきんだ、耳に圧力がかかることをしたなど
ポン
激しいめまい、難聴、耳鳴り

急激に強い圧が加わり、中耳と内耳のあいだにある窓の膜が破裂し、中耳に外リンパが漏れ出す。“ポン”という破裂したような「ポップ音」が聞こえることもある

外リンパの漏れを確認する

外リンパの漏れや前庭窓・蝸牛窓の孔の有無を、手術で鼓室を開放して確認します（試験的鼓室開放術）。鼓膜を切って中耳に水を入れ、その水に外リンパの成分がみられるかを調べる方法もあります。

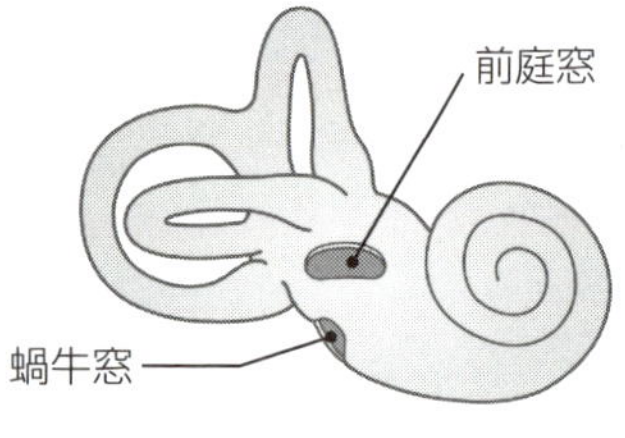
前庭窓
蝸牛窓

治療は安静が第一

安静第一なので、多くは入院して治療を受けます。治療には副腎皮質ステロイドや循環改善薬（→P53）を使います。改善しない場合は手術で破れた窓を治します。

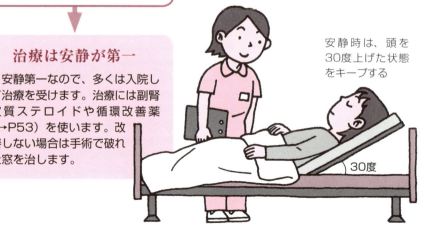

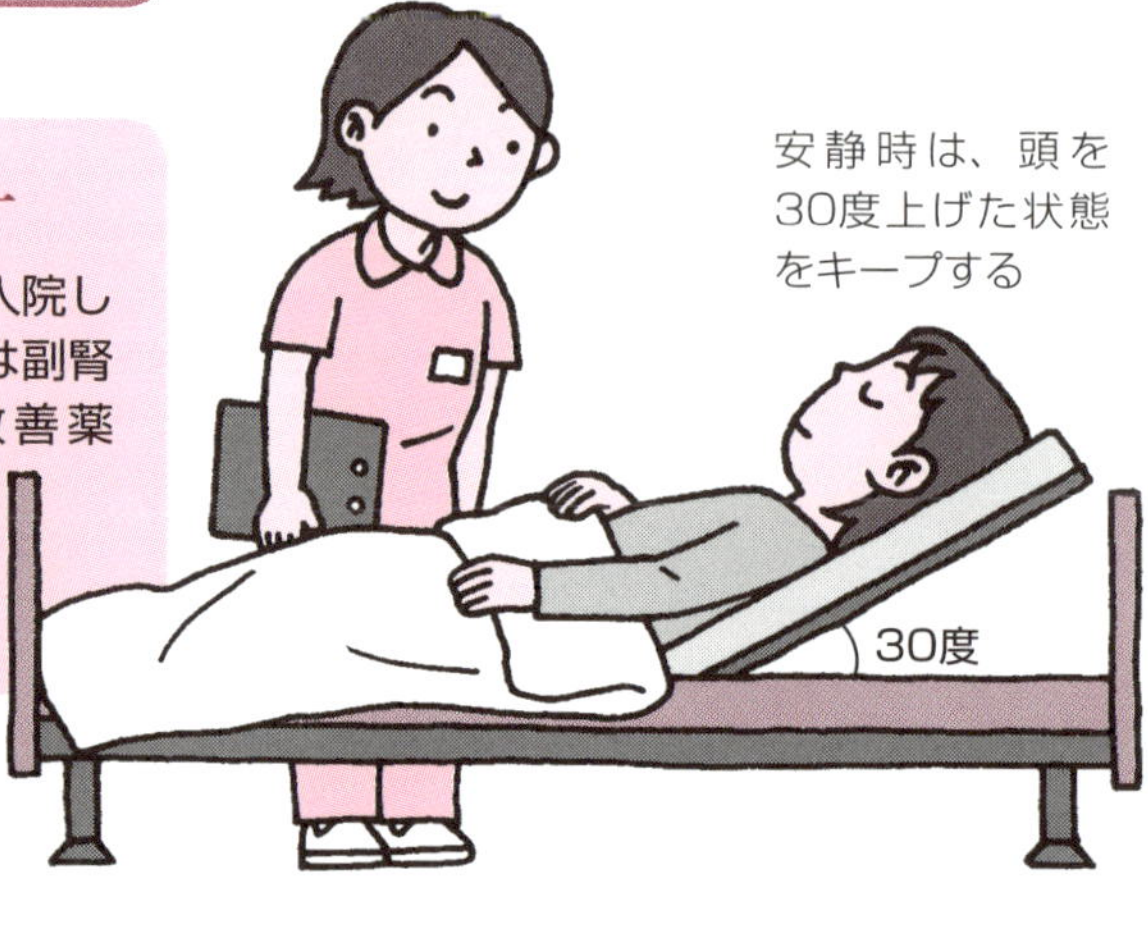
30度

安静時は、頭を30度上げた状態をキープする

症状がなく、見つかる場合も増加「聴《ちょう》神《しん》経《けい》腫《しゅ》瘍《よう》」

聴神経腫瘍とは脳腫瘍の一種で、前庭神経に腫瘍ができます。大きくなったり著しい症状が現れたりしない限り、様子をみることがほとんどです。

良性の腫瘍。進みが遅く、あまり大きくならない

聴神経腫瘍の多くは良性で、大きくなるものはあまりありません。近年、ＭＲＩ検査の進歩によって、たまたま受けた脳ドックなどで発見されることが増えています。

しかし、腫瘍がよほど大きいか、著しい症状がなければ、現在は定期検査で様子をみます。症状のないまま、生涯を終える人も少なくありません。

もし、腫瘍が大きくなってきたり、難聴やめまいなどの症状が強くなってきたりしたときは、手術や放射線治療を検討します。

様子をみることも治療の一つ

聴神経腫瘍は発生部位が脳であるため、治療には大きなリスクも伴います。腫瘍が小さく、症状も軽い場合は「ウエイト&スキャン」といって定期検査を受けながら様子をみるのが主流です。

脳ドック

職場などの健診

聴力低下や耳鳴り、ふらつきがある

聴力の低下や耳鳴りに気づいて受診し、見つかることがある。近年は、たまたま受けた検査がきっかけで発見されることも少なくない。

↓

受診・検査・診断

半年～１年に１回受診

最初は半年ごとにMRI検査を受け、異常がなければ年1回の検査で経過をみます。数年では腫瘍が大きくならなかったという報告もあります。

↓ 急に悪化したら

のみ薬を使う

腫瘍が大きくなっていなくても、急激な聴力低下やめまい発作、顔面神経マヒなどの症状が現れた場合は、副腎皮質ステロイドで治療します。

↓ 症状が悪化、進行が速い場合

手術か放射線治療を検討

症状が悪化したとき、腫瘍の成長が速いときは、手術か、ガンマナイフなどの放射線治療が検討されます。腫瘍の大きさや位置、年齢、症状などを考慮して適切な方法を選択しましょう。

ストレスや疲れで悪化する「心因性」の症状

めまいや耳鳴り、難聴は、耳や神経などに原因がなくても起こるものもあります。この場合に考えられるのが「心因性」です。多くは、心身両面のストレスや過労などが関係しています。

〝原因不明〟の症状は「気にしない」ことも大切

めまいや耳鳴り、難聴で受診して、検査をしても原因がわからないことはしばしばあります。ほとんどは心身のストレスが原因と考えられていますが、正確なところはわかっていません。

実際、メニエール病や突発性難聴も心身の強いストレスが影響して発症するといわれています。うつ病には耳の症状を伴うものも多く、この場合は症状をより強く感じ、不安になることもあります。

検査を受け、耳や神経などに異常がないとわかったときは、まず安心してよいでしょう。症状が気にならなくなるように、生活のなかで工夫していきます。

症状は悪循環を起こす

めまいや耳鳴り、難聴は疲れているときや体調が悪いときなど、だれにでも起こる症状です。しかし症状を気にしすぎると、それがストレスとなって症状が悪化し、さらに気になるという悪循環に陥ります。

日常生活の不調

過労や睡眠不足が続く、精神的なストレスを強く感じるなど、日常的な不調が引き金になります。

症状が悪化

心身に強いストレスが加わると、めまいや耳鳴り、難聴を引き起こしたり、症状が悪化したりします。

症状への不安

症状が悪化してくると、「もう治らないかも」「このまま耳が聞こえなくなるのでは」といった強い不安を感じるようになります。

ストレス度がアップ

不安がさらに強いストレスとなり、ますます症状が悪化します。その影響で不眠や気分が落ち込むといった症状が現れることもあります。

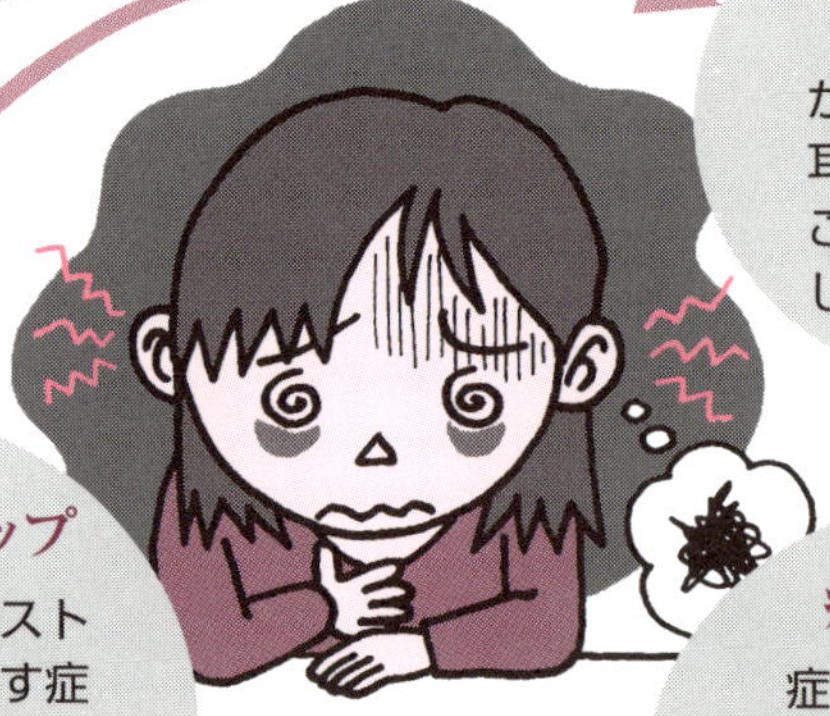

症状は気にするほど不安になり悪化する

薬でストレスや不安をやわらげる

めまいや耳鳴り、難聴の原因が不安やストレスであることは多いもの。薬を使って不安やイライラをやわらげるのも効果的です。

▼主に使われる薬

抗不安薬	不安を緩和するほか、筋肉や血管などの緊張をほぐす作用もあり、耳鳴りやめまいの治療にも有効。ストレスの影響で症状が悪化している場合にも効果的
睡眠薬	耳鳴りが気になって眠れない人、慢性的な睡眠不足になっている人に効果的。十分な睡眠をとることで症状が治まることもある
抗うつ薬	うつ病で症状が引き起こされている人にも、症状からうつ状態になった人にも有効。うつが解消されると症状が治まることが多い

感染症の影響で内耳に障害が起きることも

■ラムゼイ・ハント症候群……体内で休眠中だった水ぼうそうウイルスが内耳に感染する病気です。耳から顔にかけて水疱《すいほう》が現れ、回転性めまい、難聴、耳鳴りのほか、顔面神経マヒを伴います。抗ウイルス薬で治療します。

■遅発性《ちはっせい》内リンパ水腫……おたふくかぜや髄膜炎《ずいまくえん》などで高度難聴が起こったあと、十～二十年経ってから発症します。薬で治療しますが、治らない場合は手術します。

症状の悪循環を薬やカウンセリングで断つ

悪循環に陥る要因はストレスだけでなく、真面目で責任感が強く、几帳面な性格も影響しています。薬物療法やカウンセリングで、こうした要因を減らすだけでも、症状が改善しやすくなります。

心の専門家の手を借りて悩みを解消する

悩みや不安が強い場合は心療内科や精神科を受診し、カウンセリングを受けるのもよいでしょう。精神的なストレスを少しでも減らすことで、症状がやわらぎます。

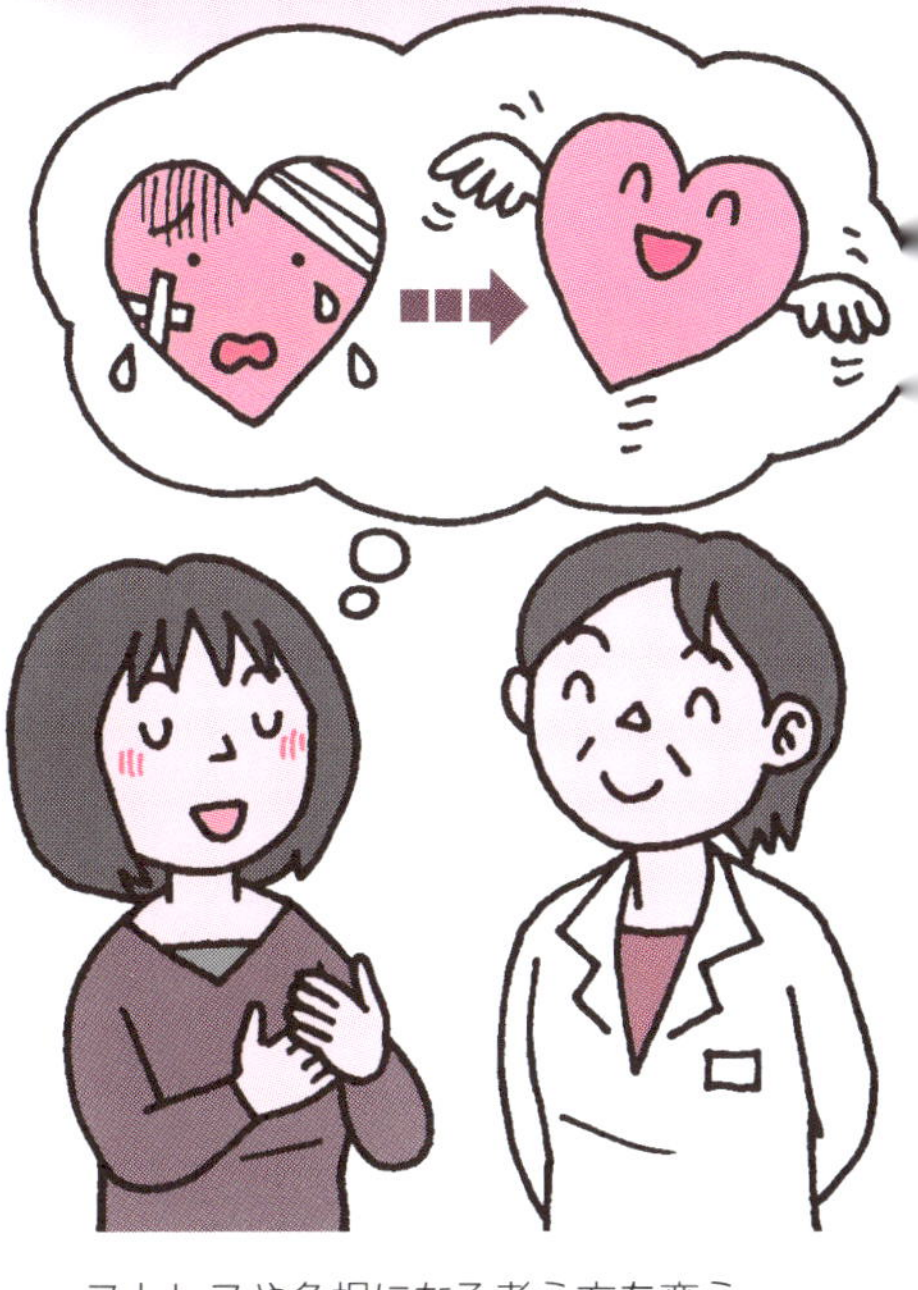

ストレスや負担になる考え方を変えて、心を楽にする

頭痛や手足のしびれも伴う「脳《のう》梗《こう》塞《そく》、脳出血」

めまいが起こる病気のなかで最も緊急性が高く危険な病気が、脳梗塞と脳出血です。耳の病気との見きわめには、めまい以外の症状に注目します。体にマヒやしびれがあれば要注意です。

めまい＋神経症状は危険

小脳や脳幹で梗塞や出血が起こると、激しい回転性のめまいが現れます。ほかに、手足のしびれやマヒ、舌のもつれなどがあれば、至急、救急車を呼びます。

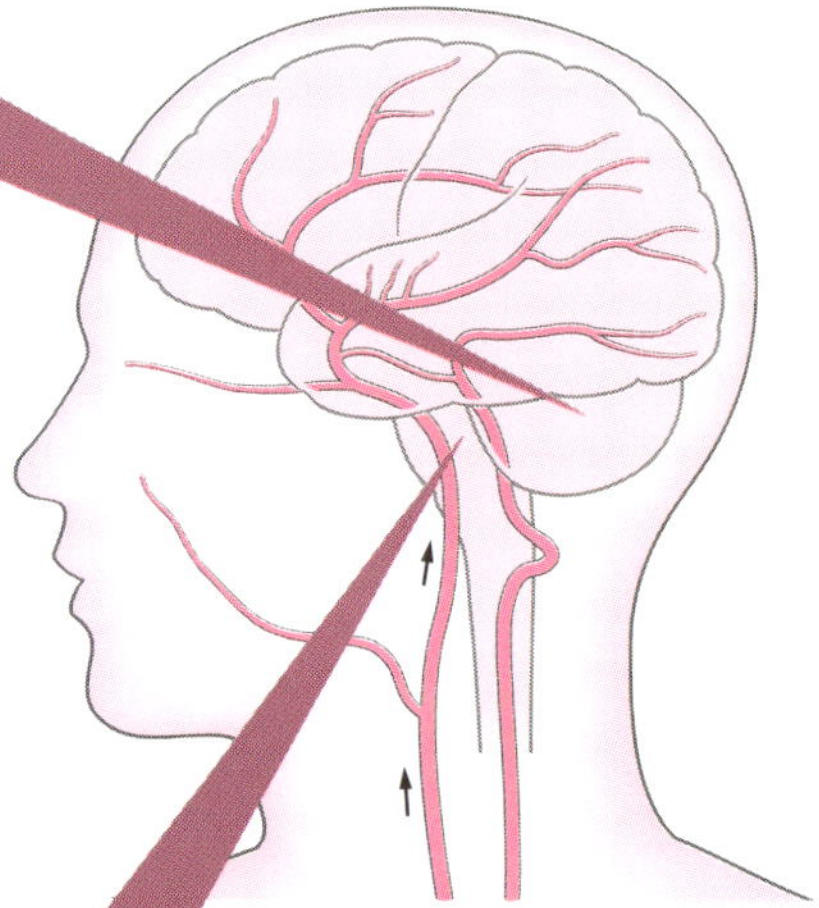

小脳梗塞、小脳出血

小脳は、大脳からの指令を全身に伝え、体がスムーズに動くように調整します。梗塞や出血が起こると運動機能が乱れてバランスがとれなくなります。

回転性または動揺性のめまい

＋

- バランスがとれない、つまずく、転びやすい
- 嘔吐、吐き気
- （出血の場合）激しい頭痛

など

脳幹梗塞、脳幹出血

脳幹は、自律神経や呼吸のコントロールなど、生命の維持に重要な役割があります。梗塞や出血が起こると、舌のもつれなどの症状が現れます。

回転性の強いめまい

＋

- 物が二重に見える
- 手足や顔のしびれ、マヒ
- 舌のもつれ
- 音が聞こえにくい
- 意識が薄れる、なくなる
- （出血の場合）激しい頭痛

など

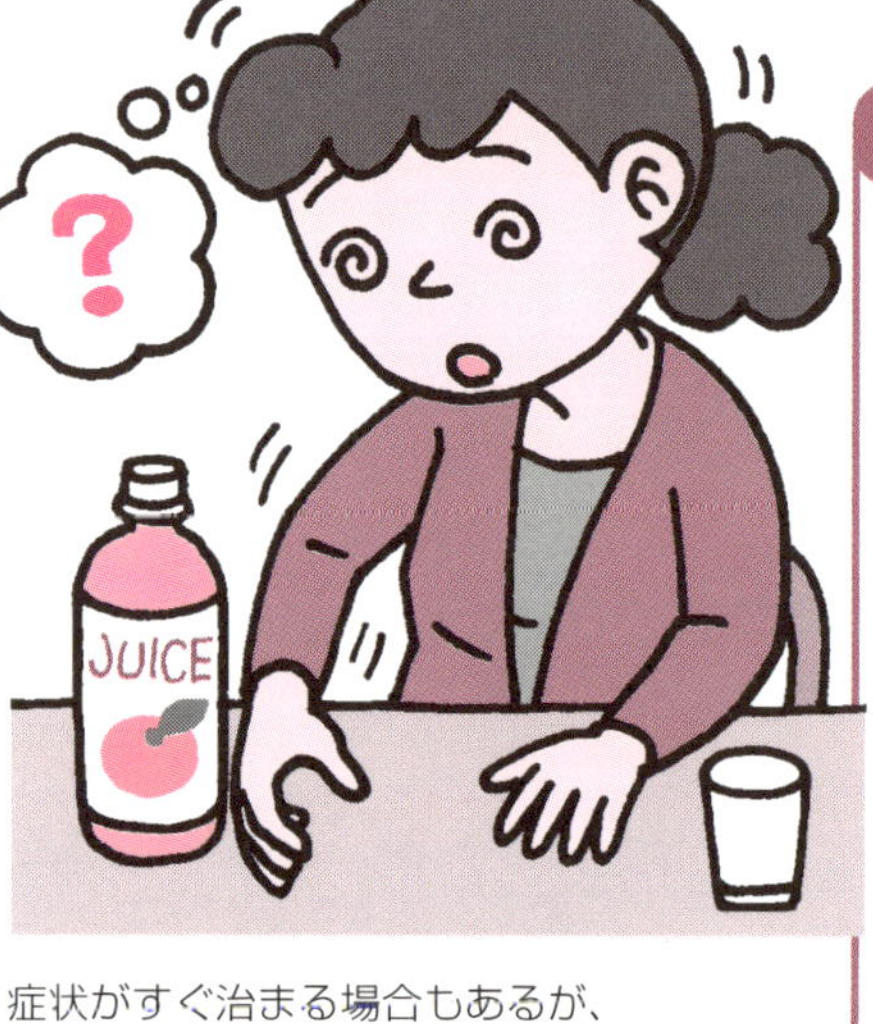

症状がすぐ治まる場合もあるが、様子を見ずに必ず受診を

治療はできるだけ早く始めて後遺症を減らす

脳梗塞や脳出血の治療は、時間との勝負。発症から3～6時間のあいだに、治療が開始できるかがポイントです。治療が早いほど、脳のダメージを小さく抑えることができます。

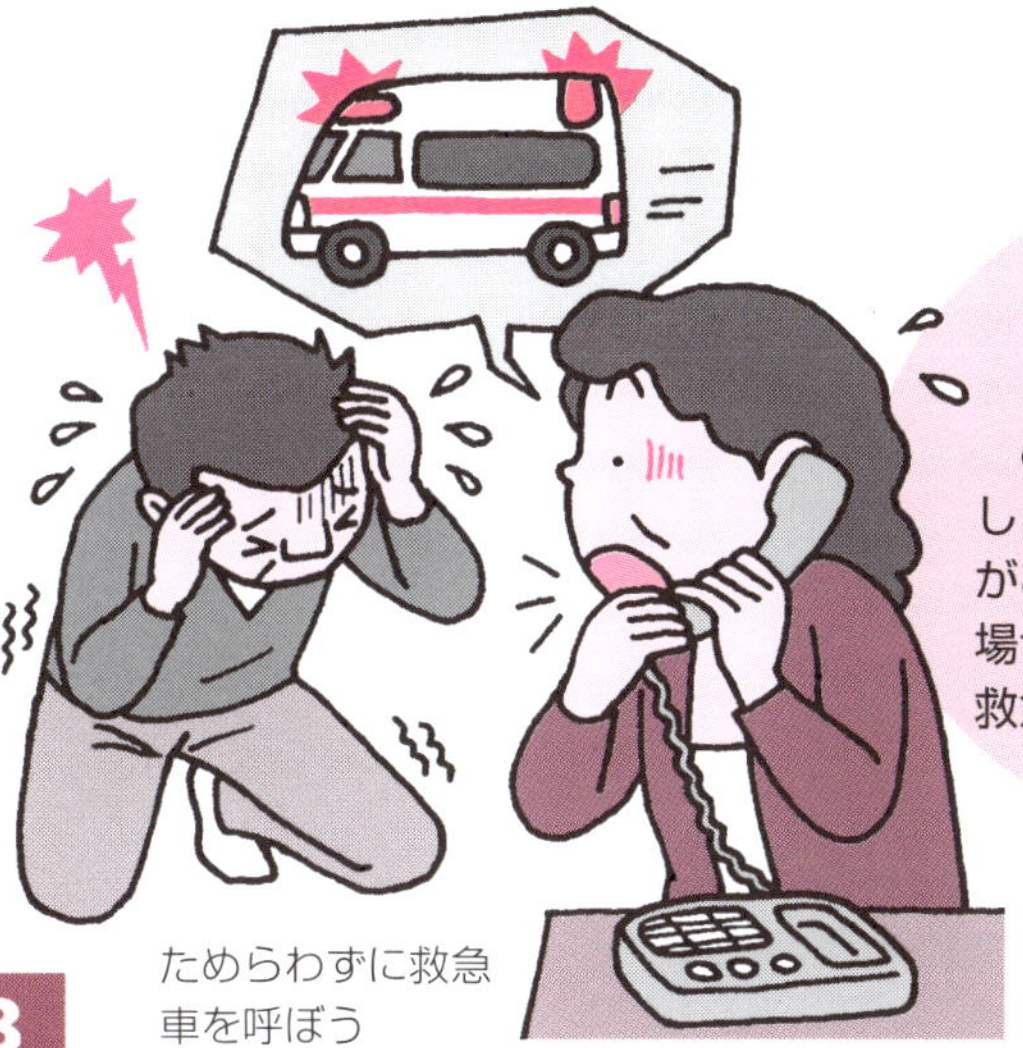

ためらわずに救急車を呼ぼう

様子を見ずに迷わず救急車を

めまい以外の症状に注目します。58ページの症状があれば、様子を見ている場合ではありません。至急救急車を呼んでください。

3～6時間以内に

画像検査を受ける

激しいめまいで受診した場合は、内科などの検査のほか、脳のCT検査やMRI検査を必ずおこないます。梗塞や出血が起こっている部位があると、診断が確定されます。

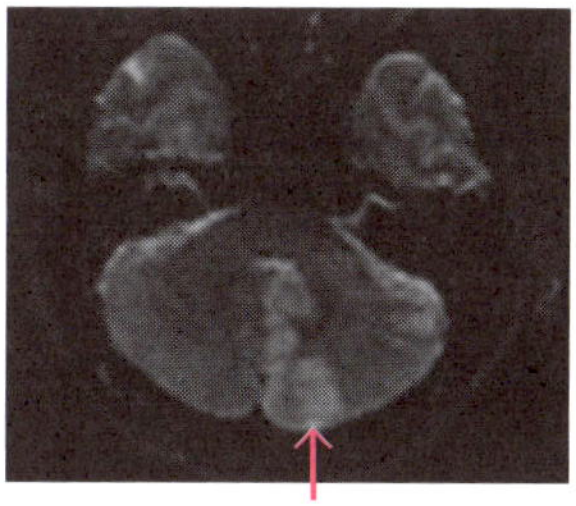

◀小脳梗塞のMRI検査の画像。矢印の部分に梗塞が起きている

脳神経外科で脳の障害をくい止める

梗塞や出血で、脳が広範囲にダメージを受けると、後遺症も強くなります。

脳梗塞であれば血流を回復させる薬を使い、脳出血なら血圧を管理して、脳のむくみをとります。血の塊を除去する手術が必要になることもあります。

医師の許可が出たら

めまいが残ることもある。積極的に体を動かそう

治療後しばらくは血流が低下し、めまいやふらつきが起こりやすい状態です。安静にしすぎず、体を動かしたほうが回復も早くなります。医師の許可が出たら、めまい体操（→P84）などの運動を始めましょう。

生活習慣病の影響で脳の血管が障害される

脳梗塞は、脳血管の動脈硬化が進むと起こりやすくなります。糖尿病や脂質異常症、高血圧などの生活習慣病がある人は注意が必要です。脳出血の多くは、高血圧が原因です。生活習慣病を、きちんとコントロールしましょう。

脳梗塞や脳出血は中高年になるほど増えてきます。めまいを起こす耳の病気も、また働き盛りの中年以降に多くみられます。めまいにとらわれると、脳梗塞や脳出血を見逃す危険があります。症状を見分けることが重要です。

めまいを起こす病気

グルグル回る「良性発作性頭位《とうい》めまい症、前庭《ぜんてい》神経炎」

耳の症状はなくめまいだけを起こす病気には、良性発作性頭位めまい症と前庭神経炎があります。めまいだけを起こす病気のなかで最も多いのが、良性発作性頭位めまい症です。

「めまいだけ」のときのよくある原因

どちらも回転性のめまいを起こす病気です。症状は長引きますが、やがて自然に治まります。難聴や耳鳴りといった耳の症状は現れません。

良性発作性頭位めまい症

頭の向きや姿勢を急に変えたときに、回転性めまいが現れます。数分間で治まりますが、繰り返し起こります。吐き気や嘔吐を伴うこともあります。めまいは繰り返すうち、しだいに軽くなります。

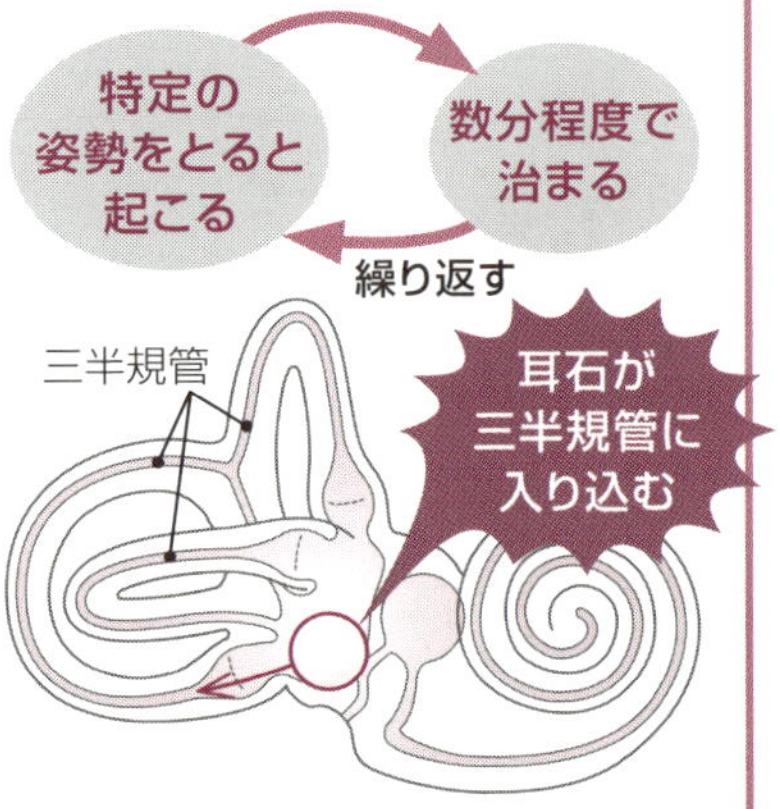

特定の姿勢をとると起こる
数分程度で治まる
繰り返す
三半規管
耳石が三半規管に入り込む

体の傾きを伝える耳石が三半規管に入り込む。リンパ液の流れが乱され、めまいが起こる

前庭神経炎

激しい回転性めまいと吐き気が起こります。大きな発作は1回限りですが、数時間〜数日継続します。ふらつきはしばらく残ります。

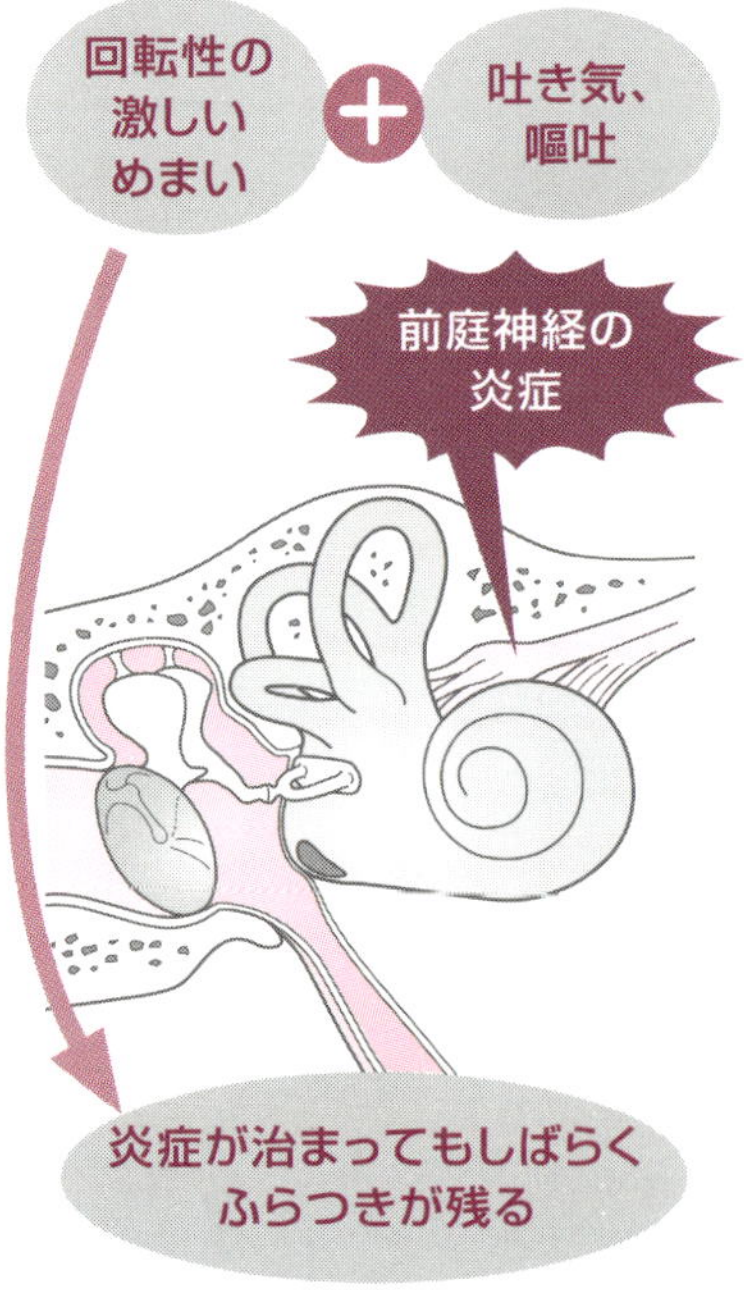

回転性の激しいめまい
吐き気、嘔吐
前庭神経の炎症
炎症が治まってもしばらくふらつきが残る

ウイルス感染によって前庭神経に炎症が起こり、平衡覚が障害されると考えられている

症状は激しいが、悪化や命の危険はない

良性発作性頭位めまい症は、耳石器の耳石が何らかの原因ではがれ、三半規管内に入り込み、リンパ液の流れが乱れて起こります。一方、前庭神経炎も平衡覚をつかさどる前庭神経に炎症が起こり、三半規管の機能が低下することが原因で現れます。

不快感を薬で抑えて体操でめまいに慣れる

回転性めまいは吐き気や嘔吐を伴うことが多いので、不快な症状を薬で抑えます。体を動かしたほうがめまいを軽減できるため、体操をおこなうと効果的です。

薬で症状を抑える

めまいと自律神経症状を、抗めまい薬や吐き気止めののみ薬や点滴で抑えます。症状に応じて、抗不安薬や循環改善薬も用いられます。

●抗めまい薬

神経の興奮を抑えたり、脳や内耳の血流を改善したりしてめまいを鎮める効果がある

●吐き気止め

胃腸や脳に働きかけて吐き気や嘔吐を抑える作用がある。めまいや耳鳴りを抑える作用を併せもつ薬もある

前庭神経炎

薬を使って安静にする

発症直後は非常に症状が強く、多くの場合入院して治療を受けます。安静にし、副腎皮質ステロイドで前庭神経の炎症を鎮めます。必要に応じて吐き気止めや精神安定薬も使われます。

良性発作性頭位めまい症

理学療法で耳石を出す

三半規管に入った耳石の位置を確認したあと、医師か理学療法士が姿勢や頭の位置を動かしながら耳石を出します。耳石が三半規管の外に出ると、めまいが治まります。

めまいの様子を見ながら、医師や理学療法士が姿勢を動かす

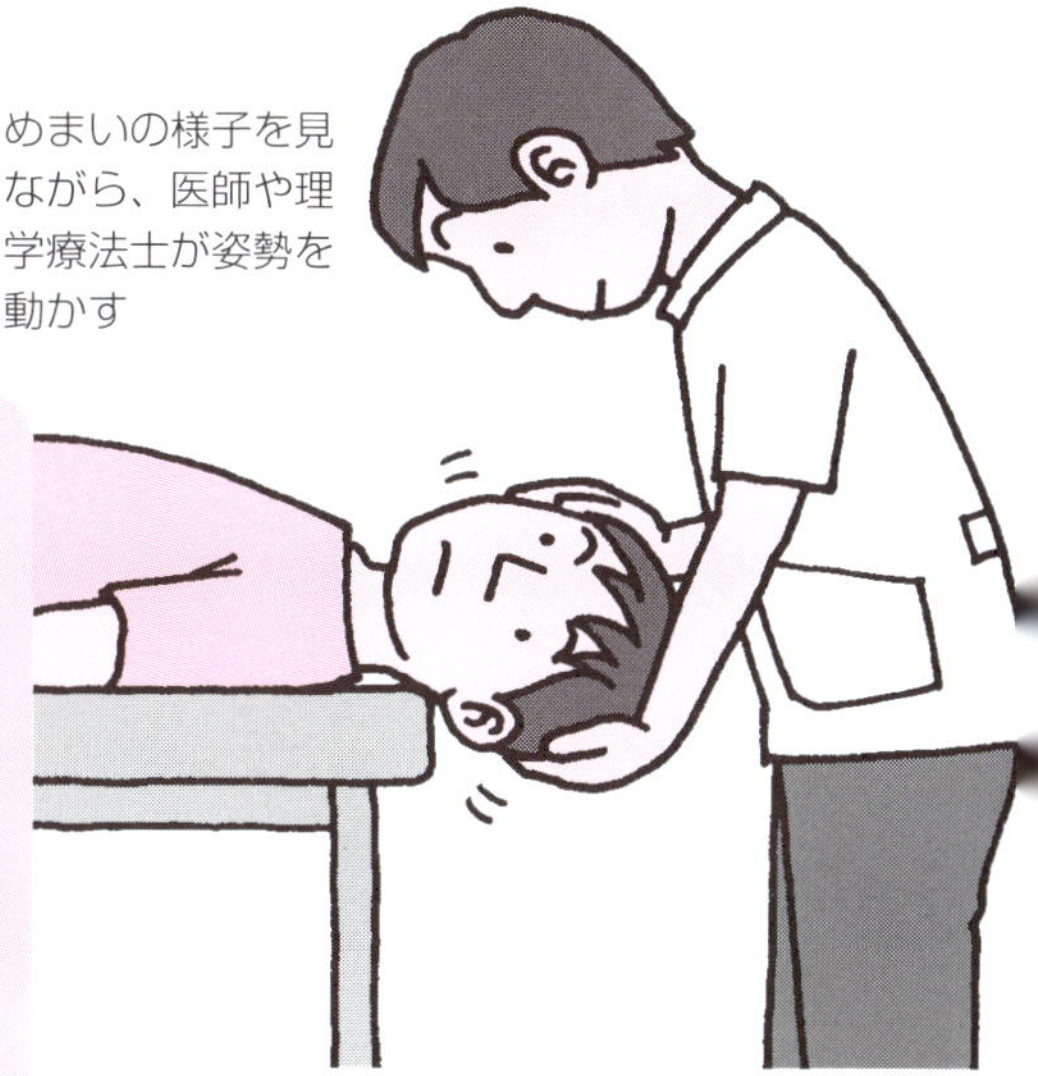

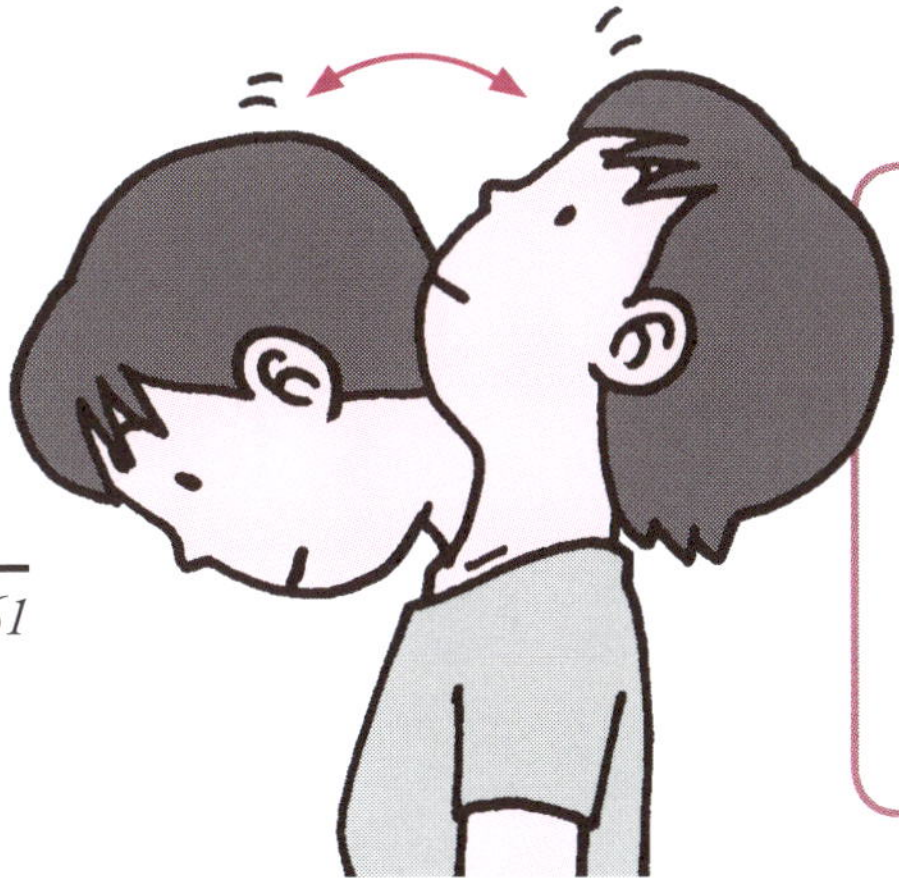

めまい体操も効果的

めまいの症状が落ち着いてきたら、少しずつ体を動かしたほうが、回復が促されます。医師の許可が得られたら、めまい体操（→P84）を始めましょう。

どちらも平衡機能が著しく障害され激しいめまいが起こりますが、難聴や耳鳴りといった耳の症状は現れません。

あまりにめまいの症状が激しく、命にかかわるのではないかと強い不安を感じる人もいますが、その心配はないので、安心してください。

めまいを起こす病気

クラッとする「椎骨脳底動脈循環不全《ついこつのうていどうみゃくじゅんかんふぜん》、起立性低血圧《きりつせいていけつあつ》」

脳への血流が一時的に低下して、めまいが起こることもあります。脳梗塞や脳出血とは違い、血流が再開すれば症状は治まります。初めての場合は区別がつきにくいことがあります。

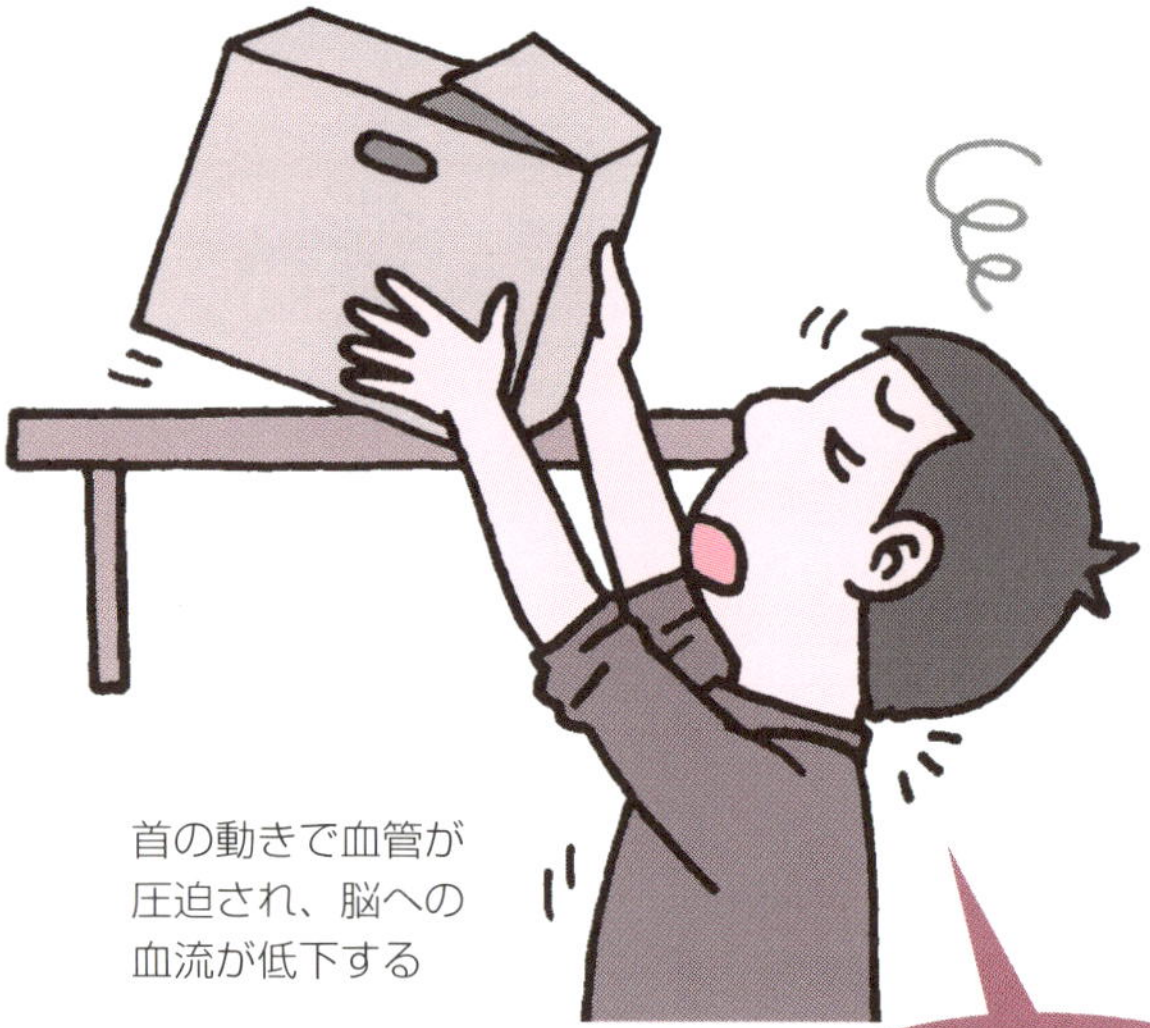

首の動きで血管が圧迫され、脳への血流が低下する

血管が圧迫されて起こる椎骨脳底動脈循環不全

椎骨脳底動脈循環不全では、回転性めまいのほか、クラッとしたりふらついたりします。神経症状（→P17）が現れることもあります。良性発作性頭位めまい症と似ていますが、症状が数分～数時間と長めなのが特徴です。

原因は首

首の骨が変形している

加齢や外傷などで首の骨（頸椎《けいつい》）が変形し、その影響で首を動かしたときに首の血管が圧迫されます。「頸性めまい」ともいいます。

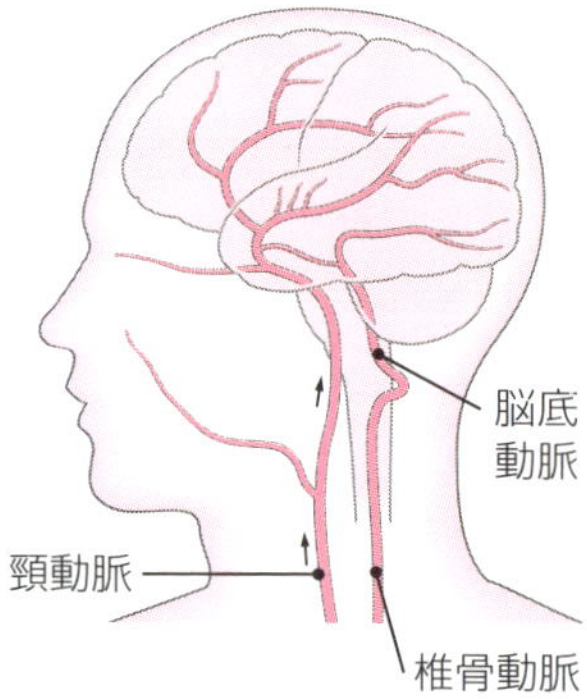

首の血管の動脈硬化が進んでいる

生活習慣病の影響で動脈硬化が進み、首の血管が狭くなって血流障害が起こります。小さな血栓が一時的に詰まることもあります（TIA、一過性脳虚血発作）。

脳への血流が低下

治療

状態によっては手術を検討する

めまいのほか、頭痛や吐き気、手や腕のしびれなどが現れることも。整形外科で骨の変形を取り除く手術を受けたほうがよいこともあります。

治療

生活習慣病の治療を徹底する

動脈硬化の進行や血栓を防ぐには、生活習慣病をしっかりコントロールします。定期的に首の動脈の検査も受けたほうがよいでしょう。

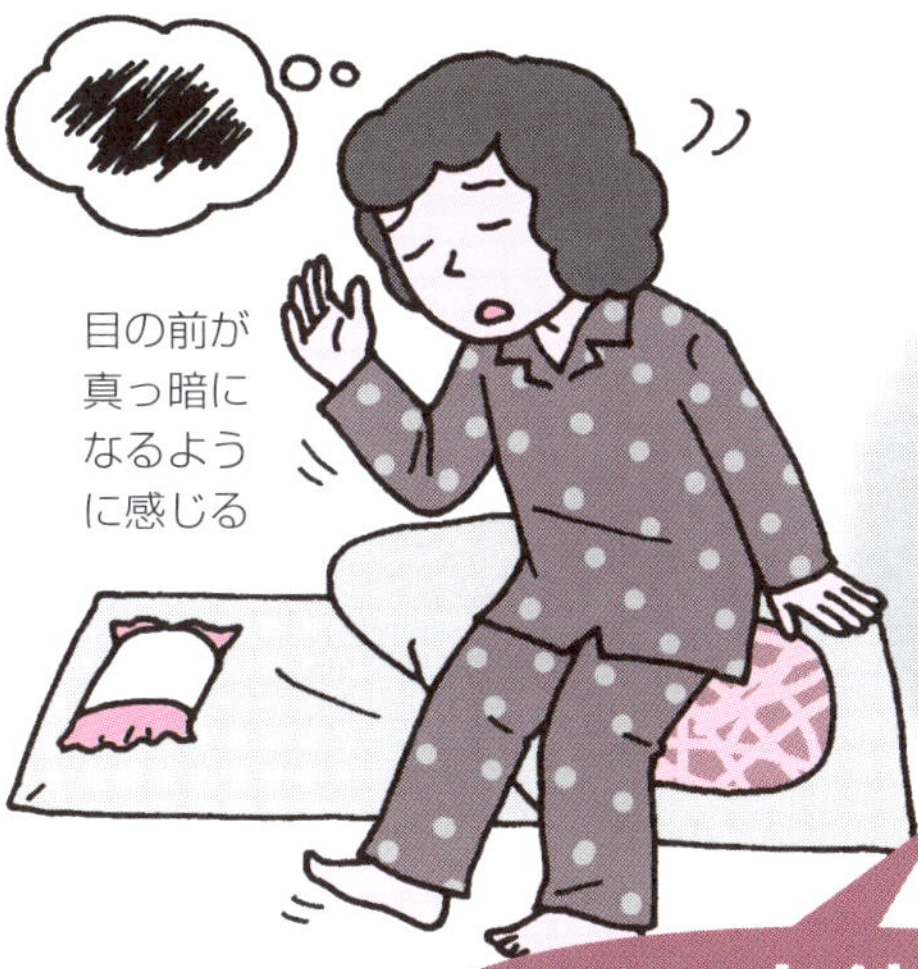

急に立ち上がったときにクラッとする

座ったり寝ていたりした姿勢から急に立ち上がったとき、脳への血流が不足してクラッとするめまいが起こります。長時間立ち続けているときにも起こりやすくなります。

血流が脚にたまる起立性低血圧

起立性低血圧は、血圧を調節する働きが悪く、下半身から血液をすばやく戻せないことが原因で起こります。自律神経失調症の一つで、命にかかわる病気ではありません。

原因は自律神経

自律神経の機能が低下している

血圧をコントロールする自律神経の働きが低下しているため、姿勢の変化に合わせてすばやく血圧を上げられず、脳への血流が低下します。

治療 規則正しい生活で自律神経を整える

生活リズムを規則正しくし、睡眠と休養をしっかりとりましょう（→P92）。ストレス解消も重要です。生活改善で効果がないときは、血圧を上げる薬などを使うこともあります。

一部の人は

加齢などの影響で起こることもある

自律神経の働きの悪さに加え、加齢による心臓の機能低下、脚の筋力不足による血流の悪さが影響することもあります。

運動で脚の筋力を高めると効果的です。

糖尿病の合併症によることもある

糖尿病の合併症の一つに、神経障害があります。神経障害が進むと、自律神経が障害されたり末梢血管の収縮が悪くなったりして、起立性低血圧を起こしやすくなります。

脳への血流が低下してめまいが起こる

めまいは、何らかの原因で脳への血流が一時的に低下することでも起こります。原因として多いのは、首の骨（頸椎）の変形や首から脳への血管の動脈硬化、自律神経の乱れなどです。

椎骨脳底動脈循環不全では首を反らしたりひねったり、上を向いたり、うつむいたりしたときに、起立性低血圧では急に立ち上がったり、立ちっぱなしだったときに起こりやすくなります。

めまいを誘発する動作に特徴があるので、その動作を避けるなどして注意しましょう。

そのほかの原因

全身の症状を伴う「自律神経失調症、更年期障害」

更年期は自律神経のバランスが乱れやすい状態です。聞こえやめまいの検査で異常がない場合は、自律神経失調症や年齢によっては更年期障害が疑われます。

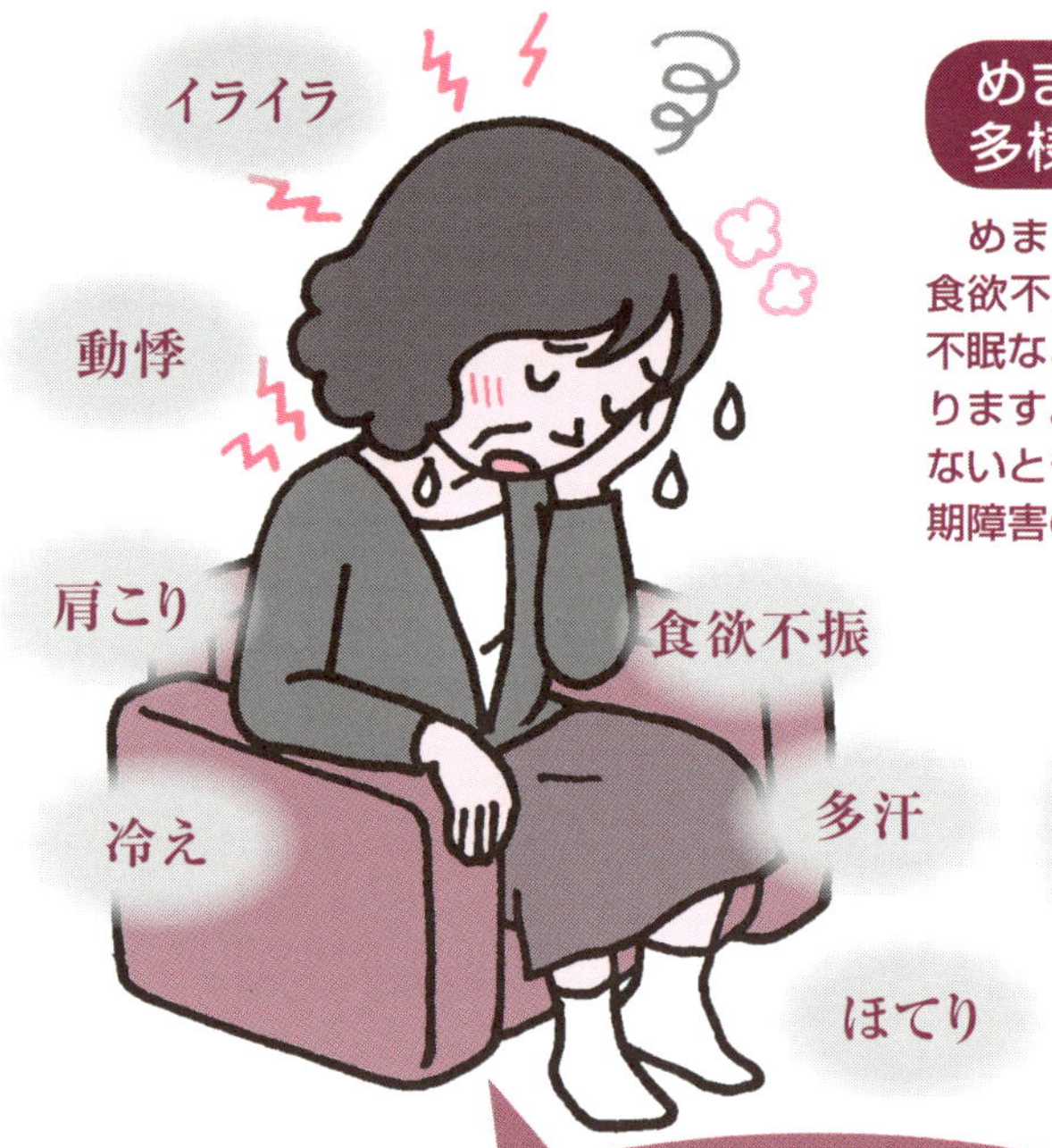
イライラ
動悸
肩こり
食欲不振
冷え
多汗
ほてり

めまいも、伴う症状も多様で個人差が大きい

めまいや耳鳴り、難聴のほかに、食欲不振や頭痛、肩こり、だるさ、不眠などの症状が全身に数多く起こります。検査をしても原因がわからないときは、自律神経失調症や更年期障害の可能性が高いといえます。

めまいもいろいろ

グルグル回る回転性のほか、足元がフワフワするような浮動性、体のふらつきなど多様（→P13）

原因は自律神経のバランスの乱れ

自律神経は、交感神経と副交感神経から成ります。2つがバランスをとりながら働くことで、無意識のうちに全身の機能を調節します。バランスが乱れると、体の不調を招きます。

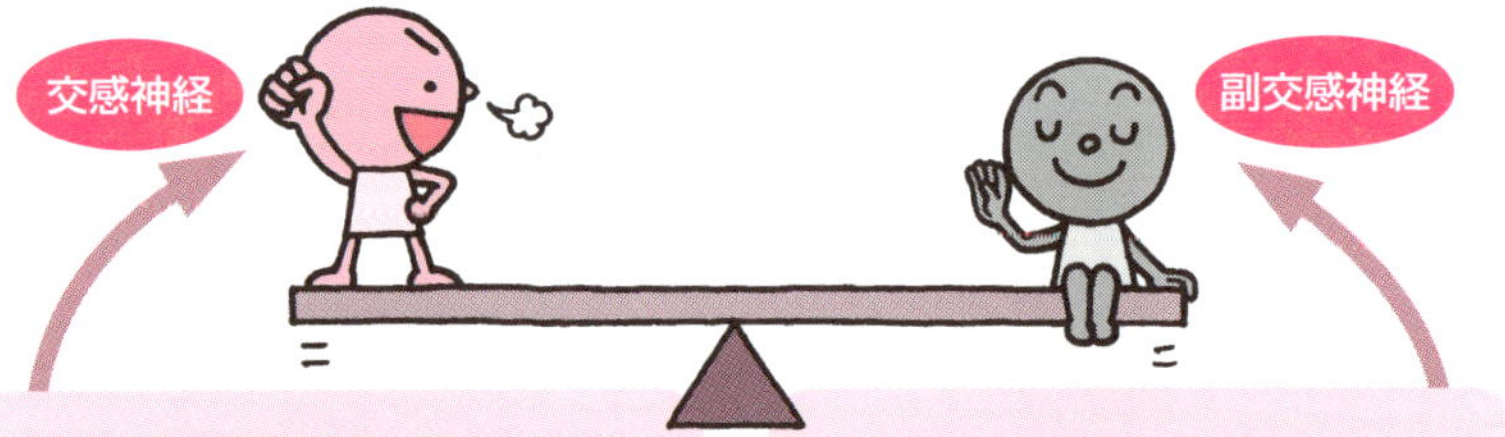
交感神経
副交感神経

体を活動に適した状態にする

心拍数や血圧、体温を上げたり、胃腸の活動を低下させたりする

体を休息に適した状態にする

心拍数や血圧、体温を下げたり、胃腸の活動を活発にしたりする

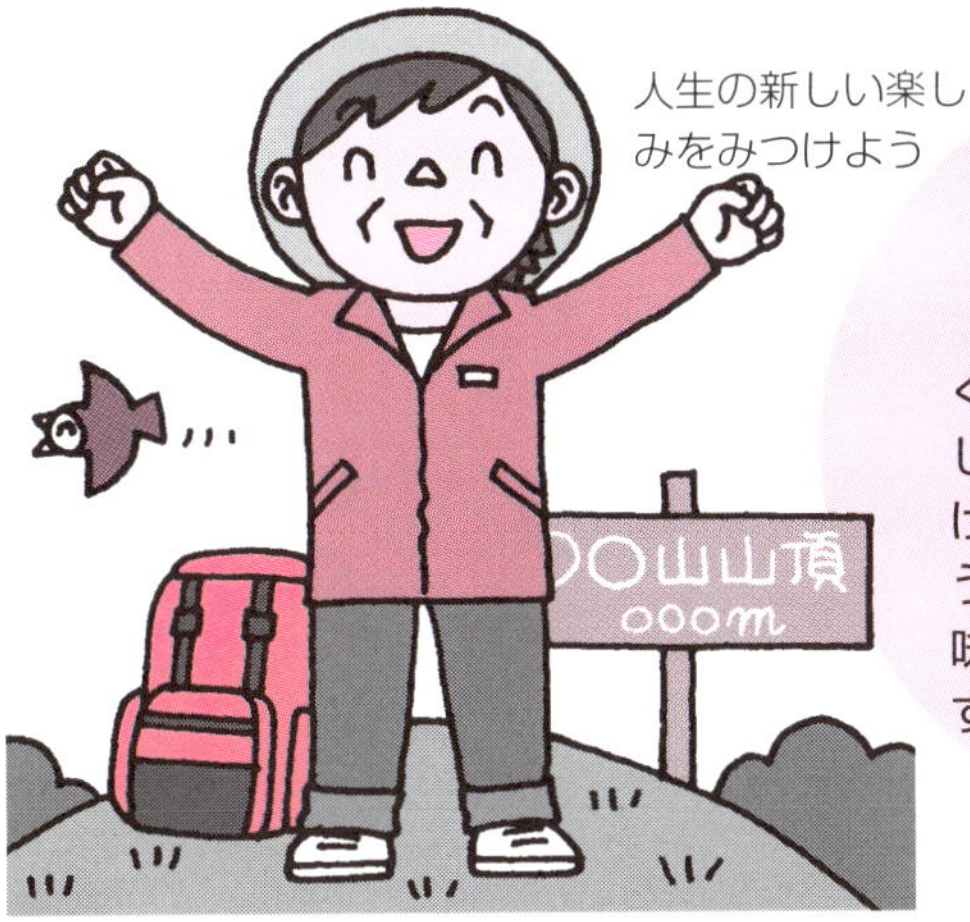
人生の新しい楽しみをみつけよう
〇〇山山頂
〇〇〇m

生活の改善が重要。薬を使うこともある

根本的に治療するには、自律神経のバランスを整えるのが第一。そのために、生活習慣の改善やストレスの解消をします。

つらい症状があれば、症状に合わせて薬を使います。

規則的な生活とストレス解消が効果的

ストレスや不規則な生活が続くと、自律神経のバランスを崩します。規則正しい生活を心がけ、睡眠や休養につとめましょう。ストレス解消のために、趣味や遊びで気分をリフレッシュするのも効果的です。

▼主に使われる薬

自律神経調整薬

自律神経をつかさどる脳の部位に作用し、バランスを整える。交感神経の過度な緊張が原因の場合は、β遮《ベータしゃ》断薬《だんやく》も使われる

女性ホルモン薬

心拍数や血圧、体温を上げたり、胃腸の活動を低下させたりする

症状によっては薬を使うこともある

症状が重い場合やつらい症状がある場合に、薬を使います。右の薬をはじめ、抗不安薬や抗うつ薬、睡眠薬などが用いられます。

漢方薬は全身状態を整えるので、よく効く人もいます。

症状が多様で数多い。心身のストレスも関係する

更年期障害も自律神経失調症の一つです。更年期は自律神経のバランスが乱れやすく、難聴や耳鳴り、めまいが現れることがあります。全身にも症状が現れるため、どの診療科を受診すればよいのか迷う人も多いかもしれません。

一度は耳鼻咽喉科を受診して、検査を受けましょう。耳が原因でなければ、必要に応じてほかの診療科に紹介してもらうと安心です。なかには、精神状態が影響するタイプ（→P56）もあり、見きわめに時間がかかることもあります。

自律神経失調症は子どもにも多い

学校の朝礼で倒れる子どもがいます。じつはこれも自律神経失調症の一つで、「起立性調節障害」といいます。

長時間立つことで脳貧血を起こしたり、立ちくらみを起こしたりします。寝起きが悪く、午前中は体調が悪くて、不登校の原因になることもあります。

成長とともに軽くなることがほとんどですが、心配なときは小児科を受診しましょう。

Column

薬の副作用で症状が起こっていることも

常用薬がある人は体調の変化に注意

左にあるように、別の病気の治療で服用している薬によって、難聴や耳鳴り、めまいなどの症状が起こることもあります。

近年は薬の改良も進み、昔ほど起こらないとされていますが、リスクがまったくないわけではありません。薬を処方した主治医も注意していますが、自分でも異変がないか気をつけましょう。

自己判断で薬の服用をやめないで

もし、薬の副作用と思われる異変があったときは、すぐに主治医か薬剤師に相談します。

ほとんどの場合、薬の服用をやめれば症状は治まりますが、自己判断で服用をやめると危険です。

薬の量を調節したり、薬を別のものに変更してもらったりすることもできるので、必ず主治医の指示に従いましょう。

■耳の症状やめまいを起こす可能性のある薬

難聴・耳鳴り	●抗菌薬（ストレプトマイシン、カナマイシン、バンコマイシンなど） ●抗がん剤（プラチナ製剤）
めまい	●降圧薬、カルシウム拮抗《きっこう》薬 ●血管拡張薬 ●筋弛《し》緩《かん》薬 ●抗けいれん薬、抗てんかん薬 ●抗不安薬、精神安定薬、抗うつ薬 ●抗ヒスタミン薬
難聴・耳鳴り・めまい	●抗菌薬（ゲンタマイシン、エリスロマイシンなど） ●解熱鎮痛薬（アスピリン） ●インターフェロン ●抗マラリア薬 ●利尿薬

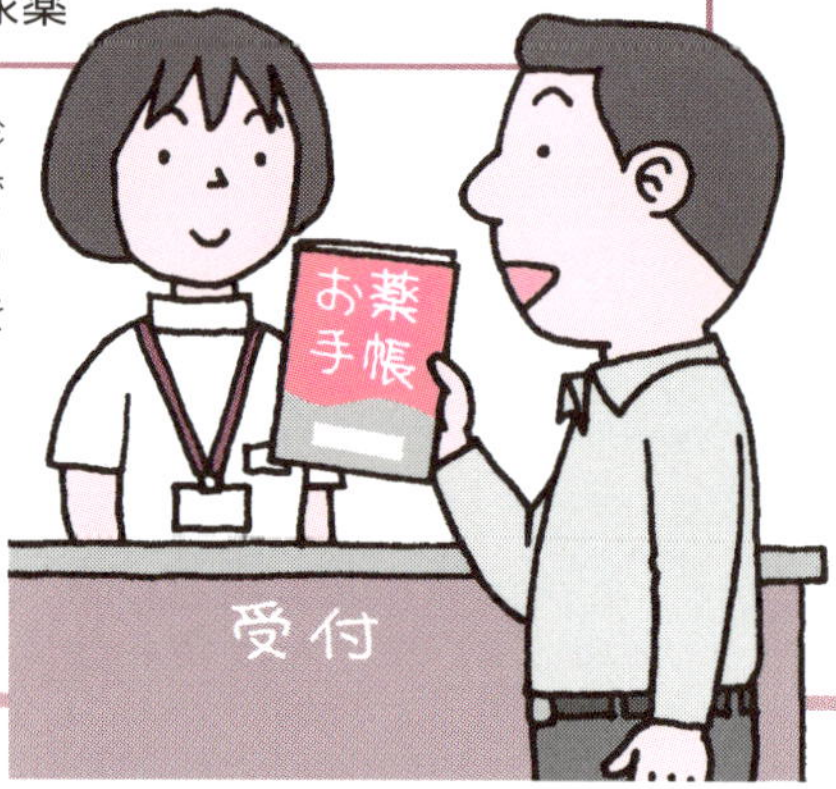

別の医療機関を受診するときや、薬局で薬を処方してもらうときは、お薬手帳を必ず提出しよう

第4章

トレーニングで「聞こえ」をよくする

加齢性難聴や、病気の治療が終わっても難聴が残った場合、
補聴器を使って聞き取りをよくします。
難聴を悪化させる生活をしていないかどうかも、
見直してみましょう。

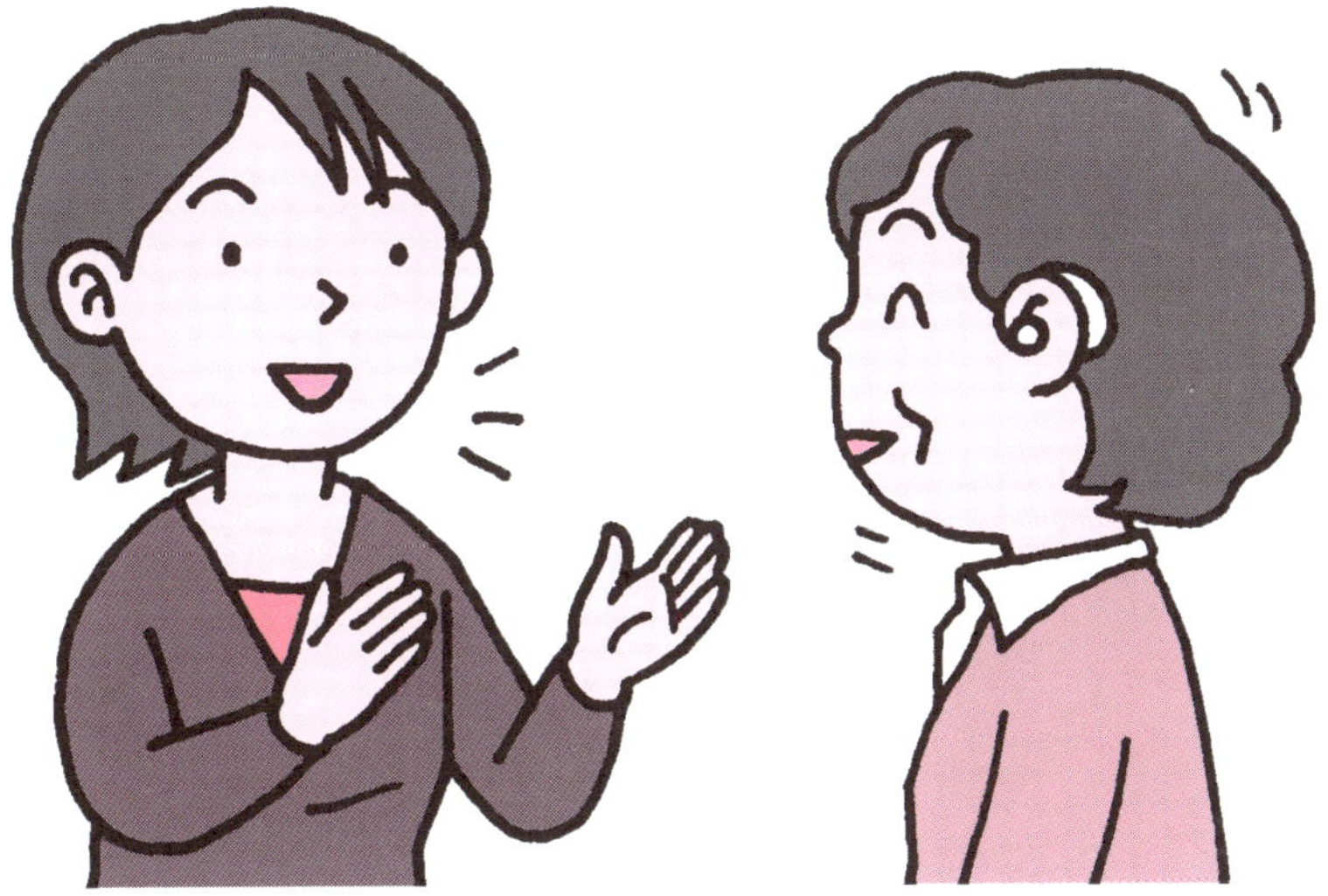

目指すこと

日常生活が快適に。認知症のリスクも減る

難聴や耳鳴りは治療で改善することがありますが、病状によっては完治できず、症状が残ることもあります。しかし、適切に対処し、少しでも言葉などの聞こえを良くすれば快適にすごすことも可能です。

難聴が続くと聞き取る力も低下する

音を「聞く」のは耳と脳の働きです（→P22）。ところが、難聴によって脳に音の情報が正常に伝わらなくなると、脳はしだいに音が聞こえない、静かな環境に慣れてしまい、「難聴の脳」になります。

脳は必要な音を選んで「聞いて」いる

周囲が騒がしくても、自分にとって必要な音を聞き取ることができます。一方で、必要ない音は聞き流すこともできます。こうした判断はすべて脳の働きによるものです。

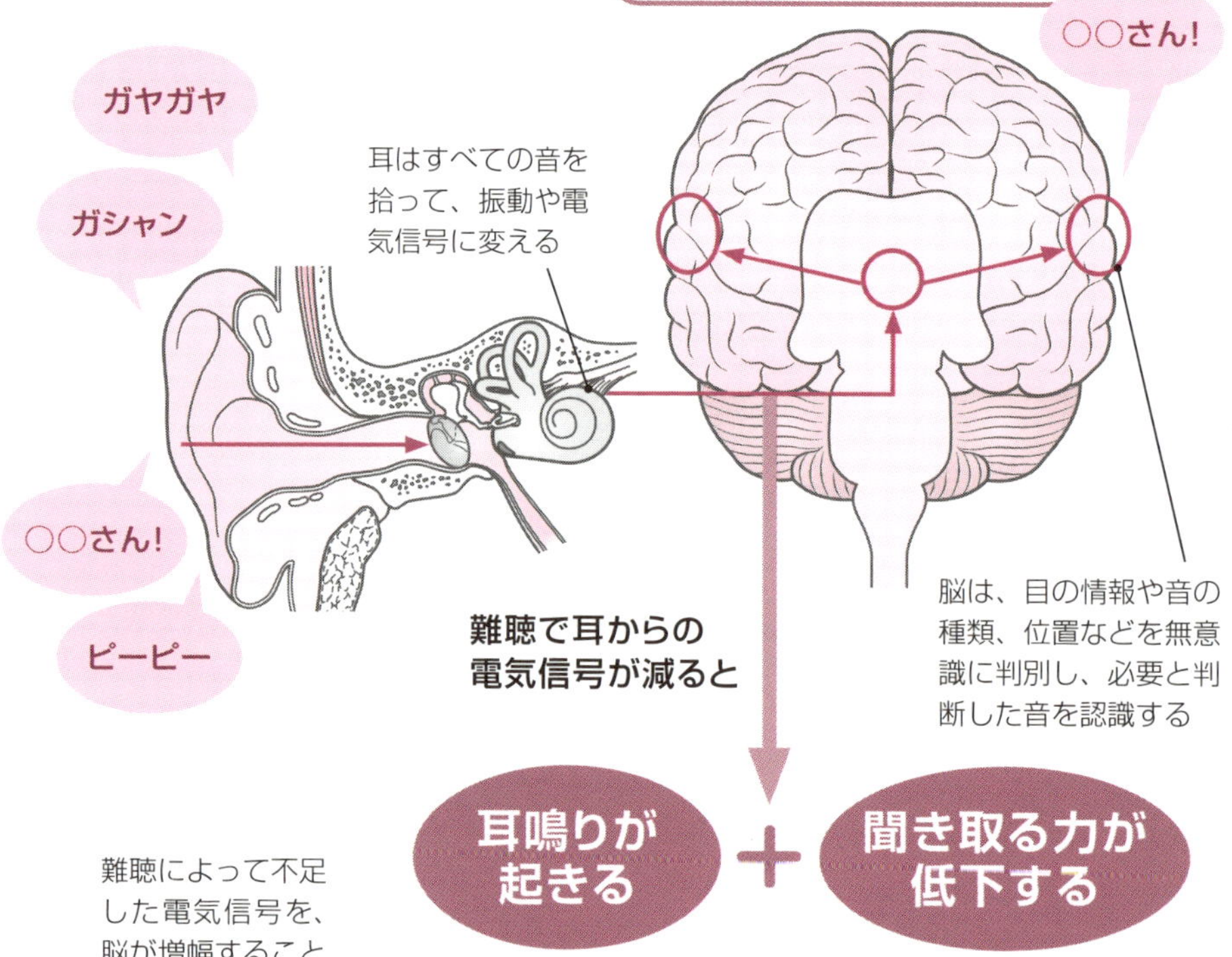
ガヤガヤ
ガシャン
○○さん!
ピーピー
耳はすべての音を拾って、振動や電気信号に変える
○○さん!
脳は、目の情報や音の種類、位置などを無意識に判別し、必要と判断した音を認識する
難聴で耳からの電気信号が減ると

耳鳴りが起きる ＋ **聞き取る力が低下する**

難聴によって不足した電気信号を、脳が増幅することで耳鳴りが起こる

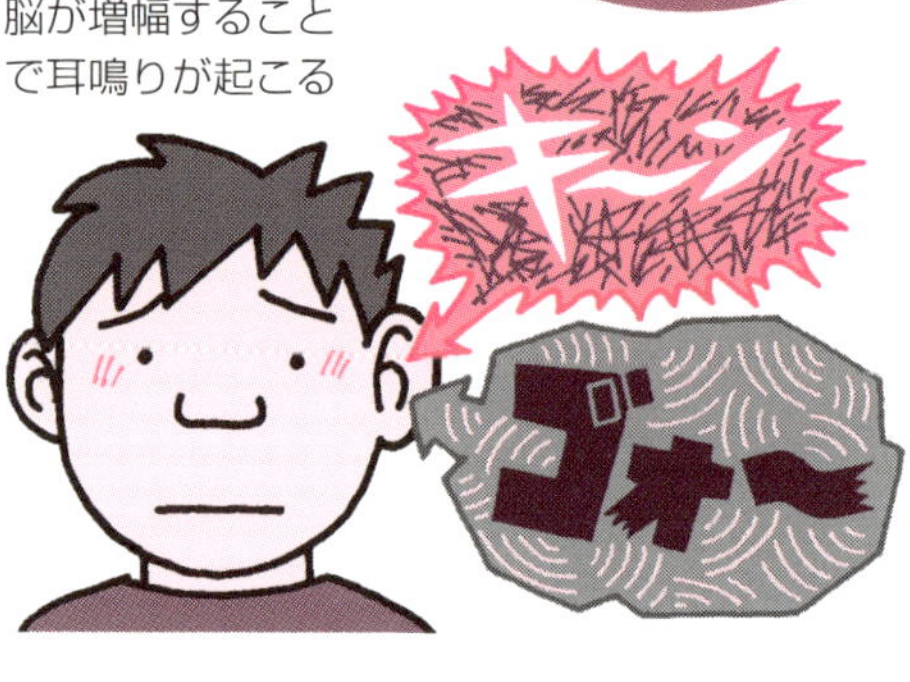
キ〜ン
ゴォ〜

難聴によって脳に伝わる音の信号が減ると、脳は音を認識して聞き取る力をあまり使わなくなってしまいます。しだいに聞き取る力は衰えていきます。

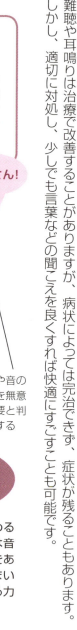

難聴が残ったら対策を始めよう

加齢性難聴や騒音性難聴など何らかの原因で難聴や耳鳴りが残った場合、聞こえないまま放置しないこと。日常生活が不便になるだけでなく、人生までも大きく左右することになりかねません。

難聴や耳鳴りがある人

放っておくと……

人と会うのが嫌になる

聞こえないことで会話が苦痛に。何度も聞き返す、大きな声で話してもらうなど、相手に気を遣われるのが嫌で、人付き合いを避けるようになります。

うつや認知症になりやすくなる

人とのコミュニケーションをとる機会が減り、引きこもりぎみになると、うつ病や認知症になるリスクが高くなります。

聞こえのトレーニングで聞き取る力を鍛える

聞こえが良くなり、耳鳴りが改善する

補聴器を使って聞こえのトレーニングをすると、言葉が少しずつ聞き取れるようになります。聞こえが良くなると、多くの場合耳鳴りも改善します。

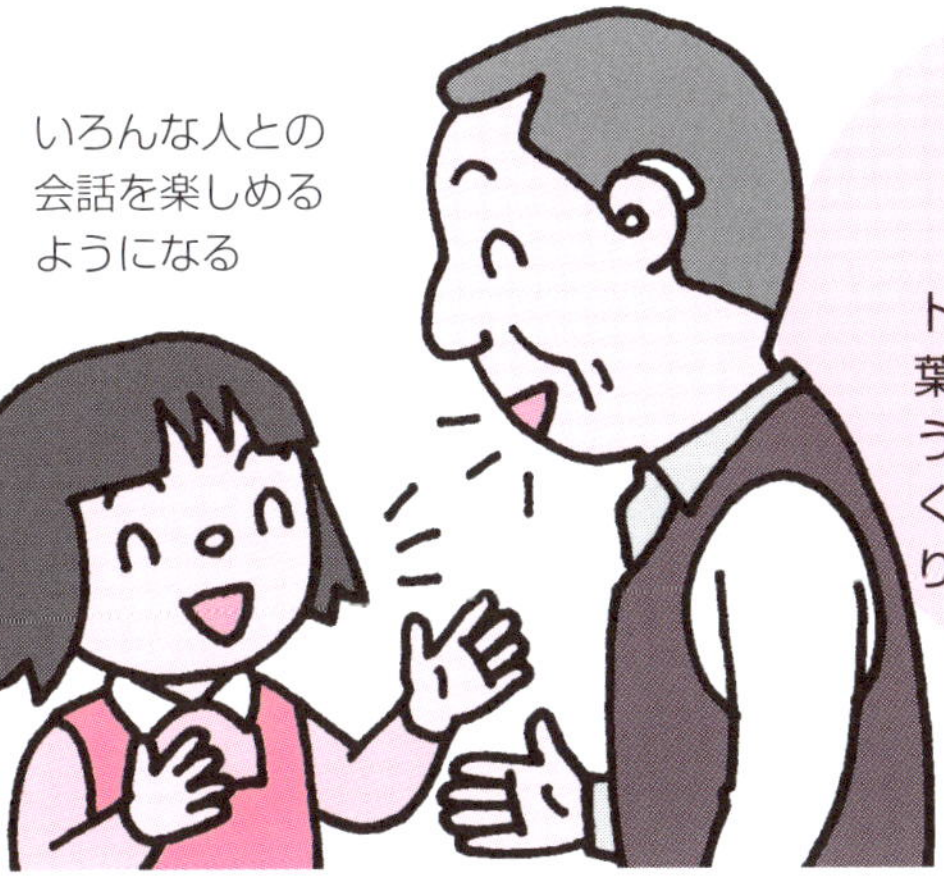

いろんな人との会話を楽しめるようになる

日常生活が快適になり、楽しみが増える

聞こえが改善すると、不自由さやストレスも減るため、心から生活を楽しめるようになります。コミュニケーションが増え、うつや認知症のリスクも減少します。

難聴は早めの対策が吉。脳で聞こえをカバーする

難聴とうつ病の関連を調べた調査では、とくに男性で難聴のある人は、そうでない人の約三倍もうつ病になりやすいことがわかっています＊。フランスの調査では、補聴器を使っていない人は認知機能が低下しやすいという報告もあります＊。難聴や耳鳴りには早めの対策が必須なのです。

耳の機能自体は回復しませんが、音を聞き取る脳の力はトレーニングで鍛えることができます。難聴や耳鳴りがあっても、あきらめずに聞こえのトレーニングをすることが重要なのです。

＊日本耳鼻咽喉科学会主催「"難聴と認知症・うつ病"に関する国際シンポジウム」2017年より

補聴器で音を補って聞き取る力を鍛える

聞こえのトレーニングには、補聴器を使います。〝補聴器さえ使えば聞こえるようになる〟と思われがちですが、それはまちがいです。補聴器を適切に使うためには、慣れと調整が必要です。

トレーニングを成功させる２つのカギ

あくまで「トレーニング」である以上、慣れないうちはつらく感じることもありますし、時間もある程度かかります。成功のためには２つのカギが重要です。

① 本人の動機とやる気

片側もしくは両側に軽度以上の難聴があって、生活に不自由を感じていること。何より重要なのは、その不自由を改善したい強い意志があること。動機とやる気がないと、挫折しやすいのです。

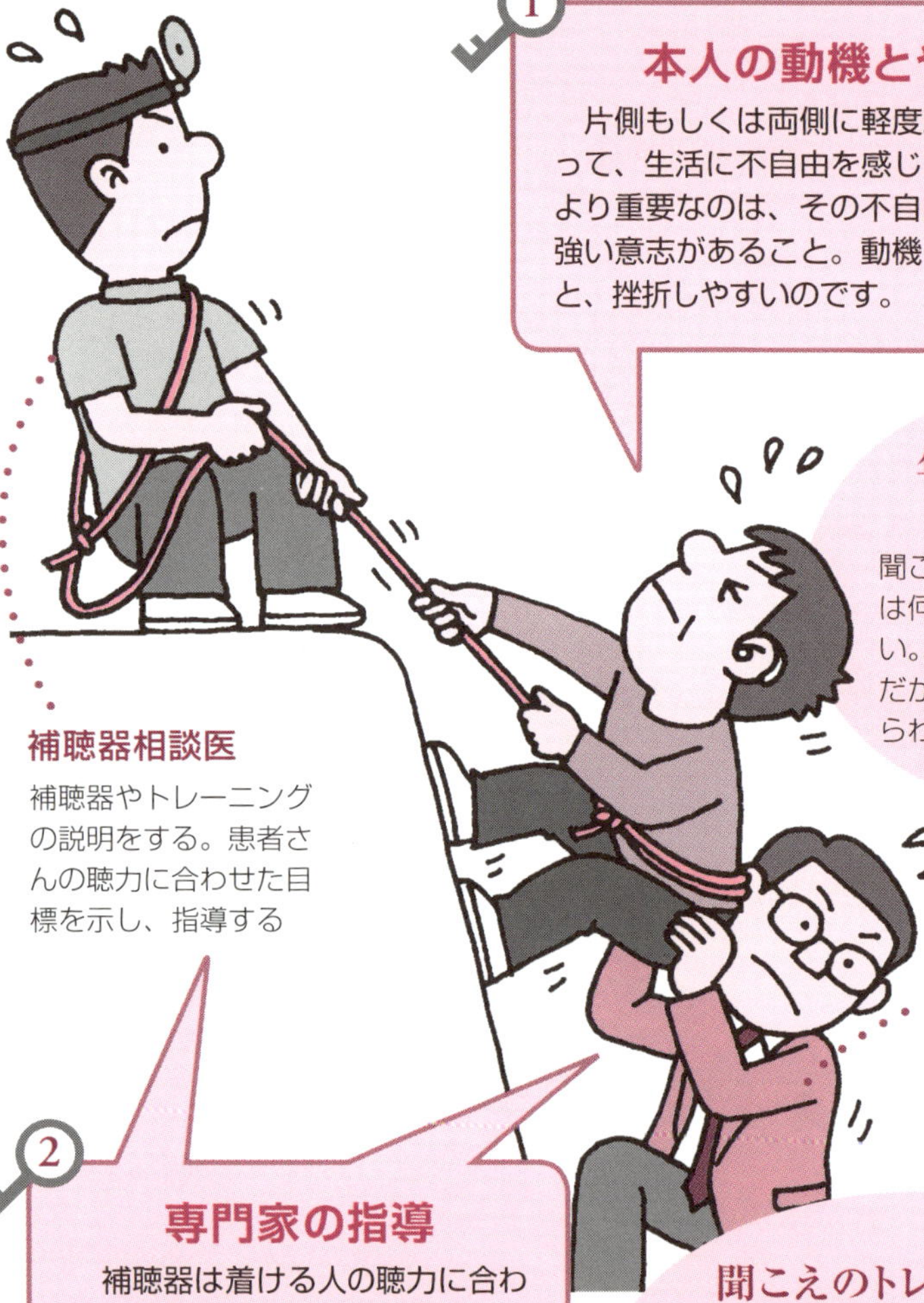
補聴器相談医
補聴器やトレーニングの説明をする。患者さんの聴力に合わせた目標を示し、指導する
言語聴覚士または認定補聴器技能者
補聴器の具体的な使い方を指導し、補聴器を細かく調整する

年齢制限はない

聞こえのトレーニングは何歳から始めてもよい。まだ若いから、年だからといって、ためらわないで

② 専門家の指導

補聴器は着ける人の聴力に合わせ、細かな調整が不可欠です。トレーニングには耳鼻咽喉科の補聴器相談医のほか、補聴器を調整してくれる専門家（認定補聴器技能者）といっしょに取り組みます。

聞こえのトレーニングは補聴器相談医へ

補聴器を使ったトレーニングは、どこの耳鼻咽喉科でも受けられるわけではない。目安として「補聴器相談医」がいる医療機関を受診するとよい

◆日本耳鼻咽喉科学会の補聴器相談医
http://www.jibika.or.jp/members/nintei/hochouki/hochouki.html

補聴器を使いこなすには「鍛える」意識が重要

聞こえのトレーニングでは補聴器を使い、時間をかけて何度も調整を重ねます。

言葉を聞き取るためには、補聴器で音量を上げる必要があります。しかし脳の聞き取る力が低下しているので、雑音も大きく聞こえて、非常にうるさく、苦痛を感じます。

そこで音量を少しずつ上げ、微調整しながら脳を音に慣れさせ、言葉を聞き取れるようにしていきます。脳の聞こえのトレーニングだという強い意識がないと続かないのです。

着けるだけでなく、慣れと調整が必要

補聴器は購入して耳に着ければ、それだけで聞こえるわけではありません。脳の聞き取る力を鍛える必要があり、それには慣れと聴力に合わせた微妙な調整が不可欠です。

▼補聴器のしくみ

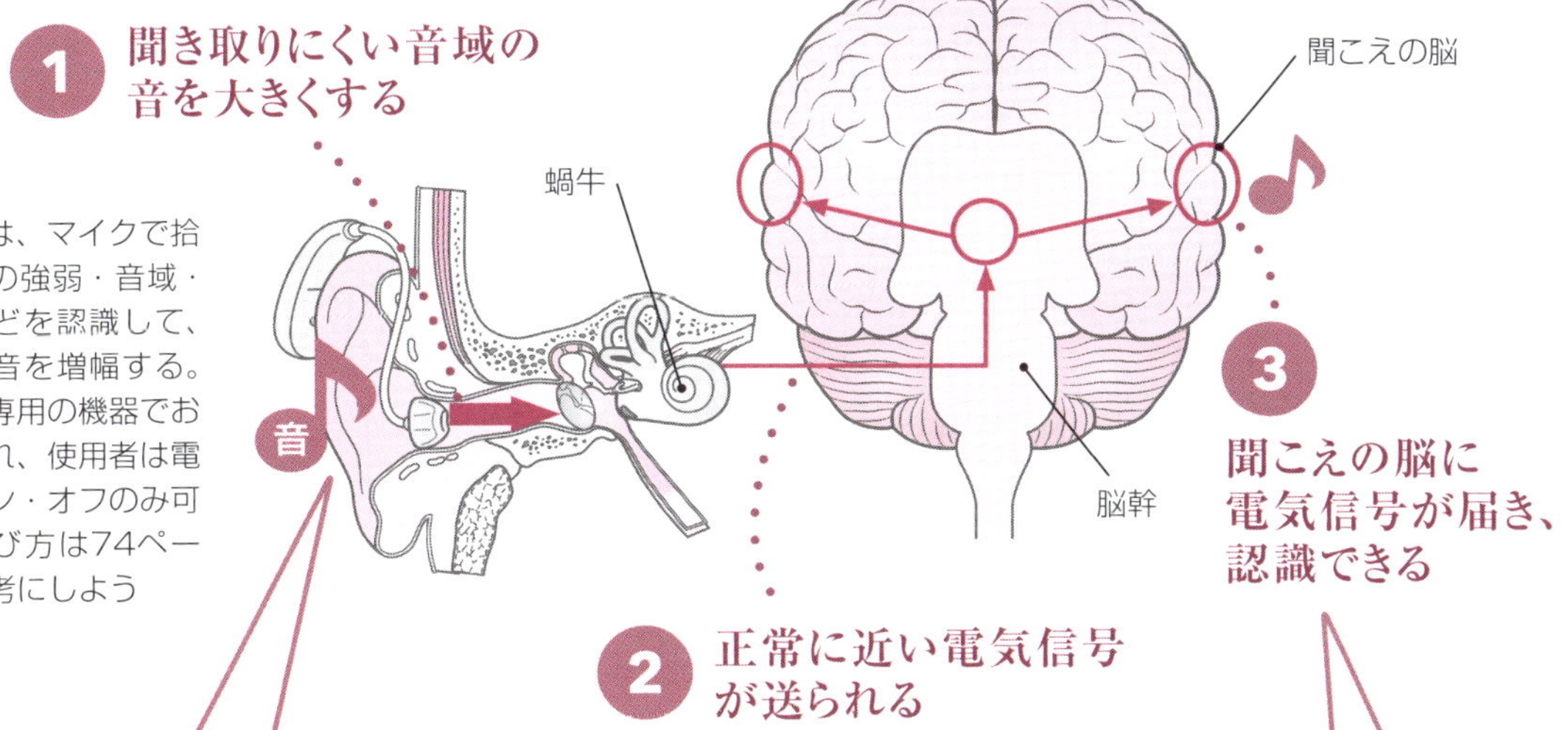

1 聞き取りにくい音域の音を大きくする
音
蝸牛
聞こえの脳
脳幹
2 正常に近い電気信号が送られる
3 聞こえの脳に電気信号が届き、認識できる

補聴器は、マイクで拾った音の強弱・音域・方向などを認識して、必要な音を増幅する。調整は専用の機器でおこなわれ、使用者は電源のオン・オフのみ可能。選び方は74ページを参考にしよう

補聴器を調整してもらう

聞こえが悪い音域を補聴器で補正します。補聴器の調整は、専門の技術をもった調整者がおこないます。脳の聞き取る力の回復に合わせて、繊細な調整を何度も繰り返します。

繰り返して聞こえを良くする

脳の聞き取る力を高める

補聴器で不足部分の音が聞こえるようにすると、しだいに脳が音を認識し始めます。言葉が徐々に聞き取れるようになり、雑音を聞き流せるようになります。耳鳴りも改善します。

トレーニングのポイント

一日一〇時間以上着けて定期的に受診する

補聴器を使ったトレーニングで聞こえを改善させるには、守るべきポイントがあります。不快感を減らしていくためにも使いはじめが肝心で、慣れるまでのあいだは少しがまんが必要です。

開始

小さめだが、うるさく感じる音から始める

トレーニング開始時は、本来聞こえる音量より、やや小さめに設定します。それでも最初は非常にうるさく感じますが、徐々に慣れます。

着けっぱなしと定期的な受診が脳を変える

以前は不快に感じない程度の音量で短時間着ける方法が主流でしたが、不快感が減らず、聞こえも改善しませんでした。

最新の研究で、がまんできるギリギリの音量で、長時間補聴器を着ける方法が不快感を減らす近道とわかりました。

使い方

1日10時間以上を目安に長時間着ける

補聴器は1日10時間以上を目安に着けます。時間が短いと脳がなかなか慣れずトレーニングにならないため、不快感も軽くなりません。

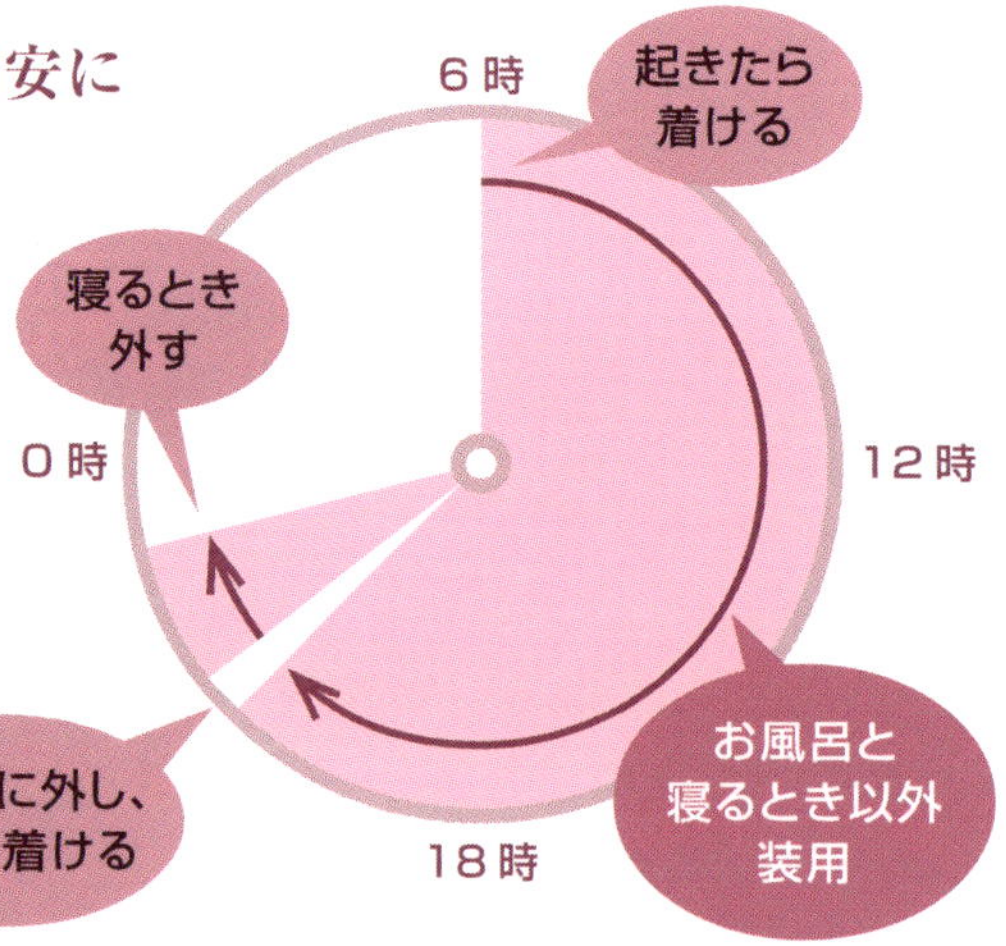

6時
起きたら着ける
寝るとき外す
0時
12時
入浴前に外し、出たら着ける
18時
お風呂と寝るとき以外装用

▼聞こえの変化

最初

不快感：強 がまん可能

聞こえ・耳鳴り：少し改善

補聴器を着けた直後は非常にうるさく、不快感が強い。しかし聞こえが改善するため、がまんすれば着けられる。３～４日で慣れ始め、不快感が徐々に減る

1～２週間後

不快感：弱 がまん不要

聞こえ・耳鳴り：改善

不快感がかなり減り、聞こえも改善する。最初のうちにがんばって長時間着けると早く慣れて、トレーニングを順調に進められる

受診

1～2週間に1回受診し補聴器を調整してもらう

トレーニング中は1～2週間に1回受診して、補聴器の音域や音量を調整します。少しずつ音量を上げ、正常な聞こえの状態に近づけます。

補聴器の使用中に気になることがあれば、必ず医師に報告を。

▼調整時の相談のポイント

- がんばったけれど慣れなかったことや音
- 違和感のある音
- 不満なこと　　など

「高い音が響く」「言葉がゆがんで聞こえる」「外食時の会話が聞き取りづらい」など、困っていることは具体的に伝える

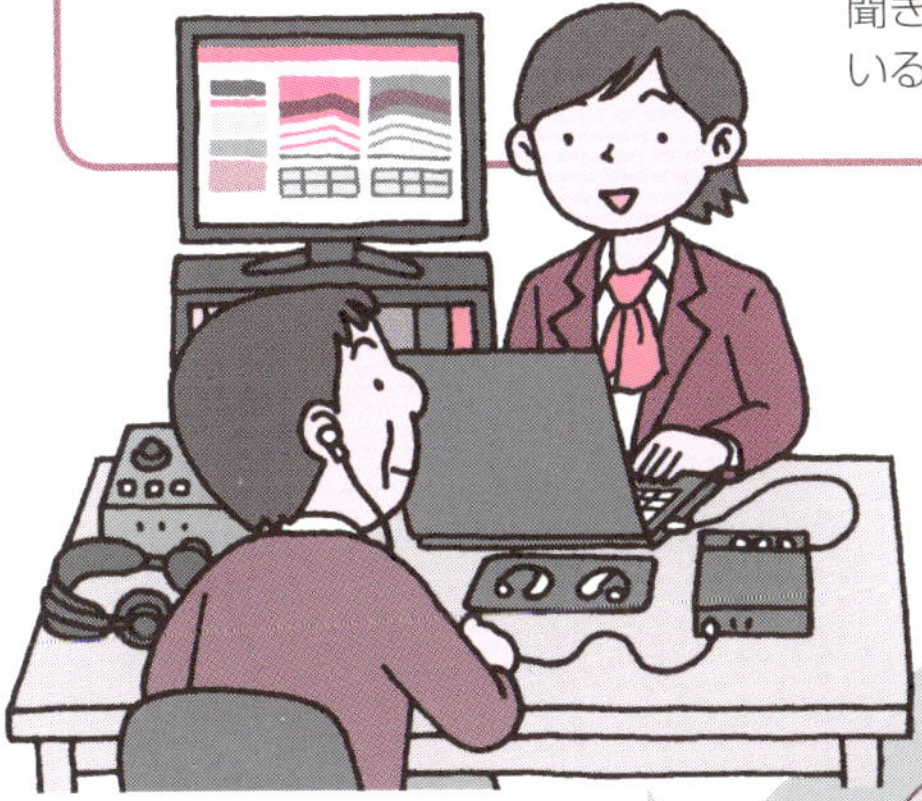

日常生活は最高のトレーニング。家族以外の人と話をしたり多くの音を聞いたり、いろんなシーンで活用して

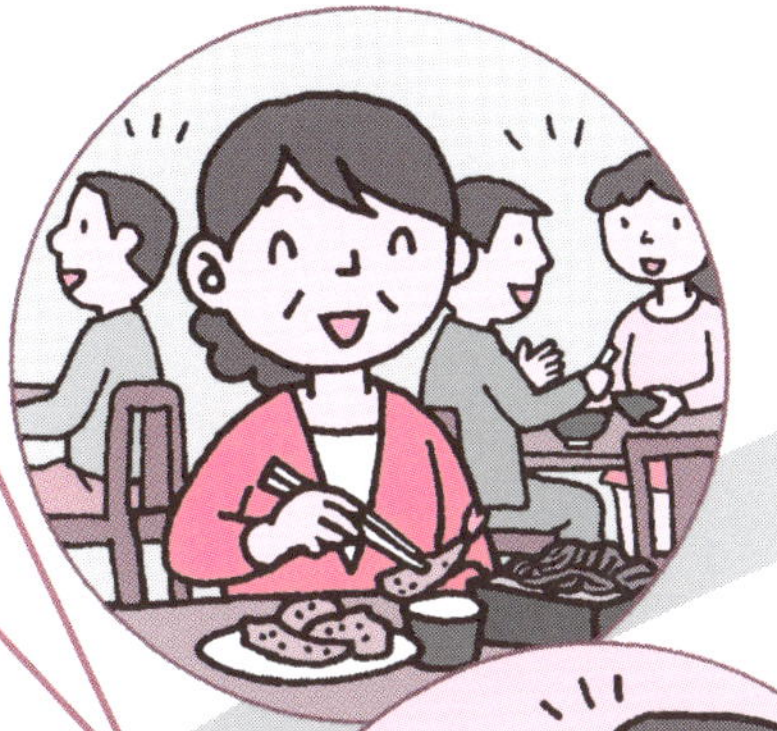

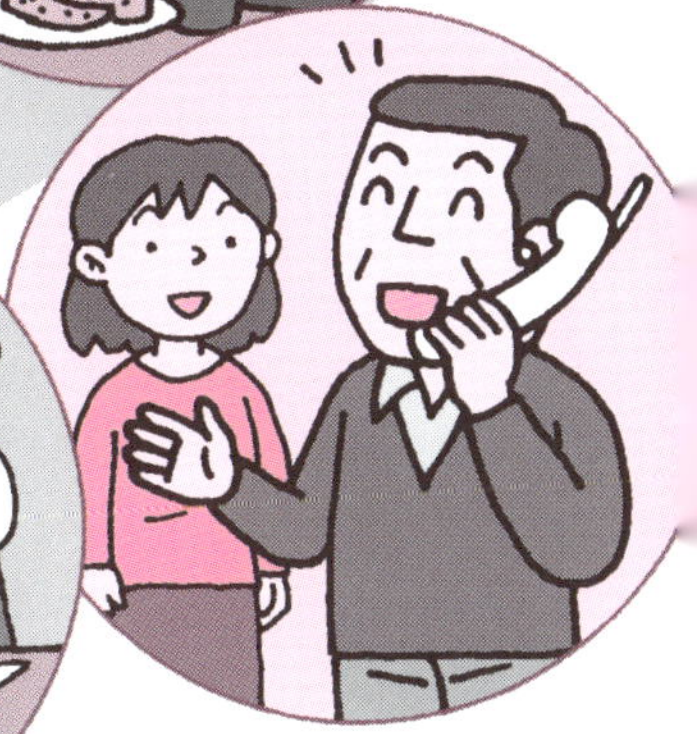

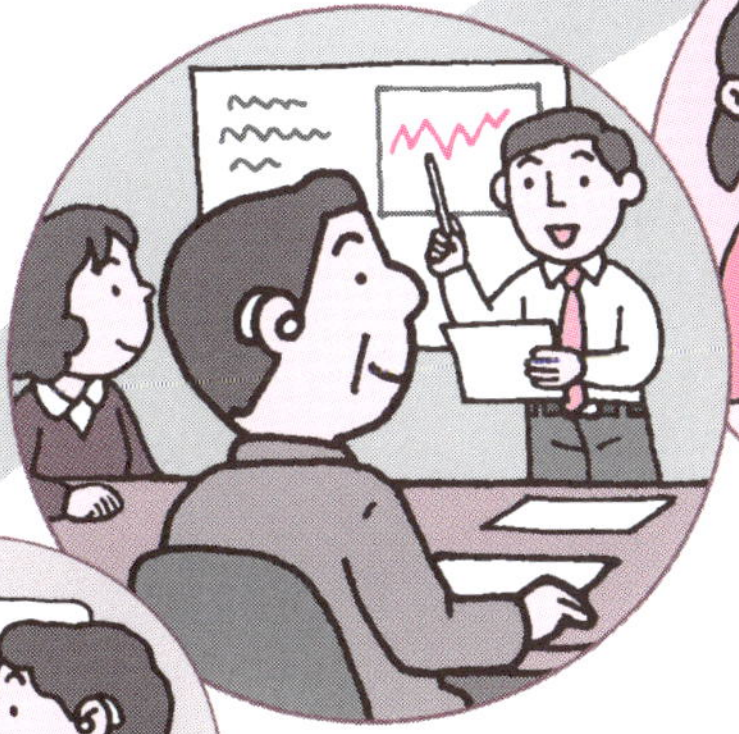

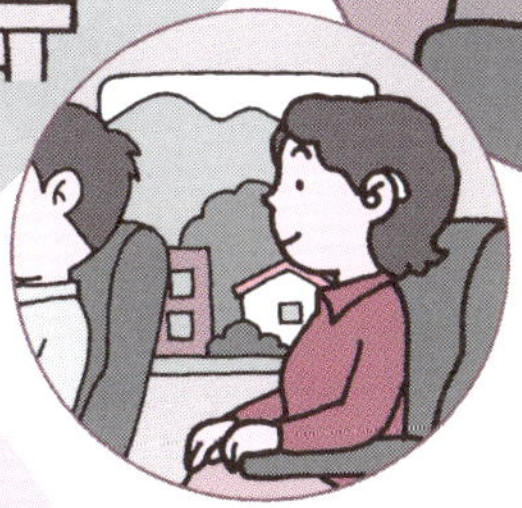

約3ヵ月後

十分な音量でしっかり聞き取れる

3ヵ月かけて少しずつ音量を上げていくと、聞き取りに不自由がなくなります。あとは定期的な聴力検査と補聴器のメンテナンスを続けるだけでよいでしょう。

最初の一～二週間が肝心。聞こえの脳を変えよう

このトレーニングは最新の研究から考案されたもので、現在最も効果が高い方法です。

補聴器を使うことで、難聴の静かな環境に慣れた脳を鍛え、聞こえる脳に変えていきます。トレーニングを三ヵ月続ければ、聞き取りに不自由がなくなります。最初の一～二週間が最もつらく、挫折しがちな期間です。主治医と二人三脚で取り組むことが大切です。

補聴器を選ぶポイント

見た目よりも聴力に合っているかがポイント

補聴器を使ったトレーニングで効果をあげるには、補聴器選びもまた重要です。やみくもに購入するのではなく、まずは補聴器相談医に相談し、自分の聴力に適したものを選びましょう。

耳かけ型が基本。“おためし”で検討を

一般に補聴器を勧められるのは中等度難聴ですが、軽度難聴でも不自由があれば使えます。まず補聴器相談医を受診し、自分の聴力に適しているか、試してから購入しましょう。

補聴器は耳鼻咽喉科で聴力に合ったものを選ぶ

補聴器は、見た目や価格を優先して選ぶ人も多いのですが、これは避けるべきです。自分の聴力に適した補聴器でないと、効果がありません。

補聴器にくわしい、耳鼻咽喉科の補聴器相談医などを受診してから選ぶことが大切です。

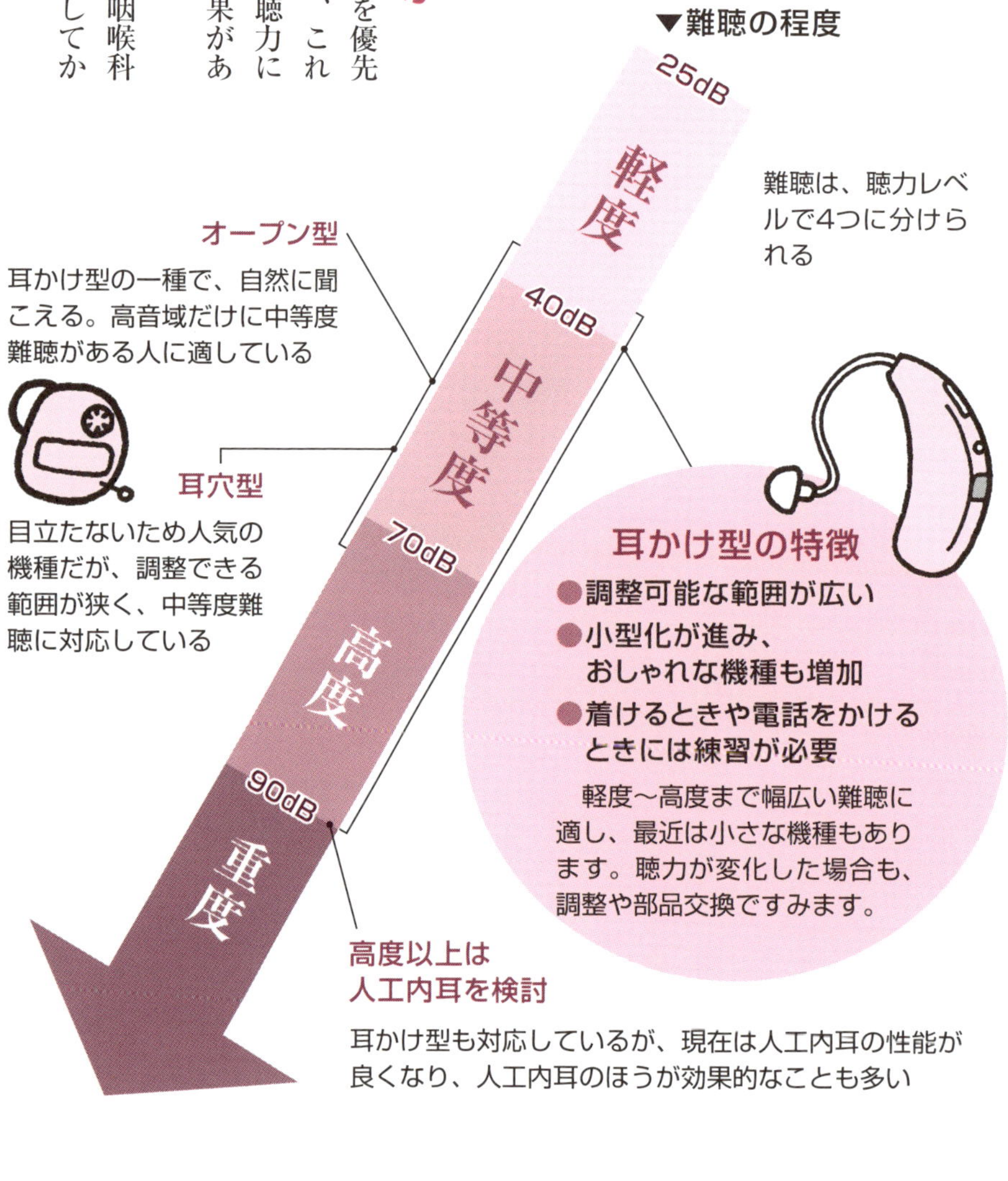

▼難聴の程度
25dB
軽度
40dB
中等度
70dB
高度
90dB
重度
難聴は、聴力レベルで4つに分けられる
オープン型
耳かけ型の一種で、自然に聞こえる。高音域だけに中等度難聴がある人に適している
耳穴型
目立たないため人気の機種だが、調整できる範囲が狭く、中等度難聴に対応している
耳かけ型の特徴
●調整可能な範囲が広い
●小型化が進み、おしゃれな機種も増加
●着けるときや電話をかけるときには練習が必要
軽度〜高度まで幅広い難聴に適し、最近は小さな機種もあります。聴力が変化した場合も、調整や部品交換ですみます。
高度以上は人工内耳を検討
耳かけ型も対応しているが、現在は人工内耳の性能が良くなり、人工内耳のほうが効果的なことも多い

補聴器でも良くならない場合

人工内耳を入れて不足した電気信号を補う

補聴器でも聴力を回復できない場合は、人工内耳を埋め込む方法があります。人工内耳は、世界で最も多く普及している人工臓器の一つなので、あまり心配する必要はありません。

補聴器で効果がない場合は人工内耳が有効なことも

人工内耳は、補聴器を使っても聞き取りが改善されない人にとって唯一の方法です。手術を受けるには適応基準があります。原因は問わず、精密検査で人工内耳が適している場合に検討されます。

基準を満たした成人は、片方の手術なら保険が適用されます。

高度・重度難聴の人は人工内耳が検討される

人工内耳は、耳の周辺や内耳に機器を埋め込む手術が必要です。

手術は全身麻酔下でおこなわれます。耳のうしろを切り、骨を削ったあと、内耳の蝸牛に電極を埋め込みます。

▼人工内耳に適した人の基準

- 高度・重度難聴がある人（70dB 以上）
- 補聴器の効果がほとんどない人

身体障害者手帳を持っている場合、聴覚障害の2～4級の人が該当します。

▼人工内耳のしくみ

人工内耳は、体内に埋め込む受信装置や電極、体外のマイクとスピーチプロセッサーなどから成る

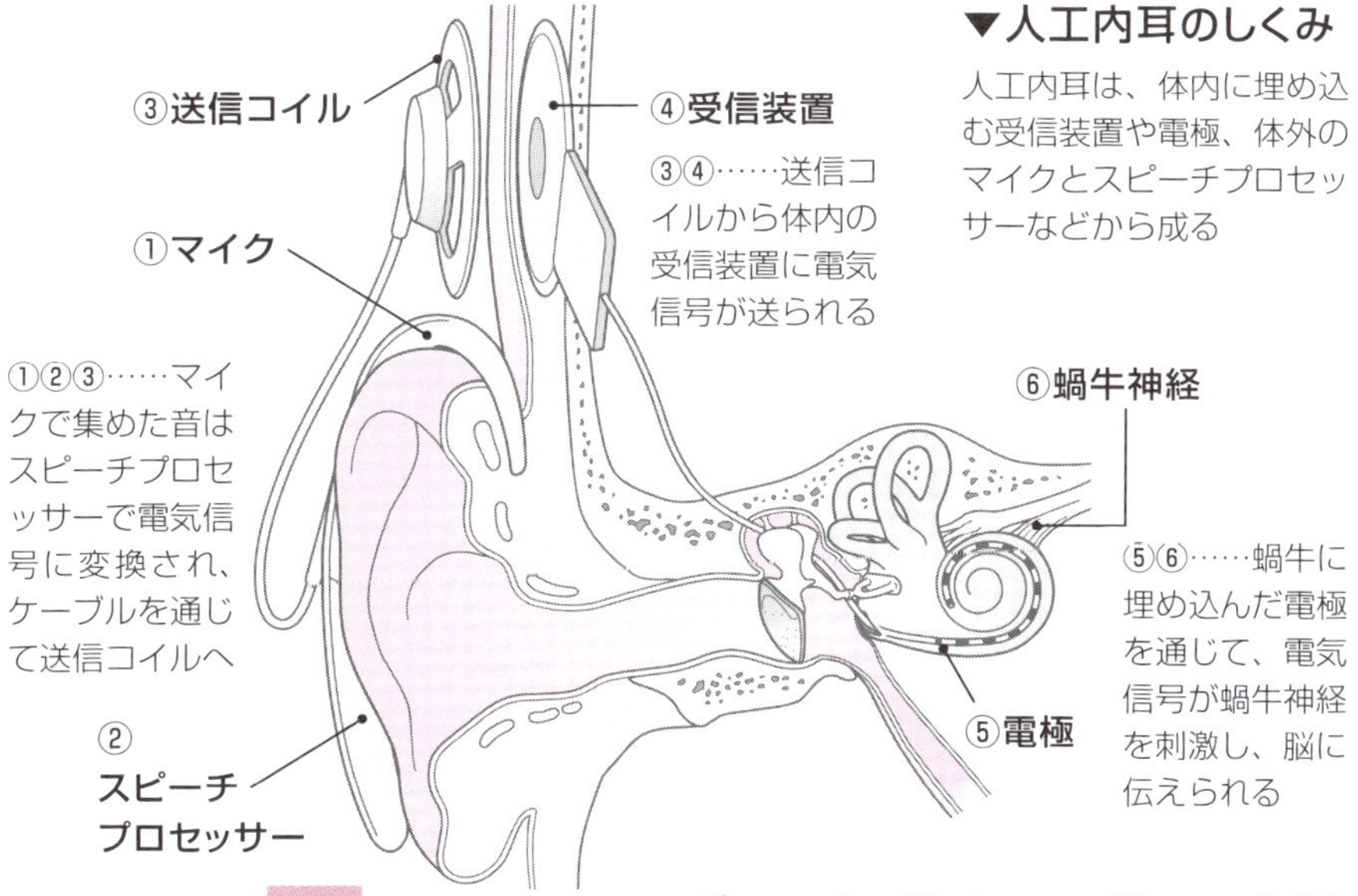

③送信コイル
④受信装置
③④……送信コイルから体内の受信装置に電気信号が送られる
①マイク
①②③……マイクで集めた音はスピーチプロセッサーで電気信号に変換され、ケーブルを通じて送信コイルへ
⑥蝸牛神経
⑤⑥……蝸牛に埋め込んだ電極を通じて、電気信号が蝸牛神経を刺激し、脳に伝えられる
⑤電極
②スピーチプロセッサー

術後1ヵ月からリハビリを始める

手術後はリハビリが必須。補聴器のトレーニングと同様に時間がかかることもあり、本人の聞こえるようになりたいという強い意欲と周囲の協力が欠かせません。

耳を守るための生活

運動・耳そうじ・イヤホンは正しい方法で

意外かもしれませんが、難聴や耳鳴りといった症状は、ふだんの生活習慣で悪化したり改善したり影響を受けます。そこで、耳を守るうえで注意したいポイントを知っておきましょう。

水分を多くとったら、運動で汗をかこう

耳の血流が悪かったり内耳がむくんだりすると、難聴や耳鳴り、めまいが現れやすくなります。全身の血行を良くし、むくみを改善しましょう。とくにメニエール病の改善に効果的です。

水分

- 水分を積極的にとる（目標：1日約2L）
- 塩分は控える

カフェインや糖質などが多く含まれていない、お茶や水がベスト。清涼飲料水は塩分（ナトリウム）や糖質が多いものもあるので避けましょう。

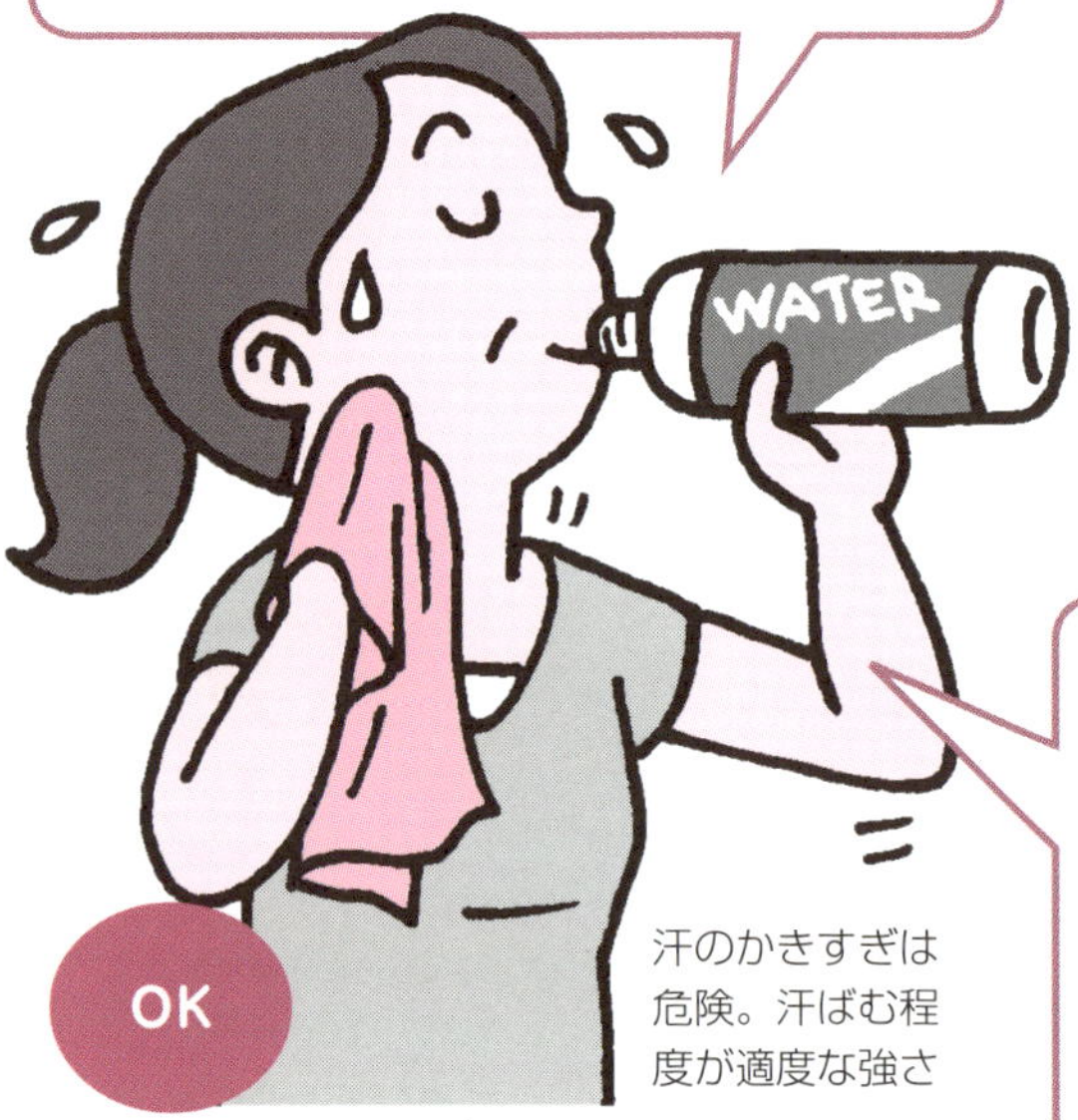

汗のかきすぎは危険。汗ばむ程度が適度な強さ

医師の許可を得てから始めよう

運動

- 少し汗ばむ程度
- 1日20 ～ 60分程度、週3日以上が目安

今まで運動習慣がない人は、1日20分程度から始め、徐々に延ばして1時間を目指しましょう。少し汗ばむ程度がベストです。

- 有酸素運動が最適
- 水に入る運動は医師に相談

ウォーキングや軽めのジョギングなどの有酸素運動がおすすめ。水泳もよいですが、中耳炎などは医師の許可が必要です。ダイビングも同様で、注意点を必ず守りましょう。

難聴を起こす、悪化させる行動は避けよう

難聴や耳鳴りを起こす病気は、ふだんからクセになっている行動で起こることもあります。例えば、耳そうじは気持ちが良いものですし、〝しないとダメ〟と思っている人もいますが、外耳や鼓膜を傷つけるおそれがあります。

鼻のかみ方、イヤホン・ヘッドホンの使い方なども、ちょっとし

た不注意で難聴を引き起こしかねません。耳を守るためにも、難聴や耳鳴りを起こす行動を改めましょう。

適度な運動は、全身の血行が促されるため、耳のむくみや血行不良も改善されます。ストレスも解消できるので、難聴や耳鳴りの改善におすすめです。

耳を傷つけるような行動を改めよう

耳そうじや鼻をかむといったふだんの習慣やクセが、耳にダメージを与え難聴を引き起こす原因になることもあります。耳を守るためには改めてください。

耳そうじ

- **基本的に不要**
- **気になるときは耳鼻咽喉科へ**

耳には自浄作用があり、基本的にそうじは必要ありません。必要なら耳鼻咽喉科を受診し、処置してもらいましょう。ふだんは、穴の中以外を綿棒やガーゼなどでそっと拭き取ります。

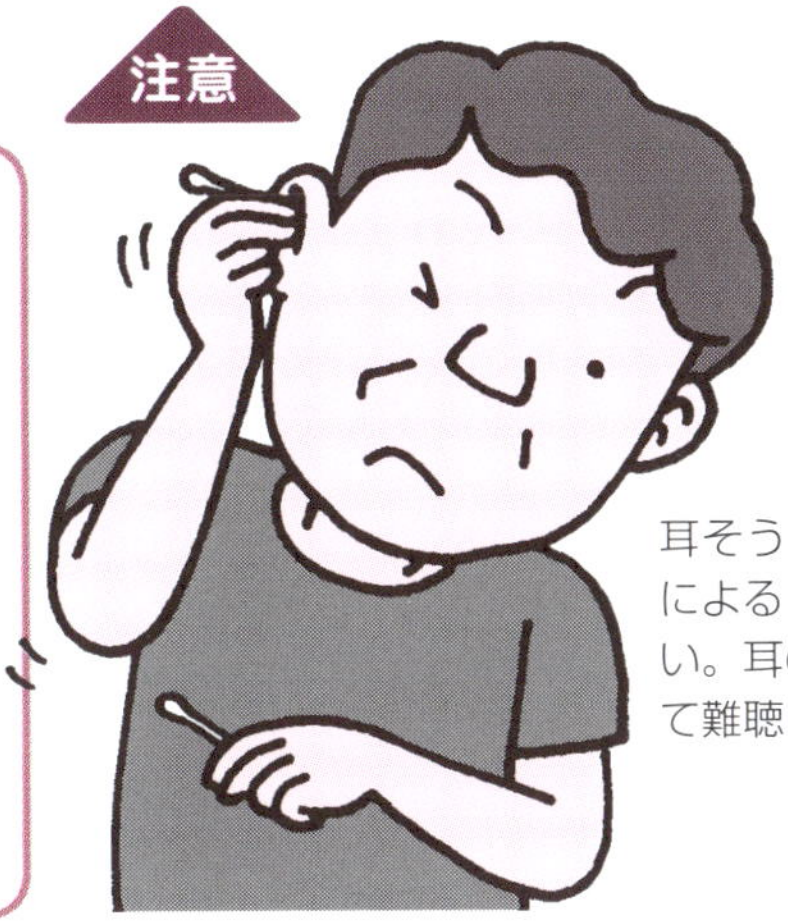

耳そうじは“しすぎ”によるトラブルが多い。耳の中を傷つけて難聴になることも

鼻をかむ

- **鼻水は片方ずつ、優しく静かにかむ**
- **小さな子どもは鼻水を吸い取る**

強くいきんで鼻をかむと、中耳炎や外リンパ瘻の原因になります。風邪のときには鼻やのどの細菌が耳に入って感染を起こすことも。いきまず、片方ずつ優しくかみましょう。

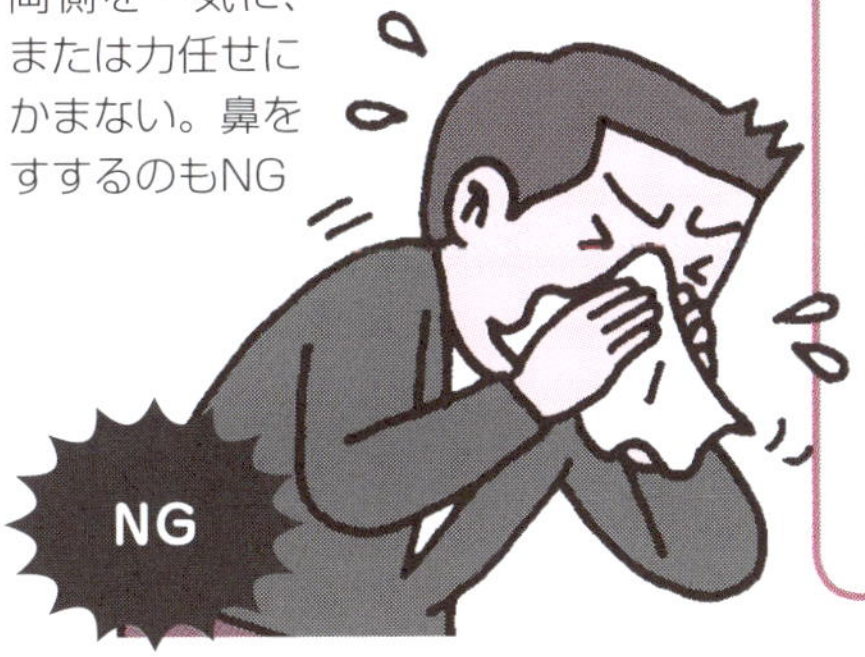

両側を一気に、または力任せにかまない。鼻をすするのもNG

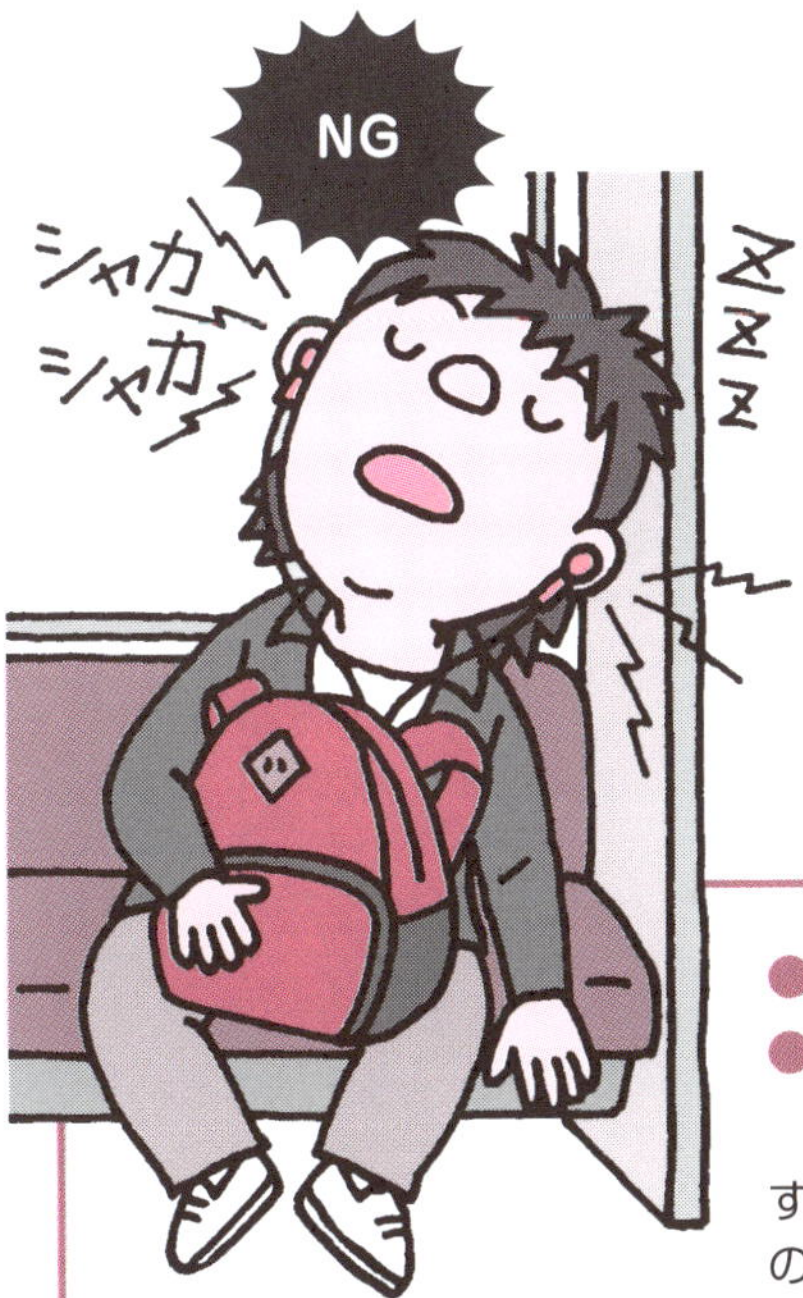

電車などでイヤホンを使うと音が大きくなりがち。寝るときは耳も休ませよう

イヤホン

- **小さな音で短時間使う**
- **寝ながら使わない**

大きな音は内耳を傷つけます。寝ながらイヤホンを使うのもNG。寝ているあいだも内耳はダメージを受けますし、イヤホンで耳の中を傷つける可能性もあります。

Column

補聴器を使う人と話すときは「ゆっくり」「はっきり」

家族や周囲の人の協力で聞こえはもっと良くなる

　補聴器を使った聞こえのトレーニングは約三ヵ月を目安におこないます。トレーニング期間中は周囲の協力も重要です。補聴器を使った状態で誰かと会話をしたり、テレビを見たり、外出したりする経験を重ねていくことで、トレーニングの効果が高まるからです。

　しかしトレーニング中は、慣れない補聴器で苦労してストレスを感じています。とくに、最初の一～二週間は最もつらい時期です。

　家族や周囲の人は励ましつつ、本人が聞き取りやすいように話し方にも配慮しましょう。補聴器で聞くことに慣れてくると、しだいにコミュニケーションもとりやすくなり、本人も家族も効果を実感できるはずです。

　トレーニング期間が終わっても、話しかけるときは「ゆっくり」「はっきり」を心がけましょう。

■「聞こえ」を補う話し方

　補聴器を使っている人と話すときは、工夫をするとコミュニケーションがスムーズになります。

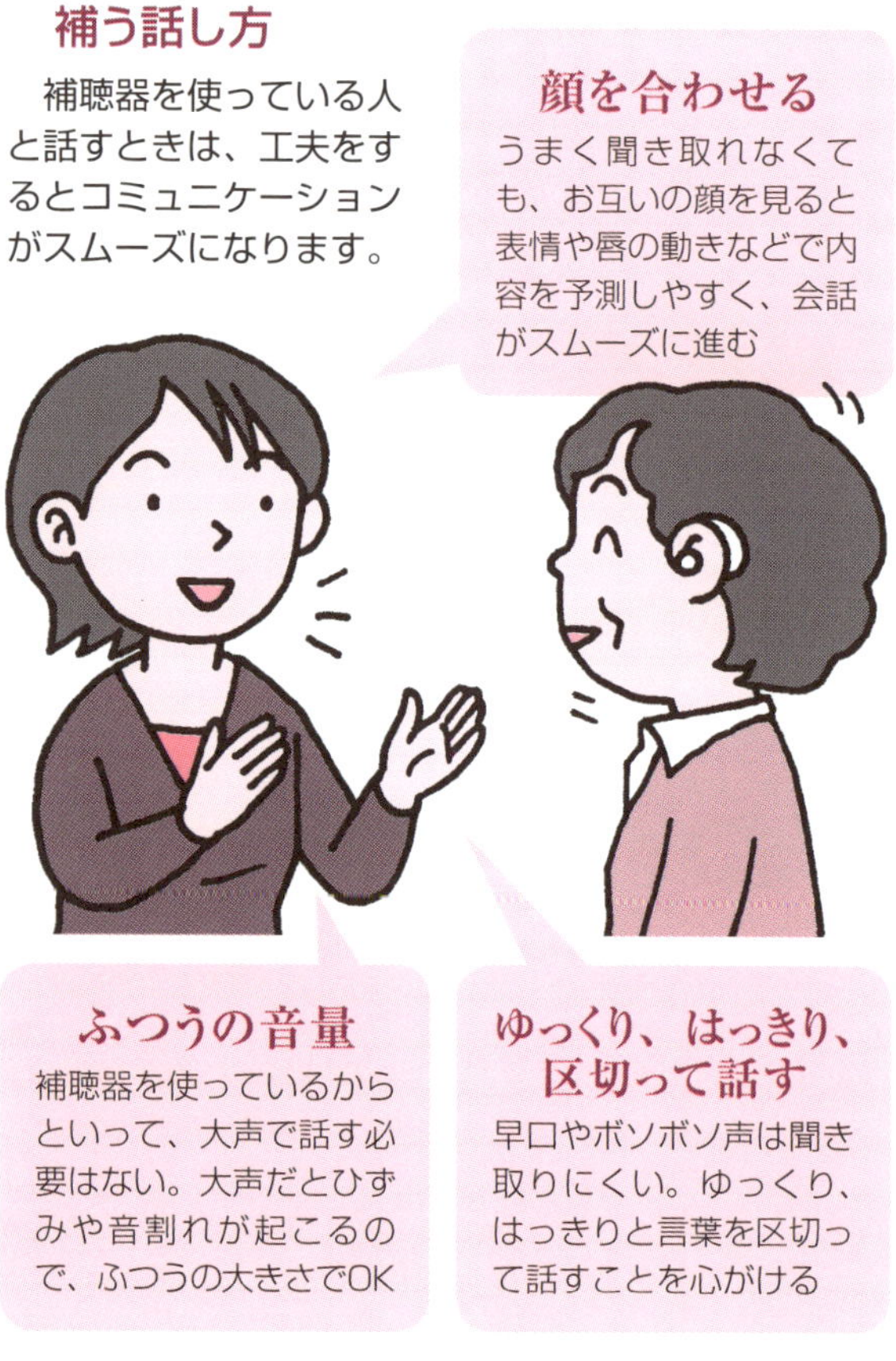
顔を合わせる
うまく聞き取れなくても、お互いの顔を見ると表情や唇の動きなどで内容を予測しやすく、会話がスムーズに進む
ふつうの音量
補聴器を使っているからといって、大声で話す必要はない。大声だとひずみや音割れが起こるので、ふつうの大きさでOK
ゆっくり、はっきり、区切って話す
早口やボソボソ声は聞き取りにくい。ゆっくり、はっきりと言葉を区切って話すことを心がける

第5章

「耳鳴り」「めまい」が続くときの工夫

耳鳴りやめまいをやわらげるには、生活上の工夫が効果的です。
症状は、体調が悪いときや心身のストレスがたまったときにも
起こりやすいもの。生活の環境や習慣も見直しましょう。

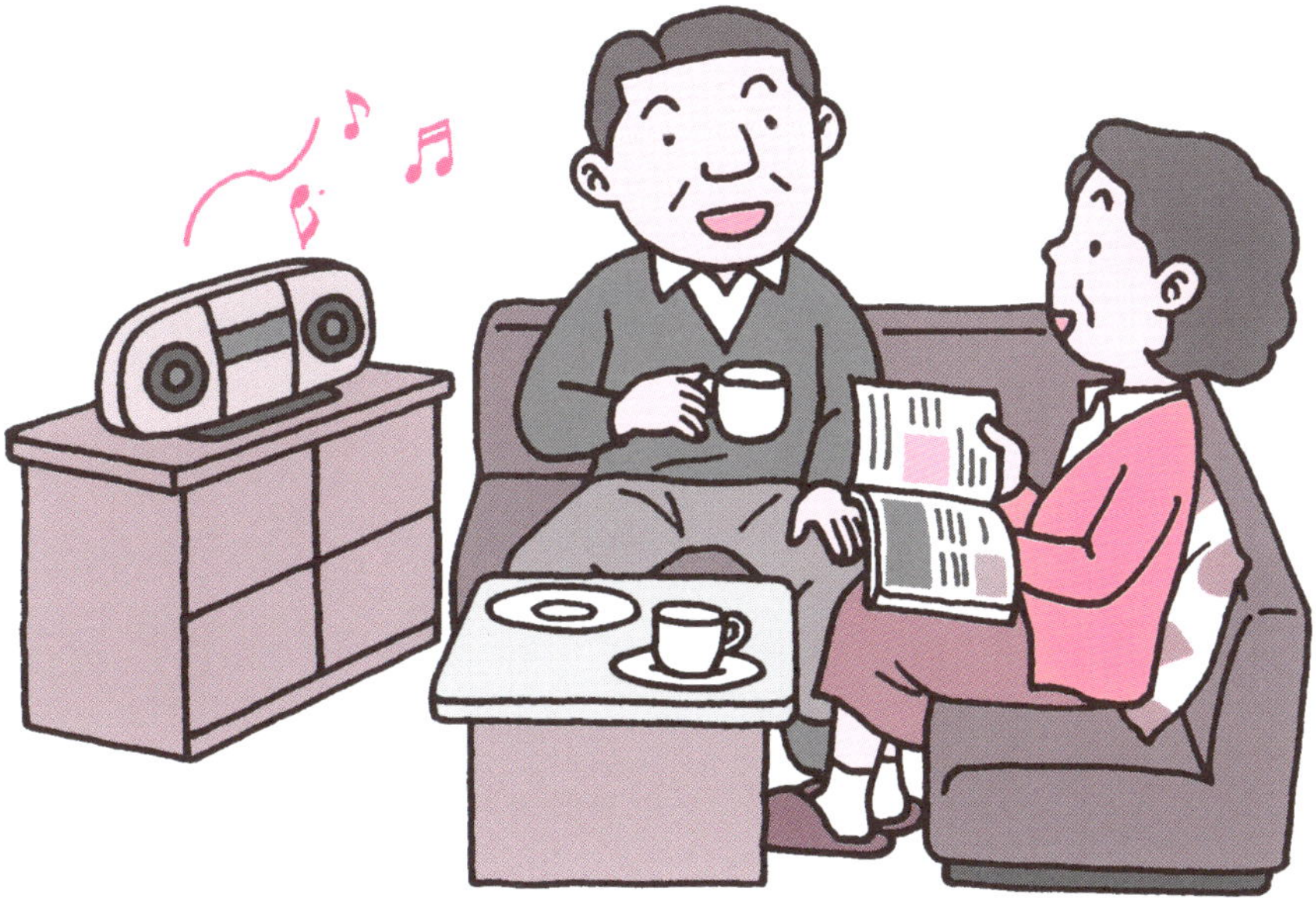

目指すこと

症状の不快感を減らして気にならなくする

耳鳴りやめまいは、治療後も症状が残ることがあります。耳鳴りは、完全に治すのが難しい場合も少なくありません。しかし、気にならないようにして、不快感を減らすことができます。

耳鳴りは「気にならないようにする」のが目標

耳鳴りが続くとき、完全に耳鳴りを治すのは難しいこともあります。この場合は、耳鳴りが気にならなくなるような状態を目標にします。

生活の工夫で耳鳴りの音を小さく感じさせる

症状が耳鳴りだけなら、重大な病気の可能性はほとんどありません。この場合は耳鳴りのしくみを理解したうえで、生活の工夫で悪化を防ぎ、気にならなくしていきます。

耳鳴り

発症のきっかけは必ずしも耳の病気とは限らず、心身の疲れやストレスなども引き金になる

脳

耳鳴りを気にする
▼
不安になる
▼
苦痛に感じる

「耳が聞こえなくなるのでは」などと不安になり、耳鳴りを意識しすぎて耳鳴りが強くなったように感じられる

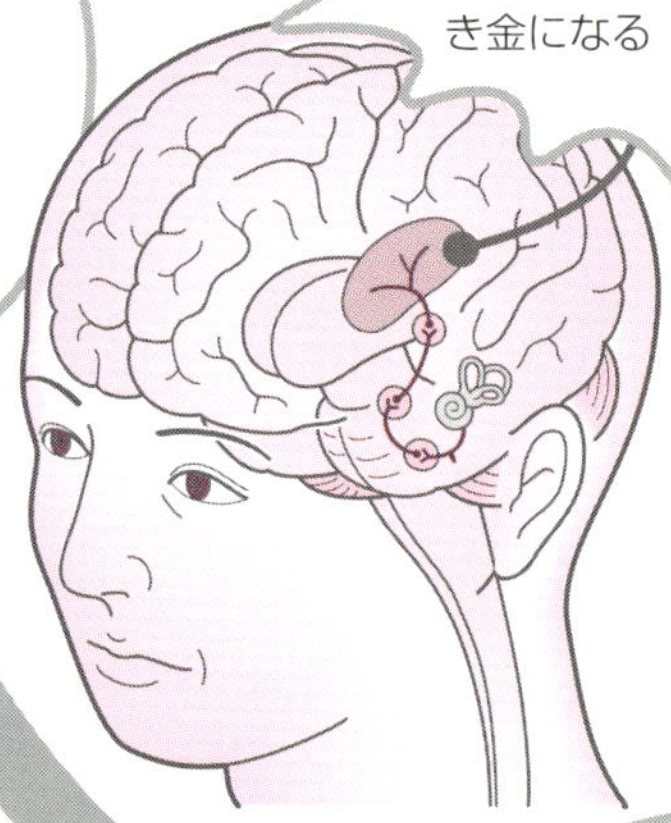

ストレス

仕事・人間関係などのストレスが加わると、耳鳴りが悪化する。周囲の人から「気にしすぎ」などと言われて落ち込むことも

自律神経

- 睡眠障害
- 緊張　　など

耳鳴りを気にしすぎると、自律神経が緊張する。気疲れしたり睡眠不足になったりして、ますます耳鳴りが悪化する

耳鳴りの悪化要因を減らす

ストレスや自律神経の乱れは、耳鳴りを悪化させます。ストレスを解消したり、生活習慣を改善したりして、疲れをためないようにしましょう。

耳鳴りやめまいは訓練で軽くすることができる

耳鳴りやめまいは、原因となっている病気を治療しても完全に治すのは難しいことがあります。例えば、加齢性の耳鳴りは根治できないこともしばしばあります。

不快な症状が続き、自分で生活をコントロールできないことは強いストレスになるだけでなく、悪化の要因にもなります。

しかし、あきらめる必要はありません。耳鳴りとめまいは生活の工夫やトレーニングで、気にならなくしたり軽減したりできます。自分にできることから取り組んでみましょう。

めまいを軽くするコツは脳のトレーニング

脳には「代償作用」といって、損なわれた感覚や機能をカバーする働きが備わっています。トレーニングによって脳の代償作用を促すと平衡覚が改善され、めまいが軽くなります。

1

片方の平衡器官の情報が乱れる、不足する

病気などで片方の耳が障害され、内耳の平衡器官の働きが低下すると、体のバランスをとるのに必要な情報が乱れたり不足したりします。

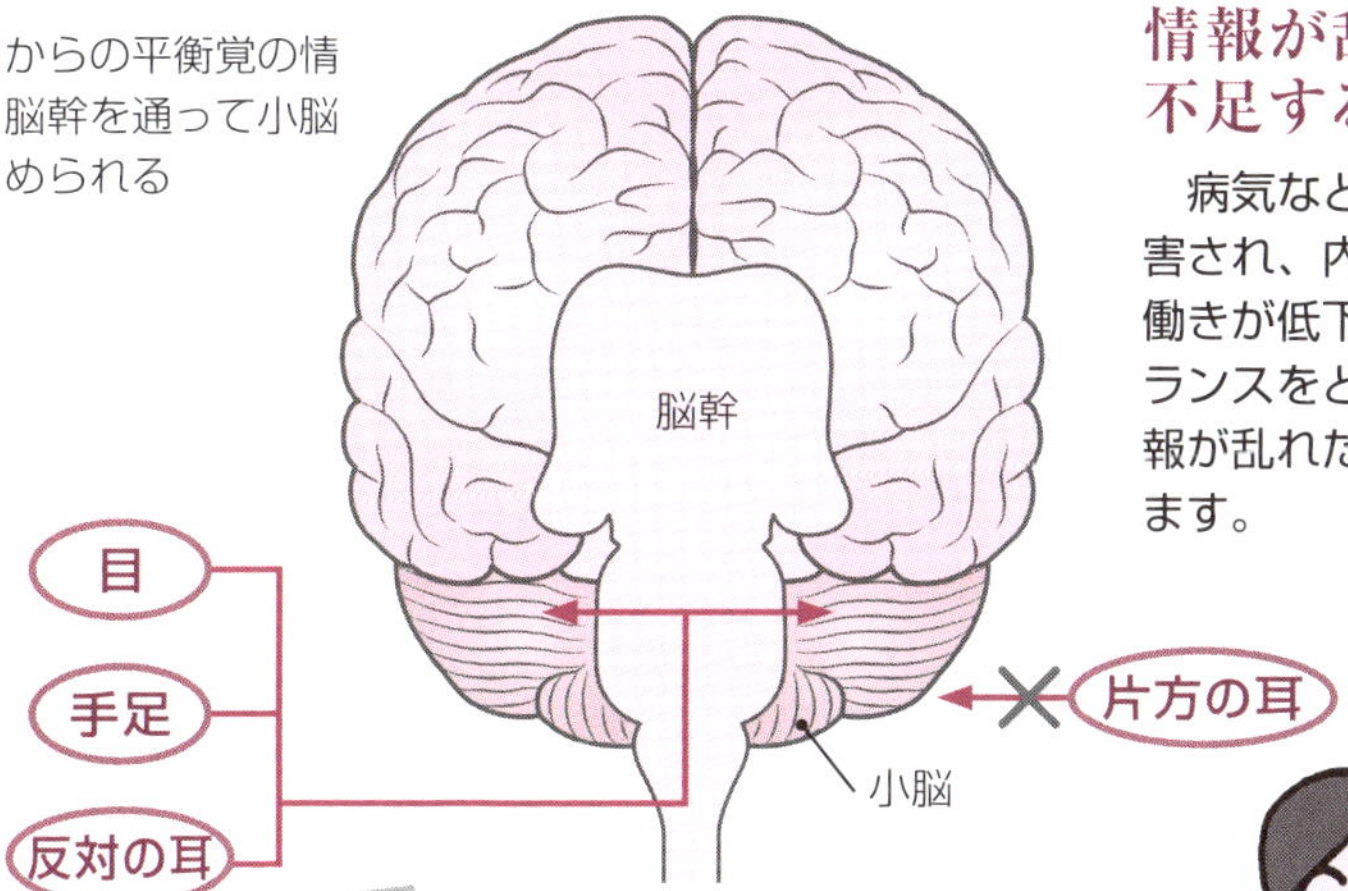

耳や目からの平衡覚の情報は、脳幹を通って小脳でまとめられる
脳幹
目
手足
反対の耳
片方の耳
小脳

2

脳が平衡覚のアンバランスを補う

脳は、耳から入る情報の不足や乱れに気づくと、ほかの情報でカバーしてバランスのとり方を新しく学習し始めます。

脳が新しい状態に慣れてくると

3

めまいが起こりにくくなる、起きても軽くなる

脳の代償作用で、情報の不足・乱れに慣れてきます。徐々にめまいが起こりにくくなり、もし起こっても軽症で済みます。

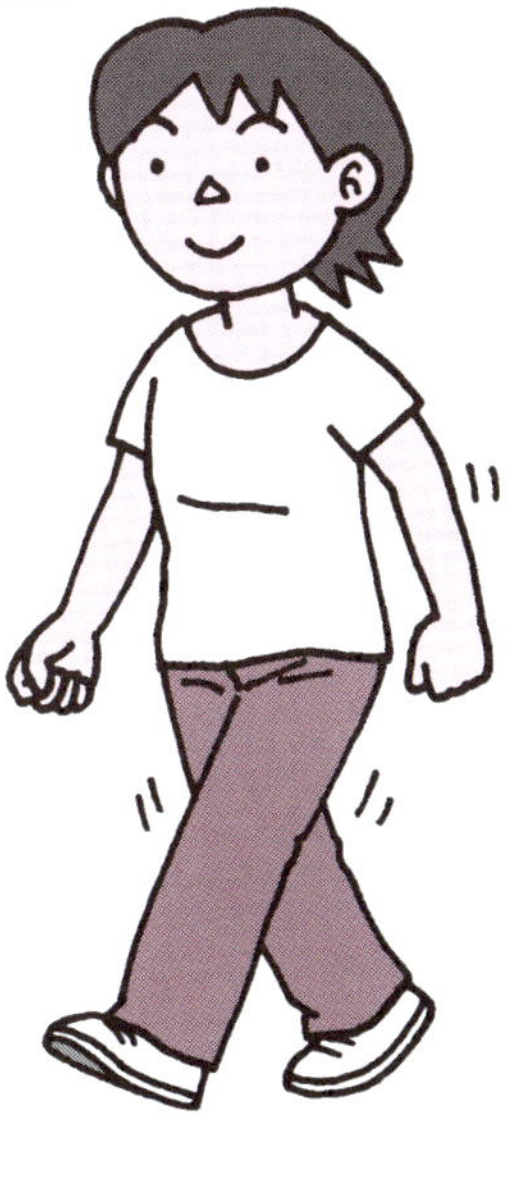

脳が早く慣れるためにはトレーニングが最適

脳の代償作用を早める薬はなく、トレーニングが効果的とわかっています。目や体を動かし、情報をたくさん脳に送ることで慣れが早く進みます（→P84）。

めまい発作が起きたとき

安静にできる場所で落ち着いて休む

めまい発作が起こったとき、まず注意したいのが事故です。あわてると、転んでけがをしたり、事故にあったりします。めまいは必ず治まりますから、落ち着いて行動しましょう。

外でめまいが起きたら安全なところで休む

しびれなど（→P17）がなければ、めまい発作は命にかかわりません。外出先で発作が起こった場合は、けがや事故を防ぐため落ち着いて行動し、安全な場所で休みます。

まず座る

転倒の危険があるので、まず座ること。近くに座れる場所があれば、ゆっくり移動します。動けないときは無理をせず、その場にしゃがむなどして落ち着くのを待ちましょう。

路上で歩いていたら車が来ないところへ

階段はその場で

駅のホームなら中央へ

車の運転中は車を路肩などに止めて

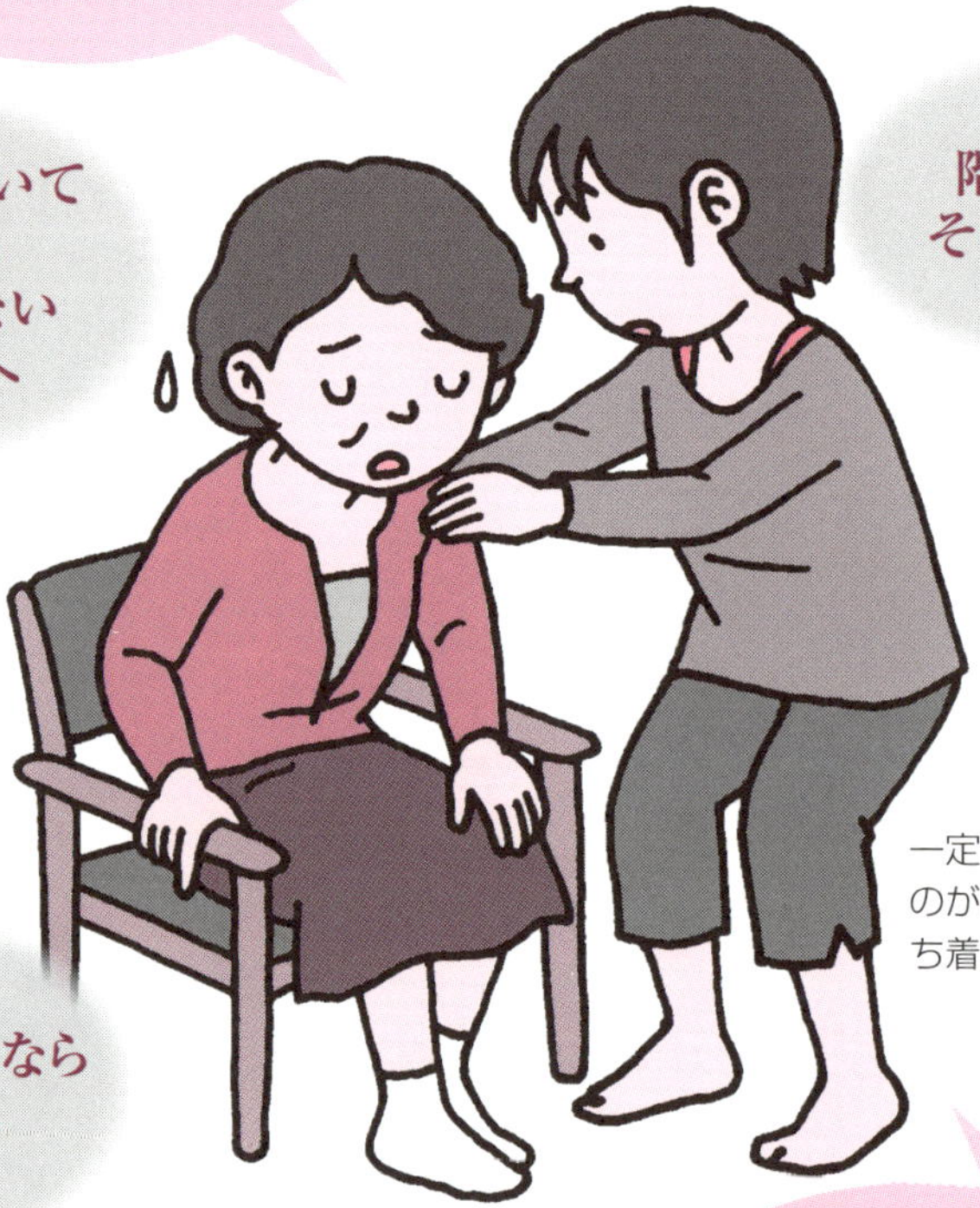

一定の姿勢を保つのが、めまいを落ち着かせるコツ

周りの人に助けを求める

だれかがいっしょの場合は同行者に助けてもらい、安全な場所へ。一人の場合は、思い切って周囲の人に助けを求めましょう。

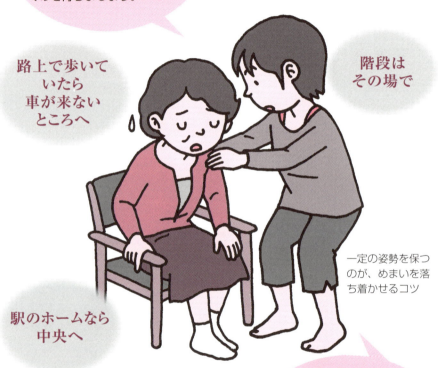

安静にするときは静かな暗い場所で

めまい発作が起こっているときは、耳や目から刺激（情報）が入ると症状が悪化します。できるだけ静かで暗い場所で休んだほうが、早く回復します。暗い場所がないときは、目を閉じて楽な姿勢をとります。

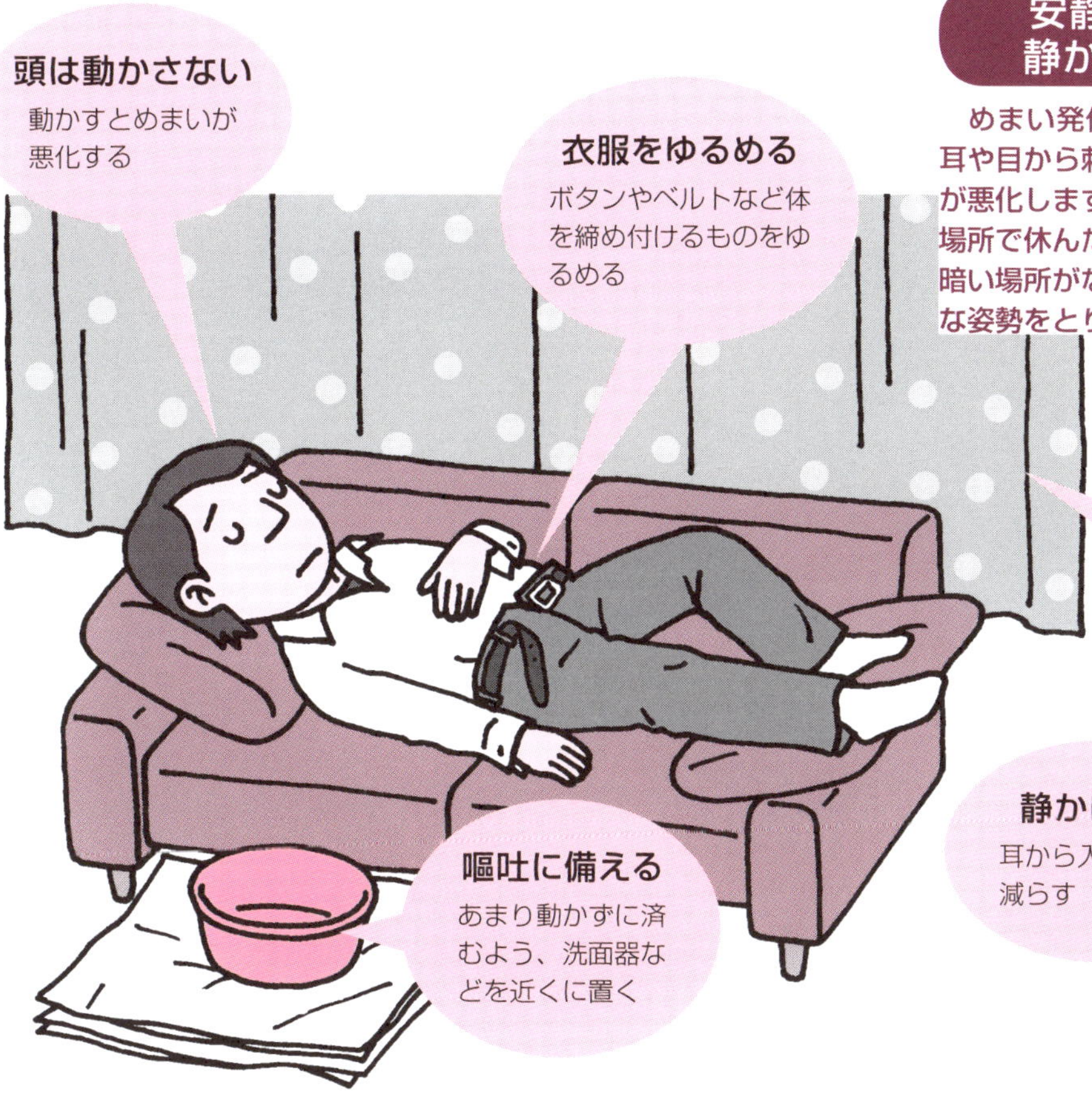
頭は動かさない
動かすとめまいが悪化する
衣服をゆるめる
ボタンやベルトなど体を締め付けるものをゆるめる
暗くする
目から入る刺激を減らす
静かにする
耳から入る刺激を減らす
嘔吐に備える
あまり動かずに済むよう、洗面器などを近くに置く

まず落ち着いて。必ず治まるので安静に

めまい発作はすでに何度か経験していても不安になるものです。まして初めての発作なら、動揺するのも無理はありません。

めまい発作は、しばらく休めば必ず治まるので、あわてないことが肝心です。安静にして、症状が治まったら受診しましょう。

すでに受診したことがある人も、発作がいつもより激しいとき、なかなか治まらないとき、嘔吐などめまい以外の症状がひどいときは、すぐに受診してください。

発作を抑える薬があればのんでおく

- 抗ヒスタミン薬
- 抗めまい薬
- 抗不安薬、精神安定薬　など

すでに受診して、発作時に服用する薬を処方されているときは、薬をのんで安静に。念のため、薬は外出時も常に携帯しましょう。

めまいを起こしやすい動きを繰り返して慣れる

めまいは慣れると起こりにくくなります。脳が平衡覚の情報の足りない部分を補って、めまいに適応するからです。あえてめまいを起こす体操をして、積極的にトレーニングをします。

「ちょっと難しい」を繰り返して慣れる

85ページ以降で紹介する体操は、めまいが起こりやすい動きです。自分にとってめまいがする動きや、ちょっと難しいと感じる動きを選んで、積極的におこなうことで効果が得られます。

Point1 毎日続ける

- 1回5 ～ 30分程度
- 1日1～3回

脳の代償作用（→P81）を働かせるには、短時間でも毎日続けることが重要。続けることで脳が慣れてめまいを起こしにくくなります。

Point2 動作

- 簡単にできるものは省く
- 難しいもの、気分が悪くなるものを選ぶ

次のページから多くの体操を紹介しますが、簡単にできるものは効果がありません。あえて苦手に感じるもの、めまいが起きて気分が悪くなるものを選びましょう。

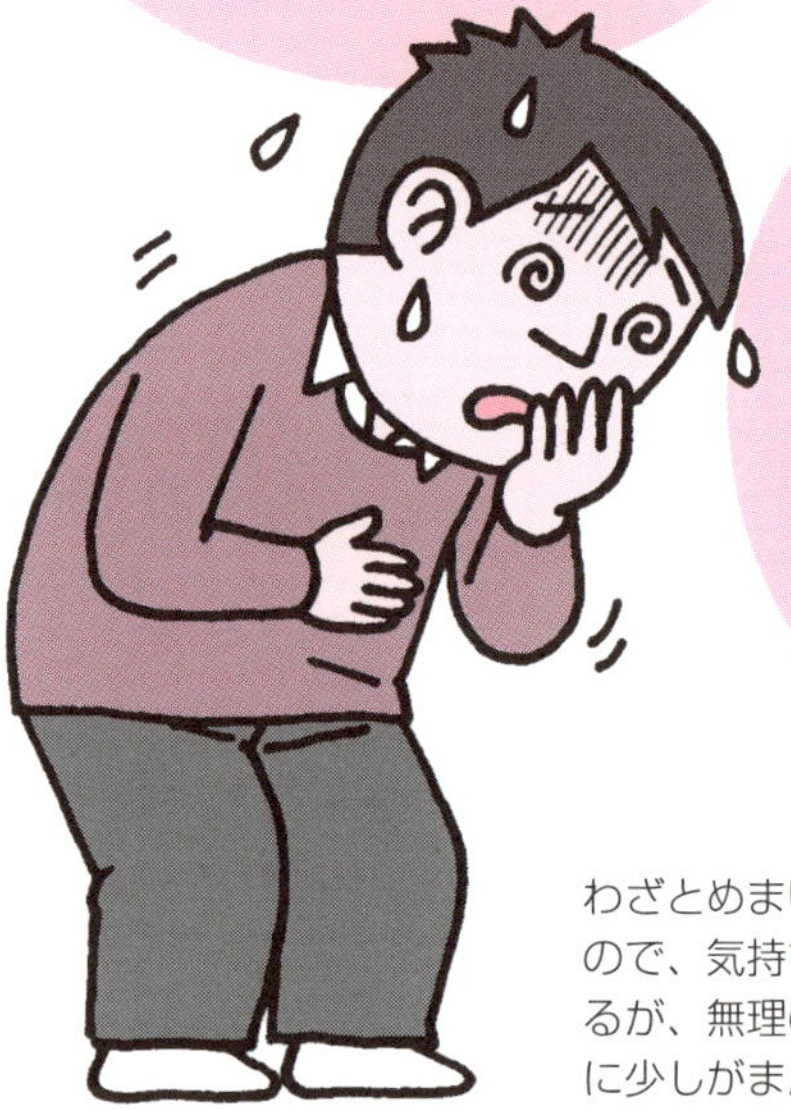

わざとめまいを起こすので、気持ちが悪くなるが、無理のない程度に少しがまん

おこなうときの注意点

●安全な場所で
転倒してけがをしないよう、安全対策をしておく。すぐにつかまれる柱や台などがあるとよい

●だれかがいるときに
倒れそうになったとき、すぐに介助してくれる人がいるほうが安心。慣れるまでは近くで付き添って見守ってもらう

●吐き気が強くなったら中止
多少気分が悪くなることはあるが、吐き気が強くなったときは中止する。無理をしすぎないこと

目のバランス機能を鍛える

脳が平衡覚を補うには、目から得る情報が重要です。この体操は、目の動きを安定させるのが目的です。しっかり目線を定めることで、脳への情報が乱れにくくなります。

点を見る

目の動きを意識的に安定させる体操。頭や首を動かさず、目だけを動かす

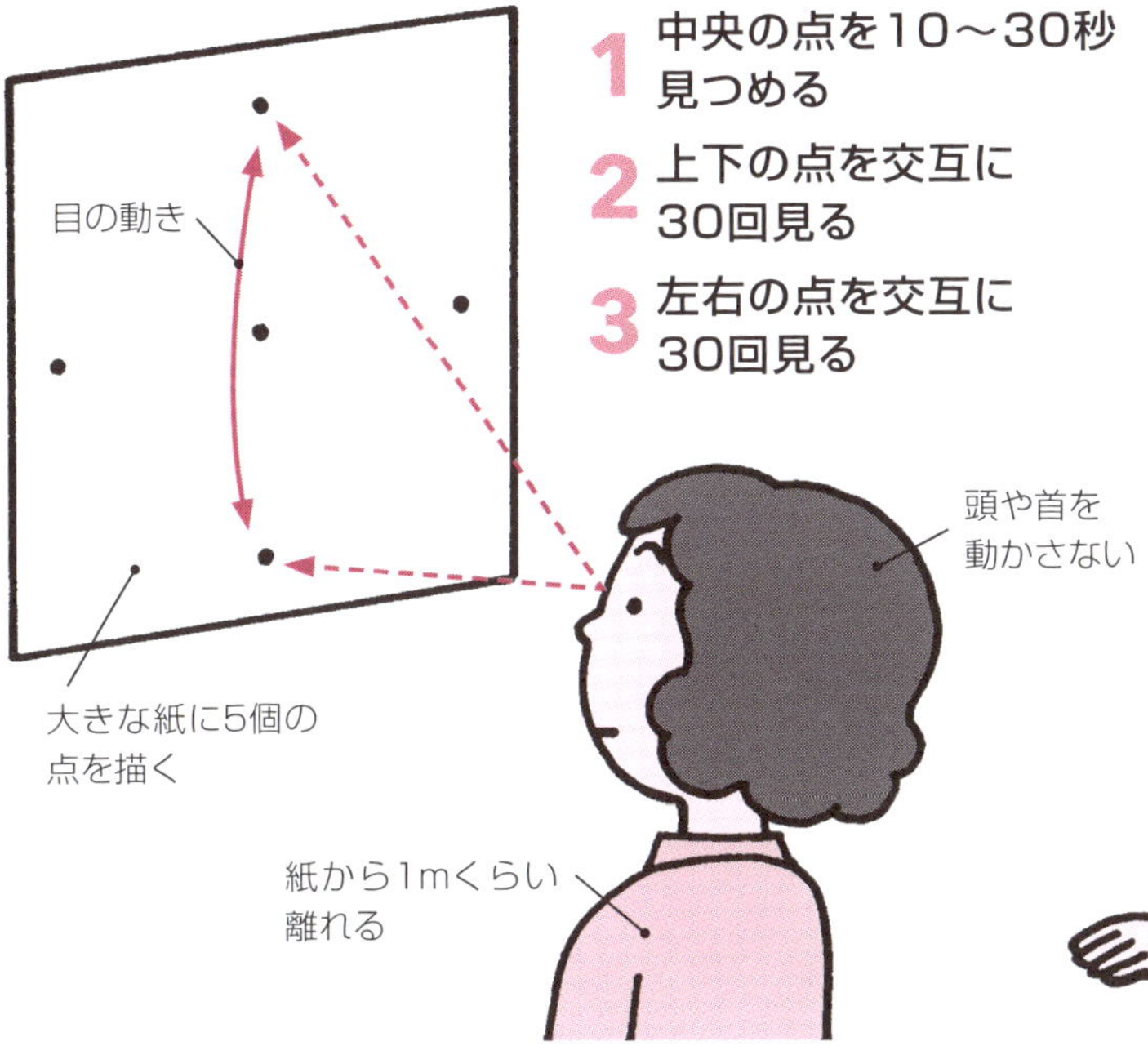

目の動き
大きな紙に5個の点を描く
頭や首を動かさない
紙から1mくらい離れる

1 **中央の点を10〜30秒見つめる**

2 **上下の点を交互に30回見る**

3 **左右の点を交互に30回見る**

手を追う

近い距離を見る目の動きを安定させる。頭や首を動かさず、目だけで手の動きを追う

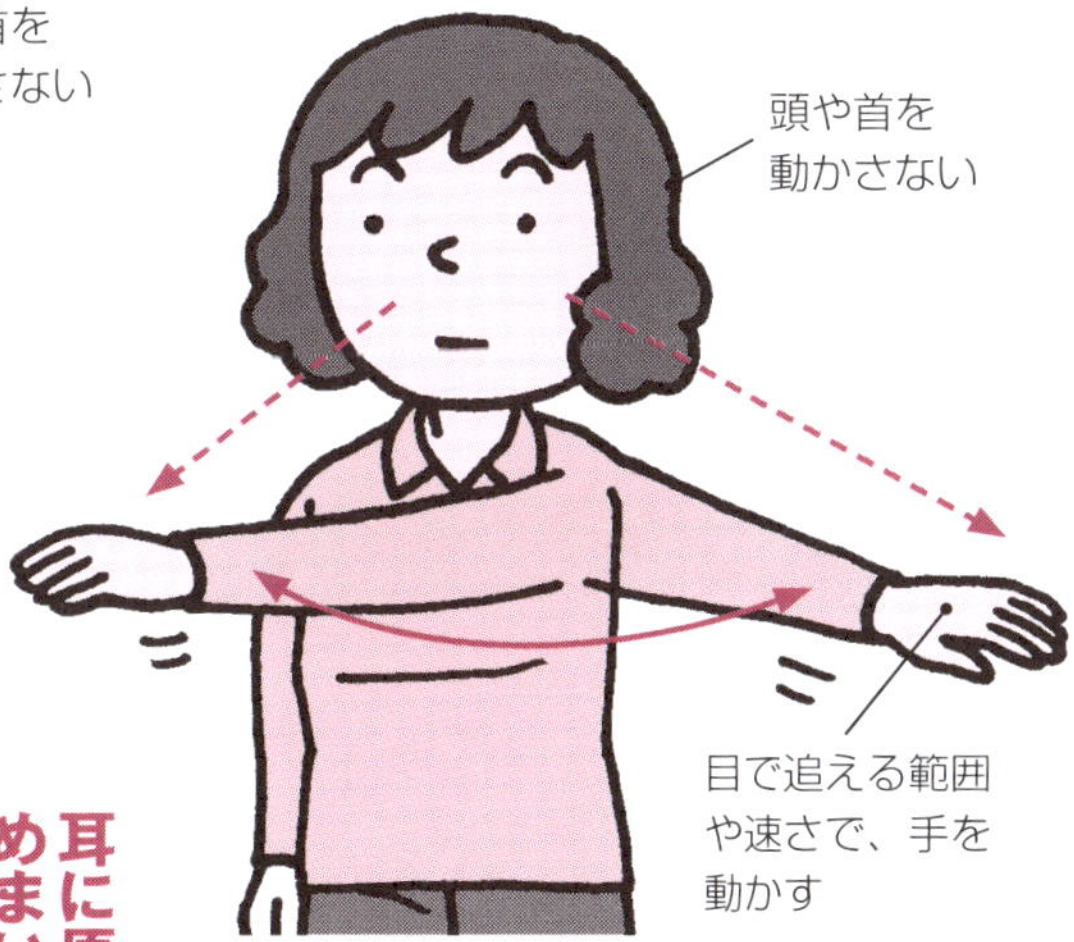

頭や首を動かさない
目で追える範囲や速さで、手を動かす

1 **片方の手を前に水平に上げ、手の先を見る。手を左右に動かし、目だけで手の動きを追う**

2 **同じく、手を上下に動かし、目だけで手の動きを追う**

各5〜30回

耳に原因があるめまいに有効

めまい体操は、意識してわざとめまいを起こさせることによって、脳をめまいに慣れさせるのが目的です。

とくに、メニエール病や良性発作性頭位めまい症、前庭神経炎などの内耳に原因があるめまいに効果があります。聴神経腫瘍の術後におこなうのも効果的です。

めまい体操は、開始するタイミングが大切です。急性期のひどいめまいの症状が落ち着いたら、医師の許可を得てから始めるようにしましょう。

立ったまま体を動かす

頭や体の動きに合わせて、バランスを保てるようにする。目を開けておこなう。徐々に回数を増やす

1. 前屈と後屈を繰り返す
2. 正面を向いたまま、体を左右に傾ける
3. 上半身を左右にねじる
4. 上半身を回す

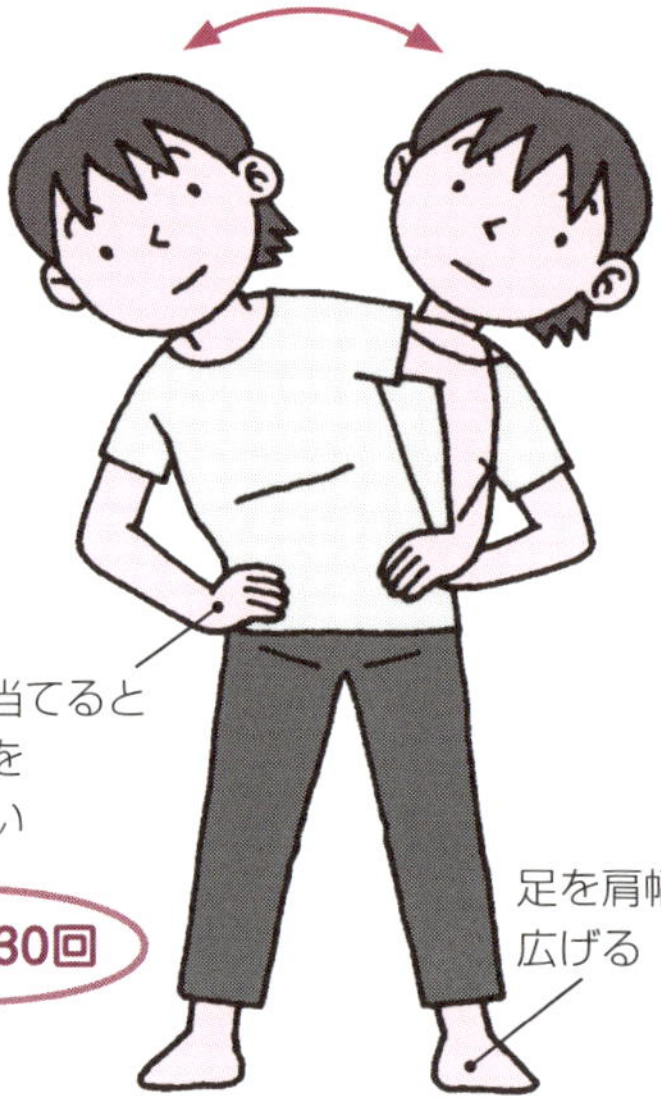
腰に手を当てるとバランスをとりやすい
足を肩幅に広げる

各5～30回

姿勢を変える

血圧の調整機能を高め、頭や体の動きに合わせてバランスを保てるようにする。目を開けておこなう。徐々に回数を増やす。

1. イスに座る・立つ、を繰り返す
2. 寝る、上半身を起こす、を繰り返す
3. 寝返りをうつ

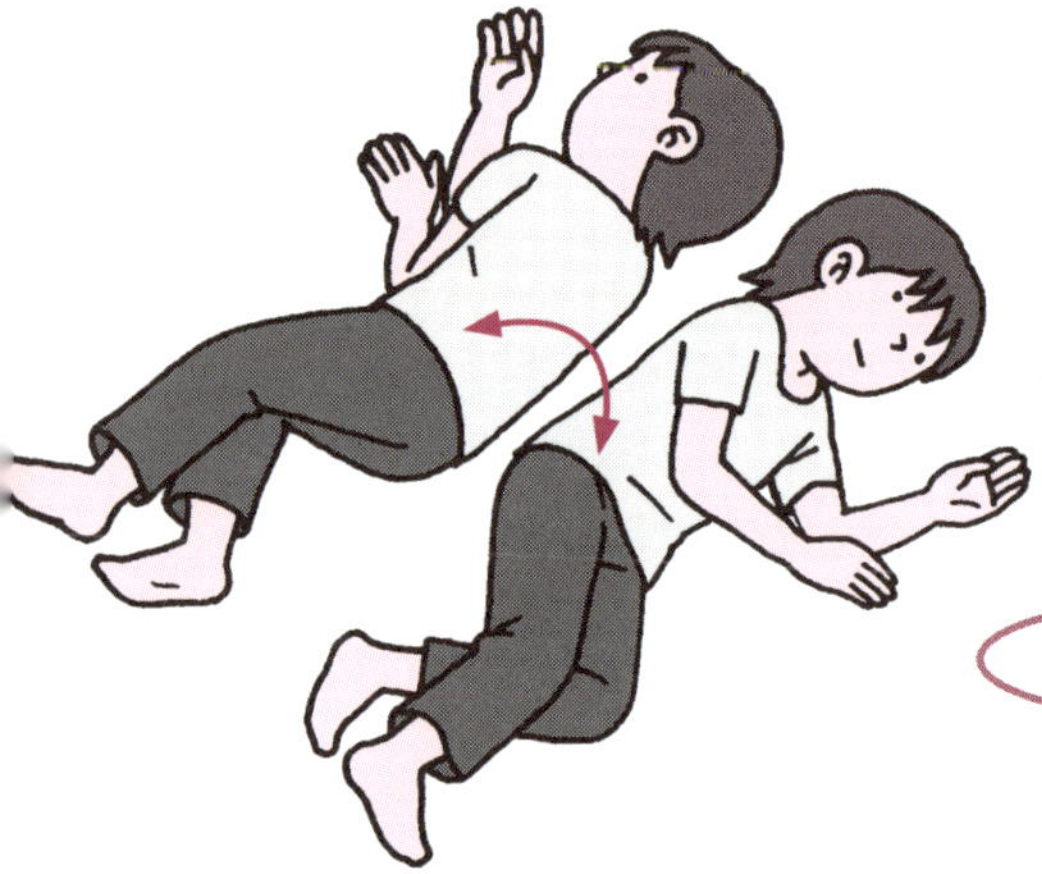

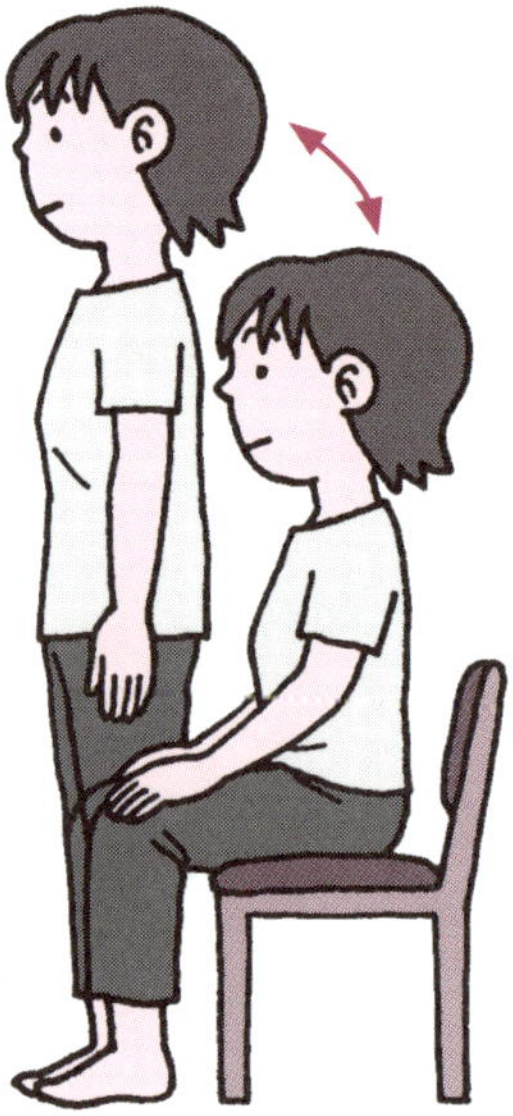

各5～30回

体のバランス機能を鍛える

めまいは頭を動かしたときに発生しやすくなります。体の平衡機能を鍛えるには、頭や体を動かす体操が効果的です。

多少の不快感を伴うので、無理をせず少しずつ慣らしながらおこないましょう。

頭を動かす

頭の位置を変えることで起こる、不快感を減らす。目を開けておこなう。最初は5回から始め、慣れてきたら回数を増やす

各5～30回

1. 前後に傾ける
2. 正面を見たまま頭を左右に傾ける

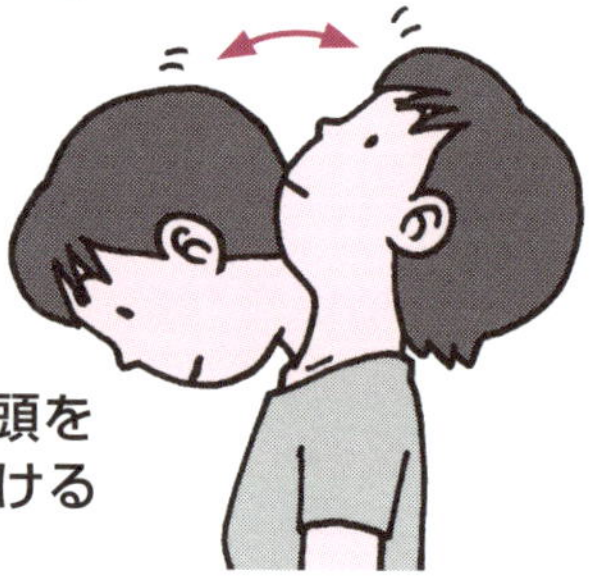

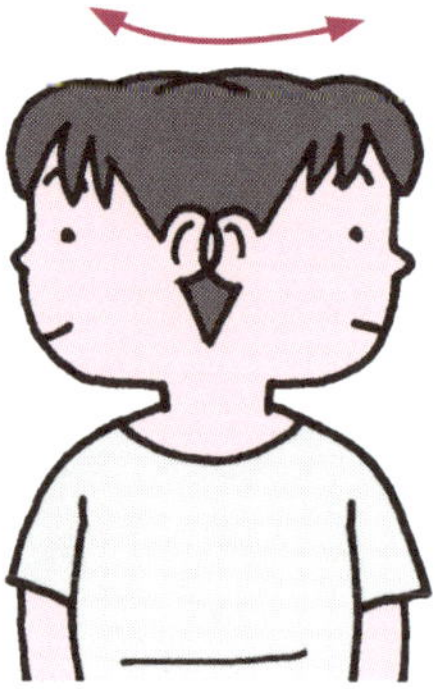

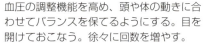

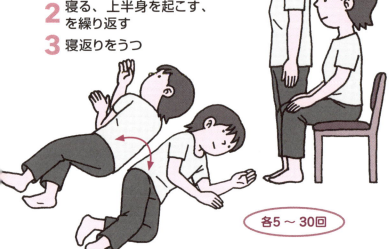

3. 左右を振り向く
4. 首をぐるりと回す

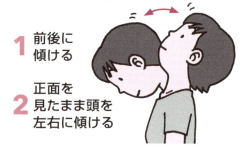

立つ

さまざまな立ち方で、バランスを保つ。目を開けた状態と閉じた状態でおこなう。手すりなどの近くでおこない、転びそうになったらつかまる

1 両足を左右にそろえて立つ

2 足を前後に並べて立つ。足の位置を入れ替えて立つ

3 片方の足だけで立つ。反対側の足だけで立つ

開眼・閉眼で
各10 ～ 30秒

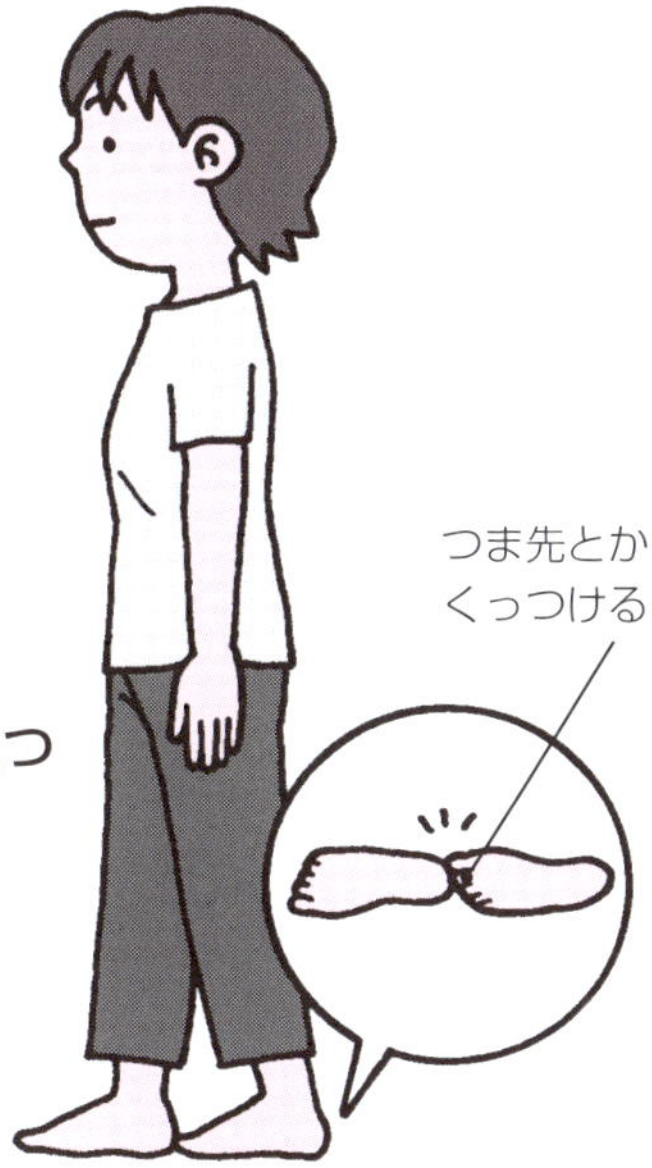
つま先とかかとを
くっつける

足踏みをする

体の動きに合わせてバランスを保つ。体にふらつきが残っている場合は、必ずだれかに付き添ってもらう。目を開けた状態と閉じた状態でおこなう

開眼・閉眼で
各10 ～ 30回

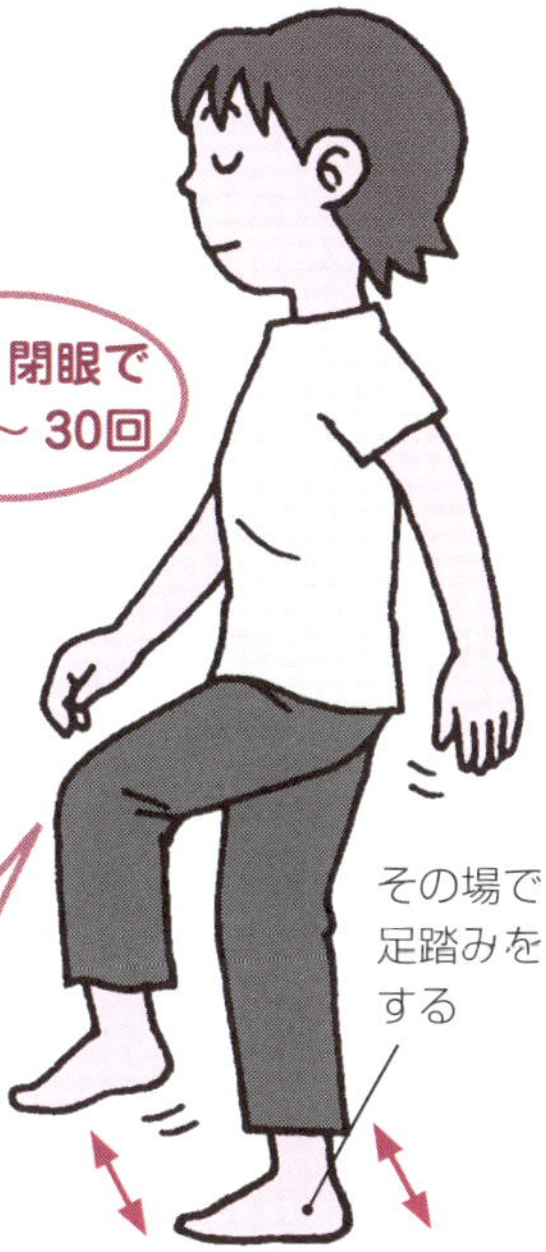
その場で
足踏みを
する

注意！

目を閉じる体操は、必ずだれかに付き添ってもらう。転びそうになったら、すぐに目を開けて支えにつかまる

歩く

歩きながらバランスを保つ。目を開けておこなう。最初はできる範囲で、慣れてきたら距離や段数を増やす

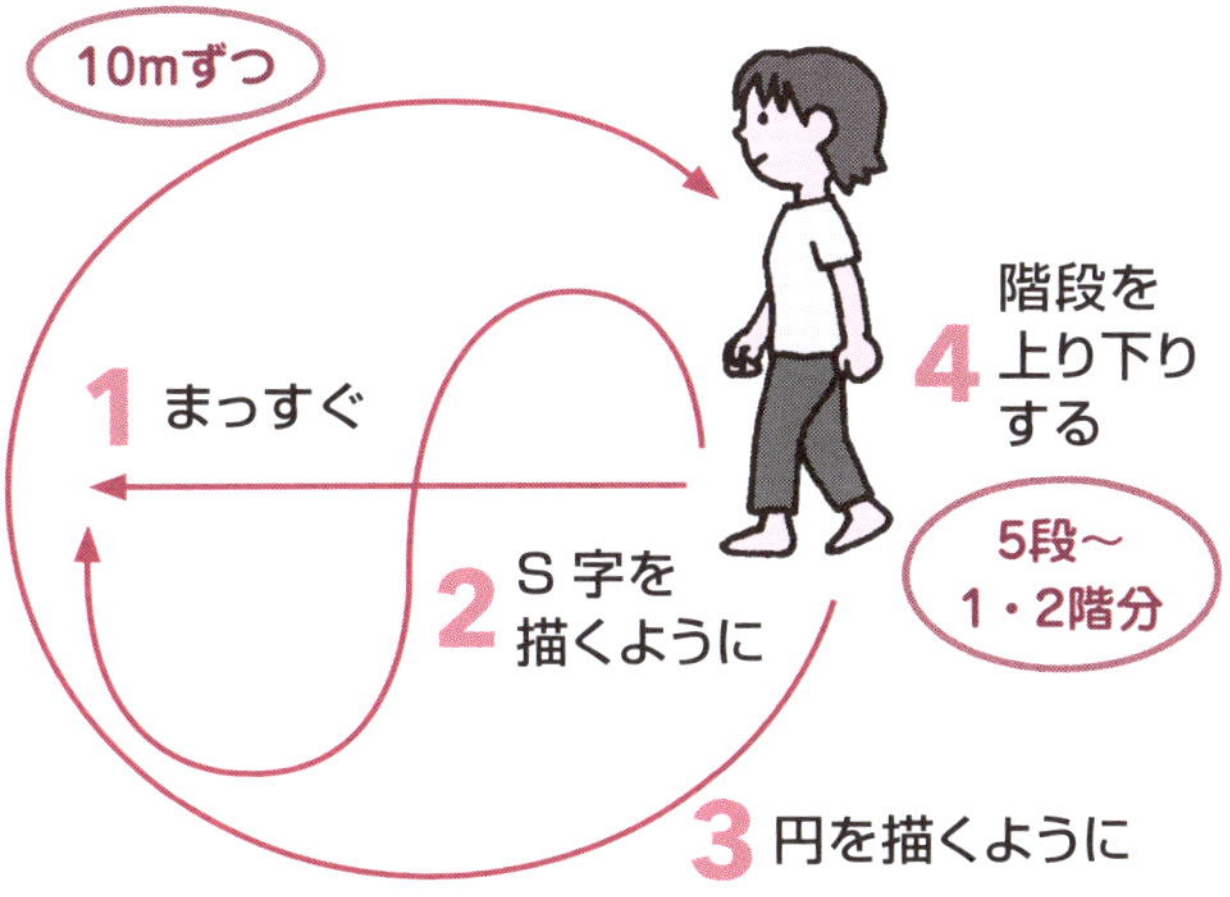
10mずつ
1 まっすぐ
2 S 字を
描くように
3 円を描くように
4 階段を
上り下り
する
5段～
1・2階分

日常生活ではめまいを起こす動作は避けよう

体操では、首を反らせる・うつむく・ひねる動作や、立ち上がる動作など、あえてめまいを起こす動きをします。

しかし日常生活では転倒などを防ぐために、これらの動作は避けましょう。例えば、ゆっくり動くことでめまいが起こりにくくなります。

「音には音を」で脳を耳鳴りに慣れさせる

耳鳴りに悩んでいる人は、つい耳鳴りを意識して、ますます耳鳴りが気になるという悪循環にはまることが多いもの。この場合は、「音には音を」で対処する方法が効果的です。

音が鳴っていると耳鳴りは気にならない

耳鳴りが気になるのは、周囲が静かなとき。何か別の音がしていれば気になりません。これを利用して、耳鳴りから意識をそらします。軽症〜中等症（→P33）の人に効果的で、夜、静かで眠れないときなどにおすすめです。

音量

聞き流せる大きさで

音が大きすぎると、その音に聞き入ってしまいます。仕事や読書、睡眠などの妨げにならないよう、耳鳴りと同程度の音まで下げましょう。

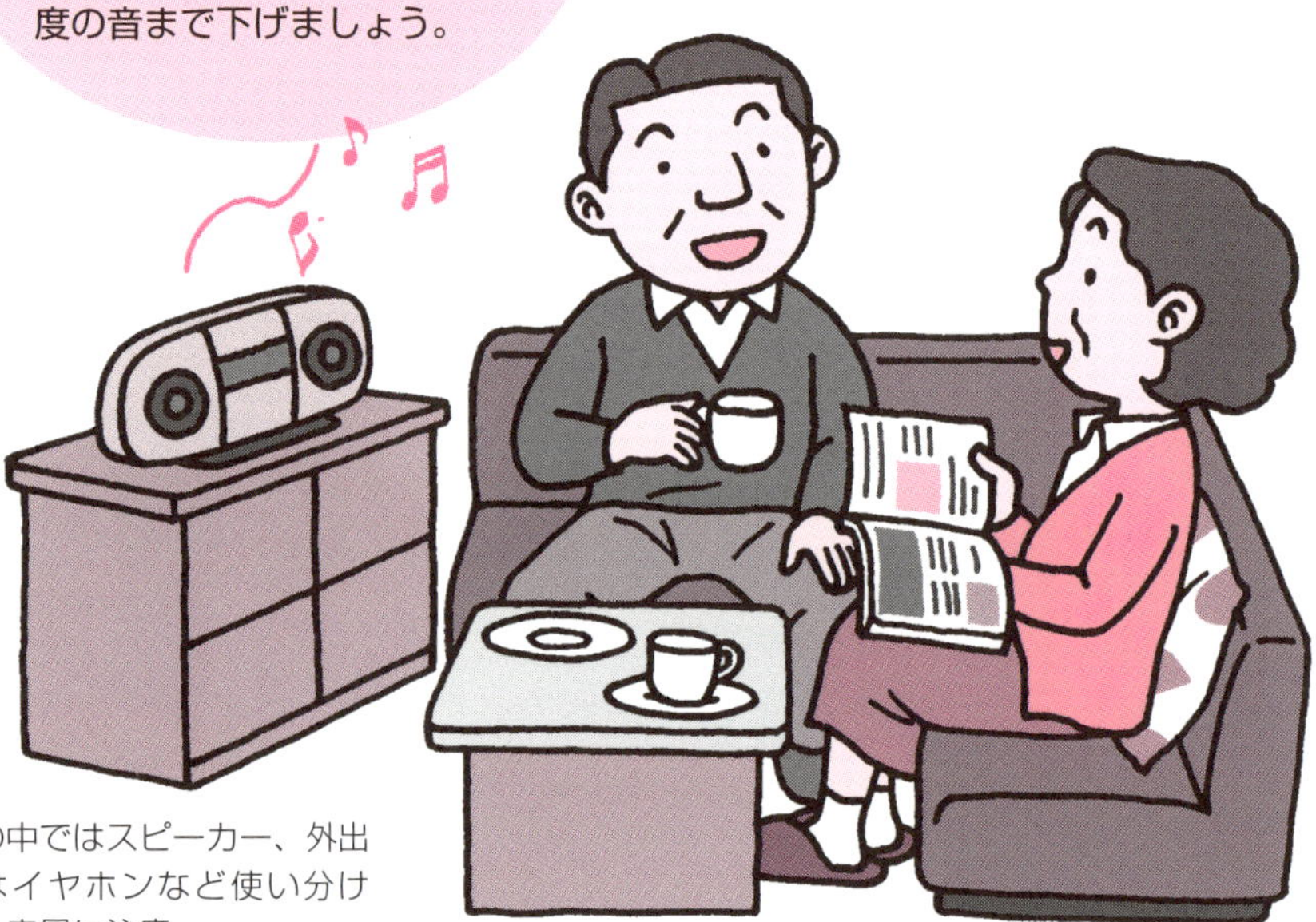

家の中ではスピーカー、外出時はイヤホンなど使い分けて。音量に注意

音の種類

心地よい音がおすすめ

聞くことに集中しないような音がよいでしょう。好きな音楽やラジオ、川のせせらぎや波の音など、リフレッシュできて、自分が心地よく感じる音を選びます。

好きな音楽

ラジオ

せせらぎの音

ホワイトノイズ
ラジオの雑音のような「ザー」という音

波の音

静けさを避けるだけ。気長に取り組もう

耳鳴りを気にならなくする方法には、家庭でおこなえる工夫のほか、耳鼻咽喉科で受ける治療法もあります。

いくつかの方法がありますが、現在は「TRT（耳鳴り順応治療法）」が主流です。カウンセリングと、音を聞き続ける音響療法で、耳鳴りが気にならないようにしていきます。

効果が現れるまでには早くて数ヵ月、長いと二年ほどかかるので、生活の工夫と合わせて気長に取り組みましょう。

難聴のない耳鳴りへの治療もある

耳鳴りの治療法「TRT」は、耳鼻咽喉科でのカウンセリングと音響療法からなります。

右ページの工夫も音響療法の一つです。耳鳴りが重症で難聴がなければ、治療器を使います。

▼ TRT の流れ

耳鼻咽喉科で

検査と指導を受ける

まず、耳鳴りの検査（→P32）を受けます。カウンセリングで耳鳴りのしくみと、脳の音を聞き分ける能力について理解し、耳鳴りへの不安を取り除きます。中等症までならカウンセリングと生活の工夫で改善します。

重症の場合は

専門店で

治療器の購入と使用

難聴がない重症の耳鳴りの場合、サウンドジェネレーターという治療器が検討されます。サウンドジェネレーターは検査結果に合わせて音を調整するため、主治医の指導を受けてから専門店で購入し、使用します。

- **耳鳴りの音が少し聞こえる音量に調整してもらう**
- **1日6 ～ 8時間くらい使う**

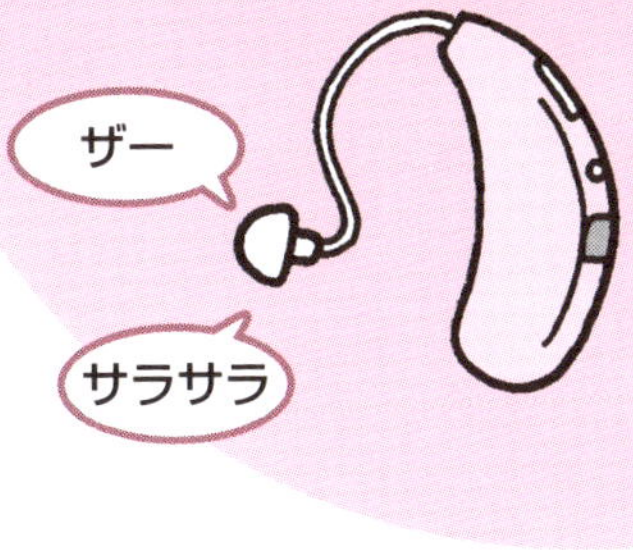

補聴器のように耳に装着するので、静かな職場などでも利用できる。自分だけに聞こえる音で耳鳴りを気にならなくする

漢方薬で耳鳴りが改善することもある

漢方薬は全身状態を整え、耳鳴りに伴う症状もいっしょに改善します。「釣藤散《ちょうとうさん》」は、高血圧や頭痛などがある人に適しています。「牛車腎気丸《ごしゃじんきがん》」もよく用いられます。イライラや不眠が強い人には「大柴胡湯《だいさいことう》」「柴胡加竜骨牡蛎湯《さいこかりゅうこつぼれいとう》」「加味帰脾湯《かみきひとう》」なども使われます。

生活を快適にする

「症状日記」をつけてつき合い方を知る

耳鳴りやめまいの発生・悪化には、日常生活の影響が大きいもの。どんなときに症状が現れ、悪化するのか、毎日記録をつけておくと、自分の傾向がわかりやすくなります。

日記のつけ方

就寝前などに1日を振り返り、気になることを書き留めます。症状とその強さ、発生の状況、睡眠時間、服薬状況、天候などを記録しておきます。

症状

- **症状の特徴（きっかけ、続いた時間、強さなど）**
- **同時に起こった症状（吐き気、頭痛など）**
- **日常生活への支障の有無**

思い当たるきっかけ、どれくらい続いたかなど、客観的に症状を記録する

生活

- **睡眠時間**
- **天候**
- **（女性は）月経周期**

睡眠時間や天候のほか、体の疲れ具合、ストレスを感じたこと、よく眠れたかなど、気づいたことを書いてみよう

治療

- **服用した薬**
- **服用の有無**

定期的にのむ薬はのんだかどうか、症状が起きたときだけのむ薬は薬の名前も記録

▼記入例

月日	○月○日（月曜）	○月×日（火曜）
天気	雨のちくもり	晴れ
症状	・朝にめまいと吐き気が少し。30分続く ・耳鳴りあり ・朝食が食べられなかった	・耳鳴りあり ・首こりあり
薬の服用	朝　○ 晩　○	朝　○ 晩　○
生活	・睡眠：5時間 ・朝食抜き	・睡眠：6時間
気づいたこと	・仕事の悩みで寝つきが悪かった	・首のこりと疲れを強く感じた

パターンをつかんで予防に役立てよう

記録を１～２ヵ月ほど続けると、症状の現れ方や傾向、共通点などが見えてくることがあります。受診の際に医師に見てもらってもよいでしょう。治療の参考になることがあります。

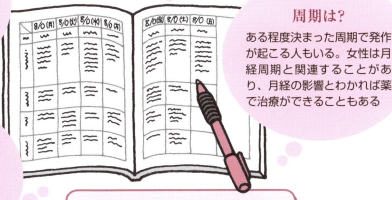

天気は?

気圧が影響しやすく、雨やくもりの日に発症・悪化することが多い。予報をチェックし、体調が悪くなりそうな天気の日は無理をせず、睡眠を十分とるなどして体調を整える

生活の状況は?

過労や睡眠不足が重なる時期に、発症・悪化する人が最も多い。睡眠時間が短いなどの状況に気づいたら、発作を起こす前に対策を

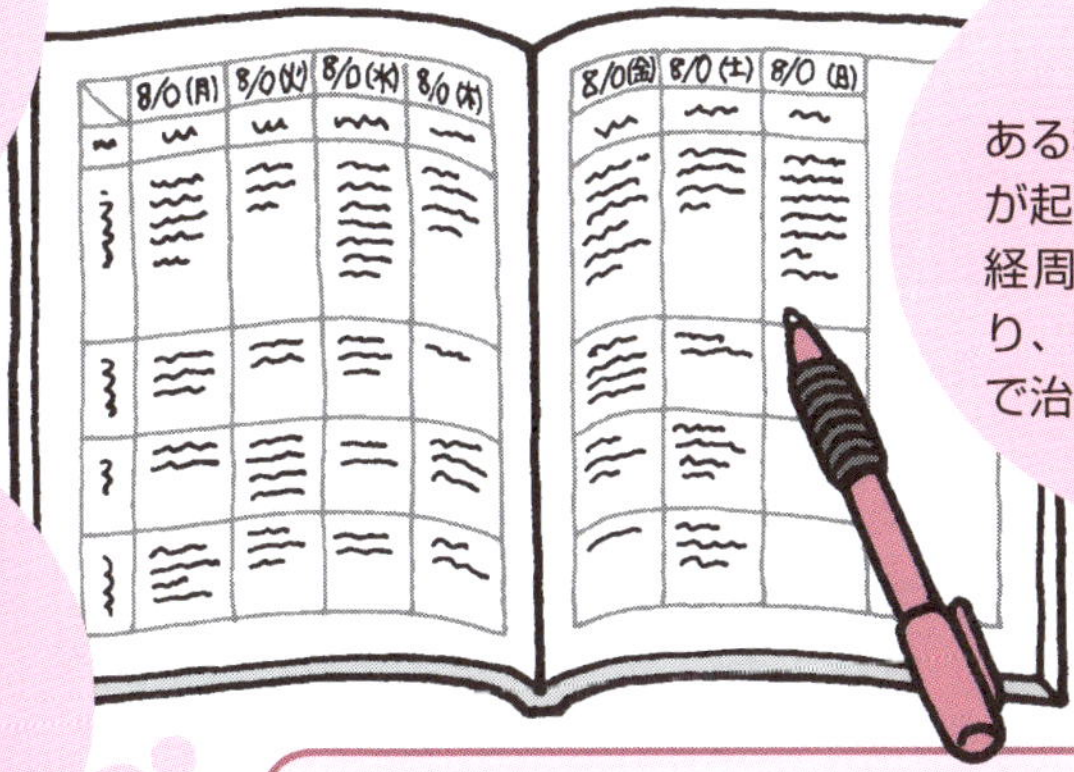

周期は?

ある程度決まった周期で発作が起こる人もいる。女性は月経周期と関連することがあり、月経の影響とわかれば薬で治療ができることもある

ストレスは?

ストレスが強いと悪化しやすいため、体調が悪くなったときのストレス要因を確認する。ストレスが影響しているときは、要因を回避したり早めに解消したりする

発症・悪化のパターンにならないように工夫する

症状が現れるとき、悪化するときの要因を見つける

耳鳴りやめまいが生活の影響を受けるとわかっても、実際に何が要因なのかがわからないと、対処のしようがありません。

そこでおすすめなのが、「症状日記」です。自分の症状やその変化だけでなく、天気や生活習慣も記録しておきます。

記録をつけて、ある程度データが集まってきたら見直してみます。症状の発生や悪化に関係する要因が発見できれば、対策もとりやすく、症状をコントロールできるようになります。生活習慣の見直しにも役立ちます。

自分のパターンがわかると不安も軽くなる

いつ症状が起こるのかがわからないと不安が強く、その不安はストレスになります。発作のパターンがわかれば、そのときだけ警戒すればよいので、不安が軽くなります。

工夫①——生活リズム

規則正しい生活習慣で自律神経を整える

耳鳴りやめまい、めまいに伴う吐き気などの症状は自律神経のバランスが乱れると起こりやすくなります。予防のためには規則正しい生活を送り、自律神経の働きを整えることが重要です。

食事と睡眠でリズムをつくる

生活は、食事と睡眠を決まった時間にすると、リズムをつくりやすくなります。毎日規則正しいリズムで生活すると、自律神経のバランスも整いやすくなります。

交感神経が活発になり、体が活動しやすい状態に

朝

- **時間を決めて起きる**
- **朝食を抜かず、必ずとる**

平日や休日にかかわらず、毎日同じ時間に起床しましょう。朝食を抜く人も多いですが、生活リズムを整えるには、きちんととることが重要です。

立ちくらみがしやすい人は朝食をしっかりとろう

朝食は体温を上げ、交感神経のスイッチを入れる重要な役割があります。とくに起立性低血圧がある人は、朝食をしっかりとると午前中から調子が良くなります。

夜更かしは“寝だめ”でもリセット不可

平日は仕事などで夜更かしして、休日に長く寝る＝寝だめする人も多いですが、睡眠不足はリセットできません。睡眠は毎日規則正しく、一定時間を確保することが重要です。

昼

● **昼食を抜かず、時間を決めてとる**

● **間食をひかえる**

忙しくても、できるだけ決まった時間に昼食をとりましょう。抜いたり時間が大幅にずれたりすると、自律神経のバランスが乱れやすくなります。間食でごまかすのもNG。

運動で生活にメリハリをつける

体調が悪いからといって休んでばかりなのもダメ。日中に適度な運動をして、交感神経がオンの状態をしっかりキープしましょう。運動で血流がよくなり、症状も軽くなります（→P76）。

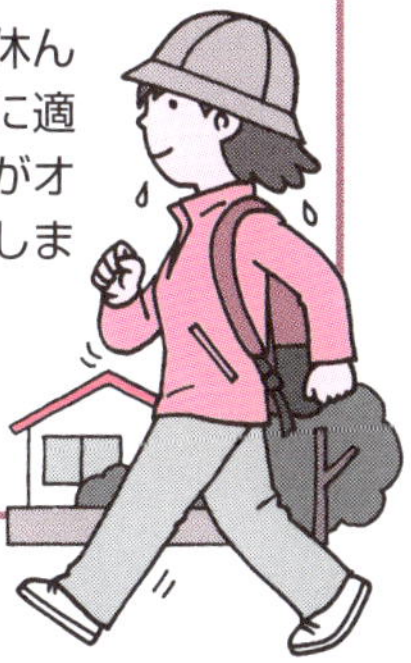

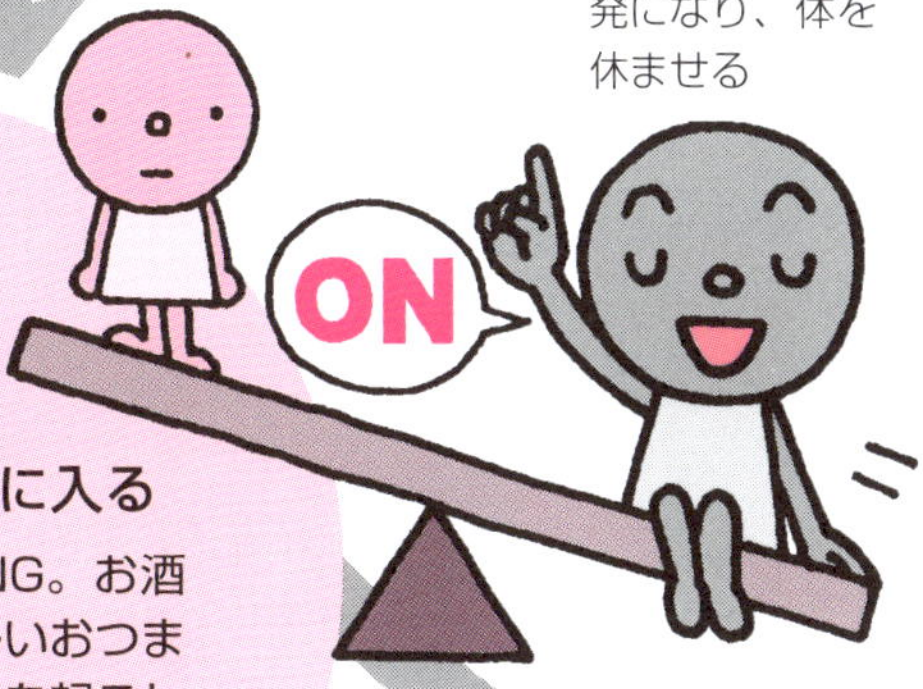

夕方から徐々に副交感神経が活発になり、体を休ませる

夜

● **夕食は寝る3時間以上前に済ませる**

● **夜食をとらない**

● **時間を決めて布団に入る**

夜遅い時間の食事はNG。お酒の飲みすぎや、塩分の多いおつまみの食べすぎは、めまいを起こしやすくなります。眠くなくても、決まった時間に床に就く習慣をつけましょう。

耳鳴りで眠れない人は小さく音を流す

耳鳴りが気になって眠れないときは、好きな音楽やラジオなど音量を小さくして流します（→P88）。横になって休むだけでも十分です。眠れなくてもあせらず、自然に眠くなるのを待ってください。

生活リズムを直し、体を少しずつ元に戻す

生活リズムの乱れは、自律神経のバランスを崩して耳鳴りやめまいを起こしやすくなります。

めまいで脳の代償作用（→P81）を促すトレーニングをしているときは、少し疲れただけでもめまいが起こりやすくなります。意識して生活リズムを整えていくことが重要です。

乱れた自律神経の働きを整えるには時間がかかります。生活習慣を変えるのにも、ある程度時間が必要です。少しずつ体を慣らしていきましょう。自律神経がバランスよく働くようになれば、症状も軽くなっていきます。

工夫②――食事、嗜好品

ストレス解消ではなく、耳の血流改善を目的に

耳鳴りやめまいには、食事は関係ないと思うかもしれませんが、そうではありません。耳の血流やむくみには食生活が大いに影響しています。嗜好品にも注意が必要です。

食事はバランスよく腹八分目にとる

食事は耳の血流やむくみに影響します。栄養バランスを考え、腹八分目を心がけます。肥満や高血圧、糖尿病などの生活習慣病は血流を悪化させるので、その治療法に従ってください。

▼ビタミン B_{1}

末梢神経の働きを高める作用がある。糖質の代謝にも不可欠。豚肉やうなぎのほか、玄米や大豆にも多く含まれる

- **豚肉**
- **玄米**

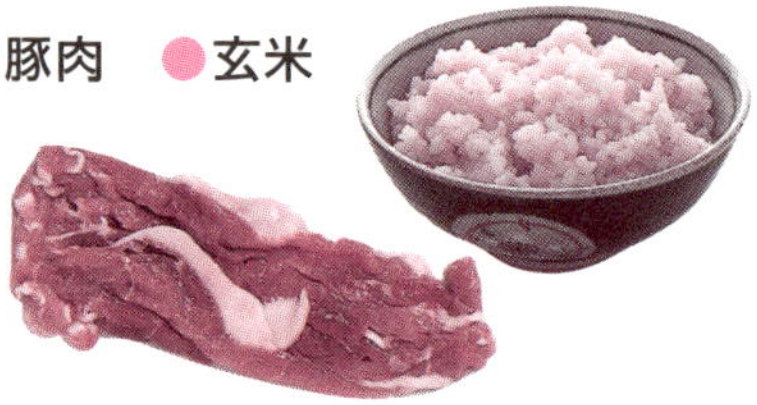

▼ビタミン B_{2}

細胞の再生やエネルギー代謝に不可欠。脂質の代謝にも欠かせない。納豆やレバー、卵、チーズなどに多く含まれている

- **納豆**
- **レバー**
- **卵**
- **チーズ**

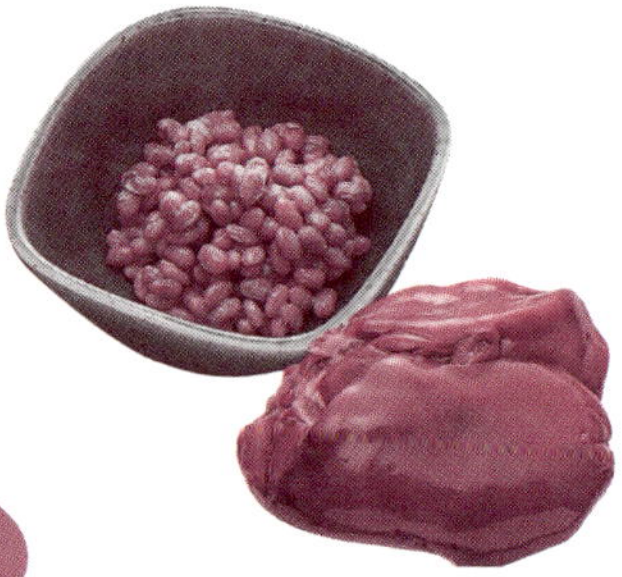

塩分

とりすぎはダメ。控えめに

塩分をとりすぎると全身がむくみ、耳の中にも影響します。高血圧の原因にもなり、耳鳴りを悪化させることも。むくみを解消するには減塩がいちばんです。

食材

肉より魚を選び、野菜や果物をプラス

魚介類は血行促進に役立つ栄養素を多く含みます。野菜や果物も積極的にとりましょう。栄養素としてはビタミンB群がおすすめ。神経の修復に必要な栄養素です。

▼ビタミン B_{12}

末梢神経を修復し、その働きを高める作用がある。レバーに多いが、脂質が気になる人は魚介類からとろう

- **サンマ**
- **貝類（アサリ、シジミなど）**

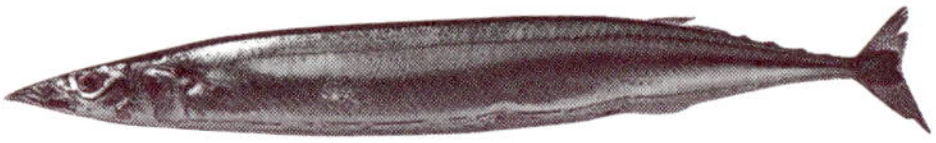

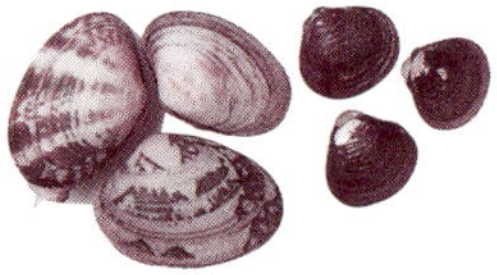

耳や脳の血流をよくする食事を心がける

耳や脳の血管は非常に細いため、何らかの原因で血流が悪くなると神経や細胞の再生・修復に影響し、耳鳴りやめまいを悪化させる要因にもなります。耳や脳の血流を悪化させないためには、食事にも注意が必要です。

嗜好品は控えめに。タバコは禁止

　ストレス解消の方法として、お酒やからい食べ物を楽しみにしている人も多いのですが、耳鳴りやめまいの改善のためにはあまりおすすめしません。タバコは耳の血流を低下させるので、NGです。

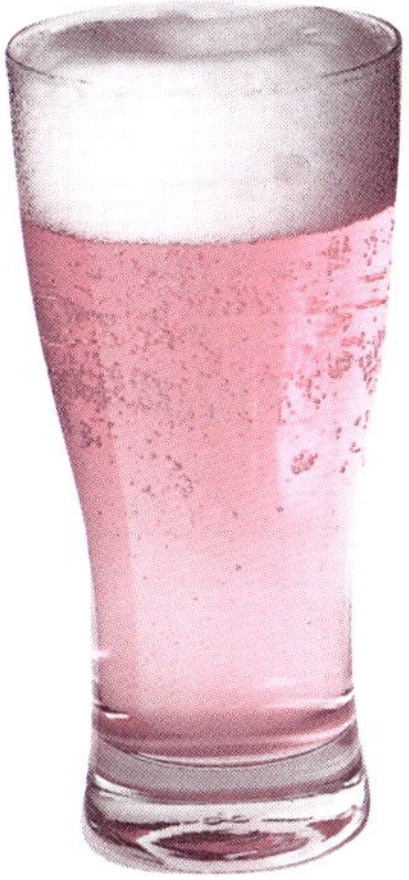

寝る前の飲酒は、睡眠を浅くさせるので避けよう

お酒

適量は OK。症状があるときの飲酒は避ける

　症状が安定していれば、ストレス解消として適量の範囲内ならOK。めまいがあるときは平衡機能を乱し、症状を悪化させるので禁酒しましょう。

▼適量の目安

- ビール（中瓶）１本
- 焼酎（ロック）１杯
- ウイスキー（ダブル）１杯

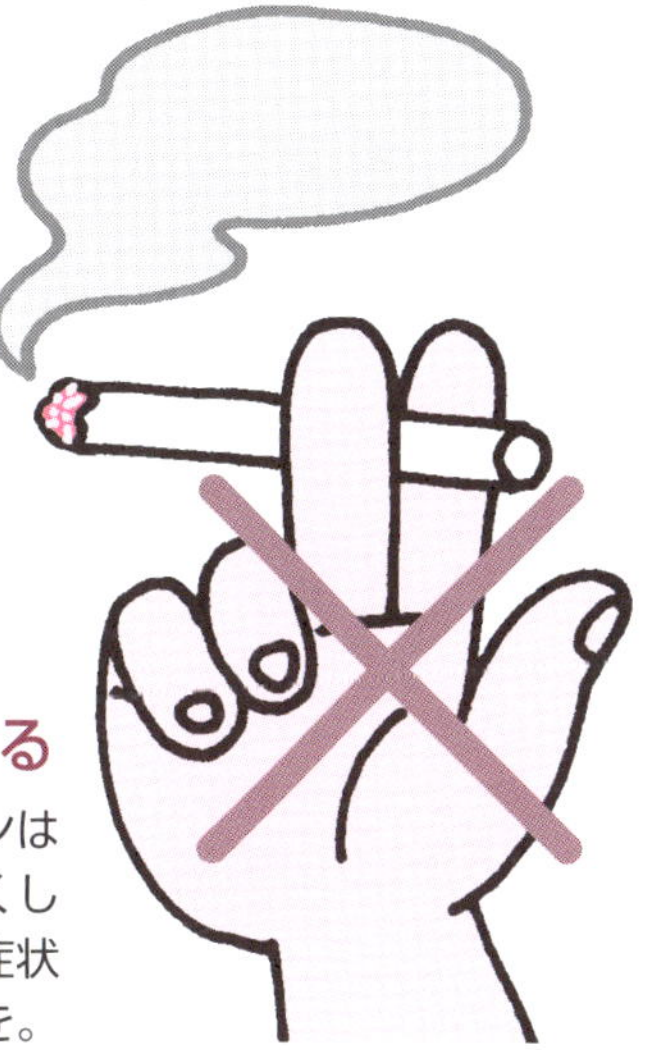

タバコ

吸って良いことは一つもない。禁煙する

　タバコに含まれるニコチンは血管を収縮させ、血流を悪くします。脳や耳の血流低下は症状を悪化させるので原則禁煙を。

カフェイン・香辛料

治まってから、とりすぎない範囲で

　カフェインや香辛料は神経を興奮させるため、とりすぎると耳鳴りやめまいの引き金になる可能性があります。症状が落ち着いたら、少しならＯＫです。

▼カフェインを含む飲食物

- コーヒー
- 緑茶、紅茶、ウーロン茶など
- 栄養ドリンク
- 一部ののみ薬
- 眠気覚ましのタブレット

など

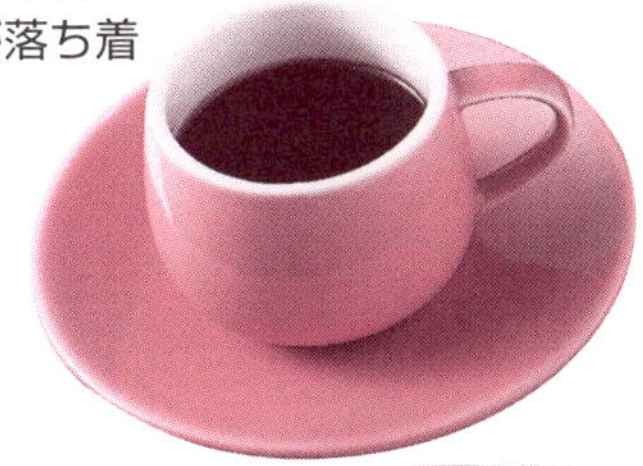

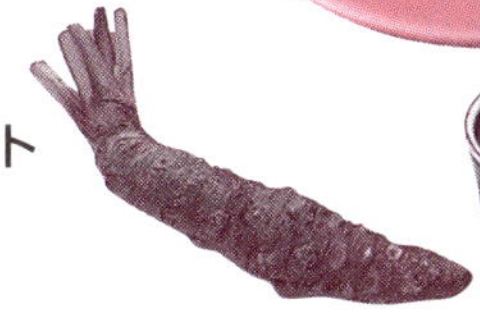

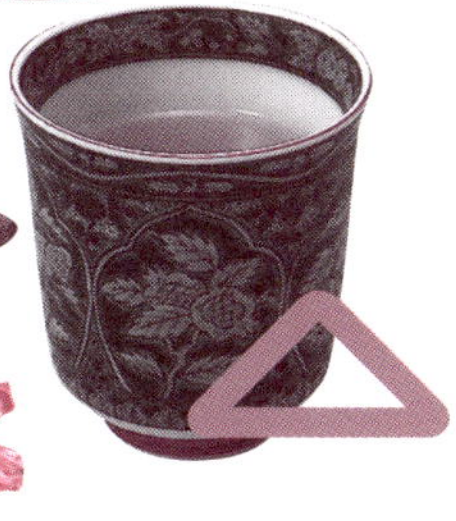

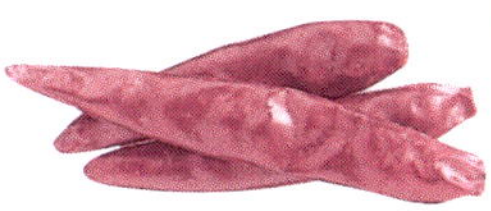

香辛料は、アクセント程度ならよいが、からすぎる食べ物は止めよう

　実際、耳鳴りやめまいは糖尿病、脂質異常症などの生活習慣病がある人に多くみられます。血糖や血中脂質が多くなると、血液がドロドロになり、耳や脳の血流も悪くなってしまうのです。

　耳や脳の血流のためにも、生活習慣病を防ぐような食生活を心がけることが重要です。

工夫③——ストレス解消

疲れを自覚して意識的にリフレッシュする

耳鳴りやめまいは、ストレスをためこむと悪化します。症状をやわらげるにはストレスを自覚し、こまめに解消することです。自分の意識を改め、生活スタイルを見直しましょう。

呼吸や体操で体の力を抜こう

ストレスがあると、無意識のうちに緊張して呼吸が浅くなり、歯を食いしばったり肩に力が入ったりしがち。全身の血行が悪くならないよう、意識して呼吸や体操で力を抜き、リラックスしましょう。

腹式呼吸

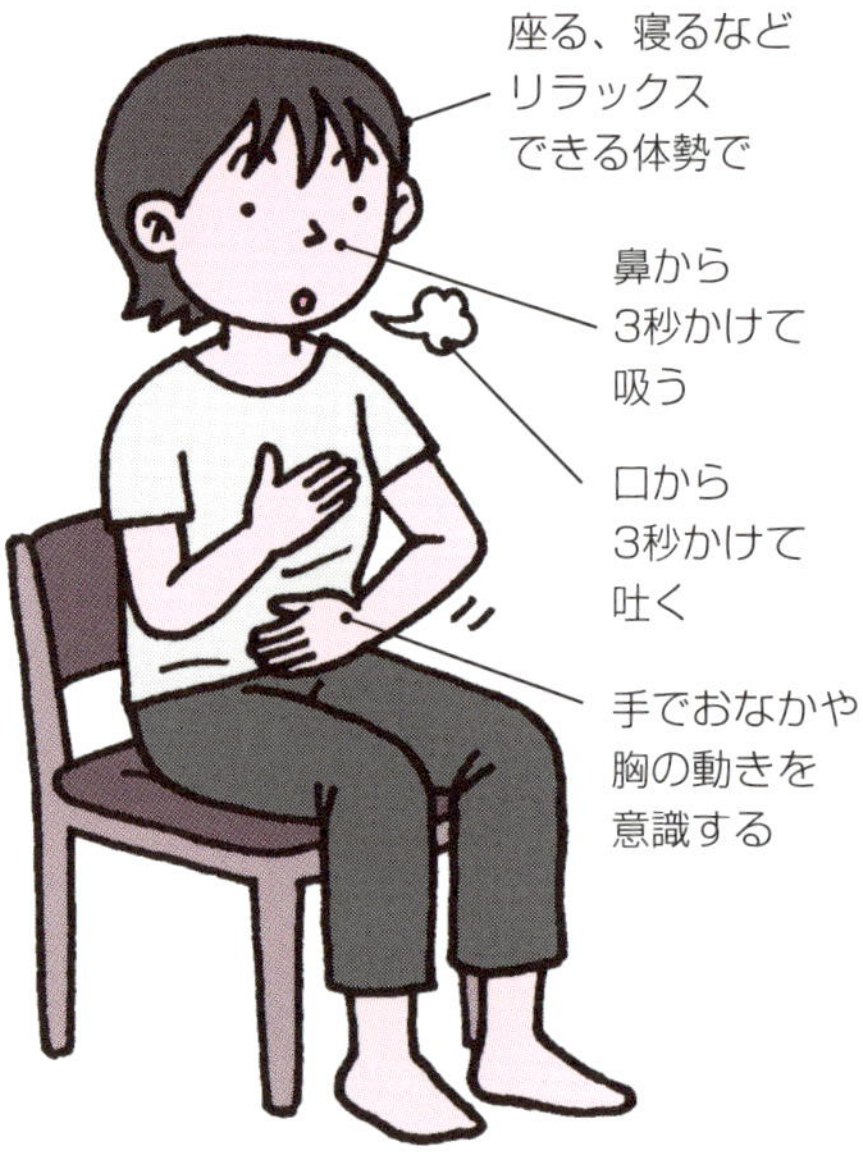

座る、寝るなどリラックスできる体勢で
鼻から3秒かけて吸う
口から3秒かけて吐く
手でおなかや胸の動きを意識する

リラックスできる姿勢をとる。手を胸とおなかに当て、胸は動かさず、おなかを動かすようにゆっくりと呼吸する。1分間繰り返す

首をゆるめる体操

顔の横に手を当てる。手を押し返すように首に力を入れる。5～8秒保ったら徐々に力を抜き、あごを引いて10秒リラックスする。反対側も同様におこなう

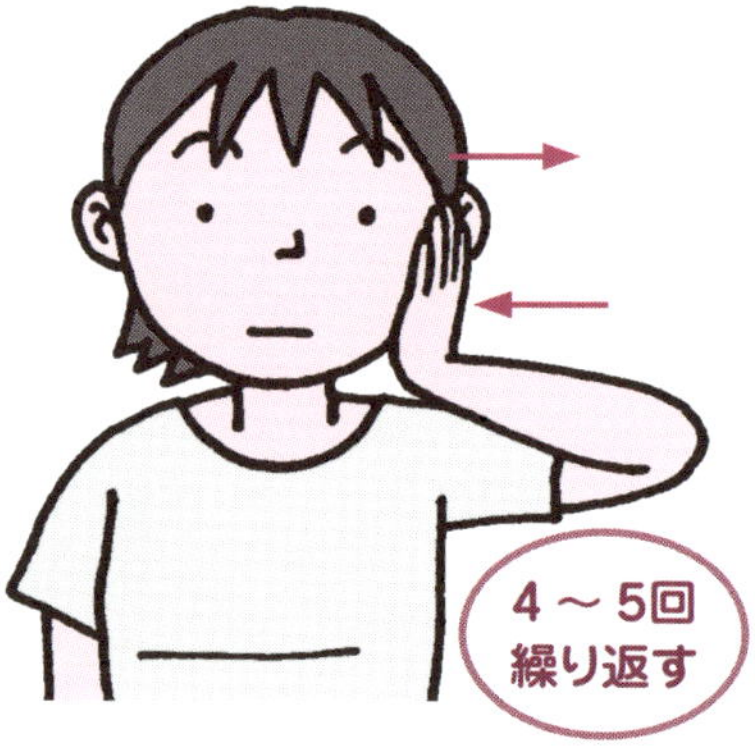

4～5回
繰り返す

肩をゆるめる体操

ひじを曲げてこぶしを握り、首や肩を縮めるように力を入れる。5～8秒保ったら、背すじを伸ばして胸を張り、力を抜いて10秒リラックスする

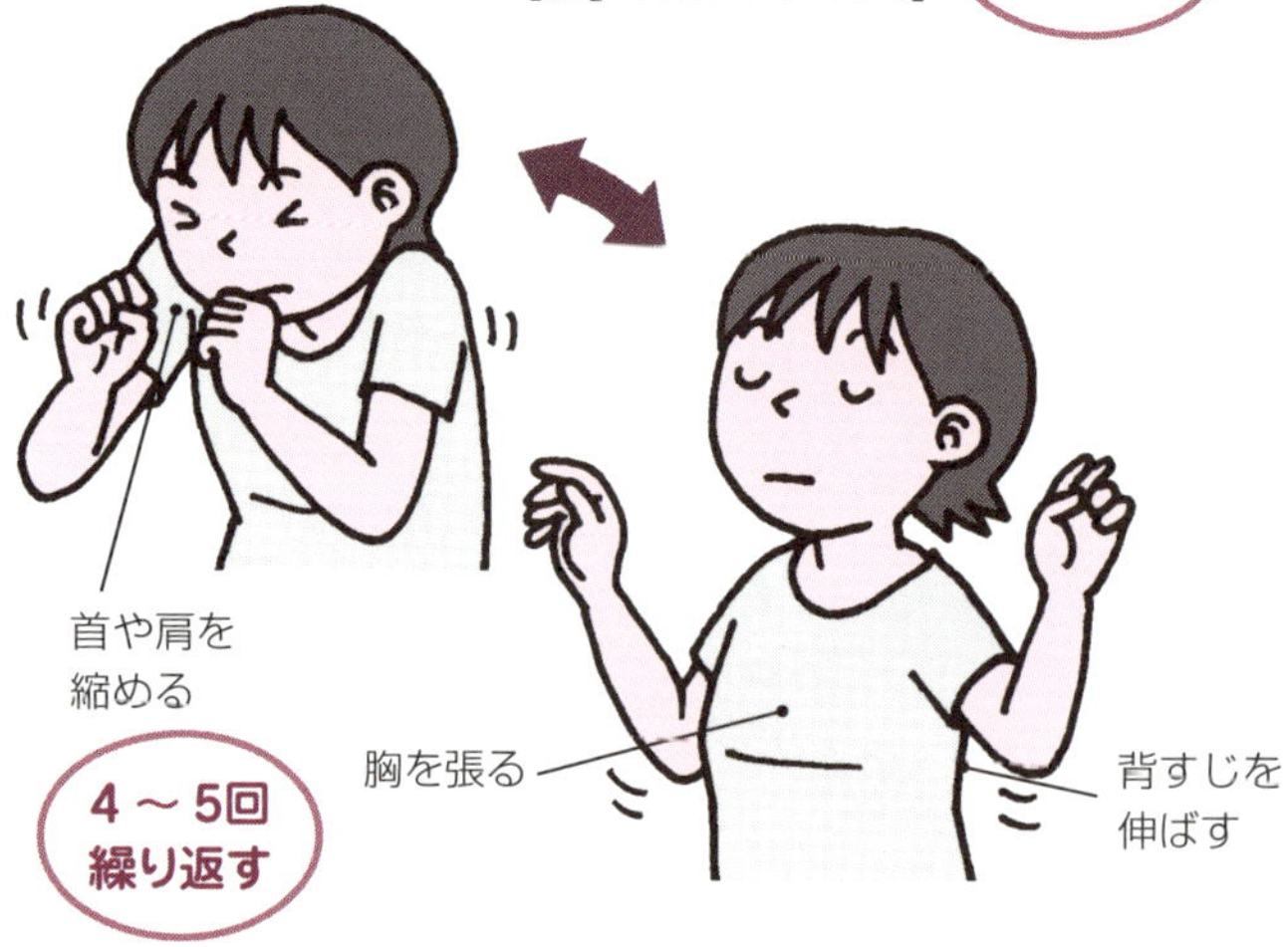

首や肩を縮める
4～5回
繰り返す
胸を張る
背すじを伸ばす

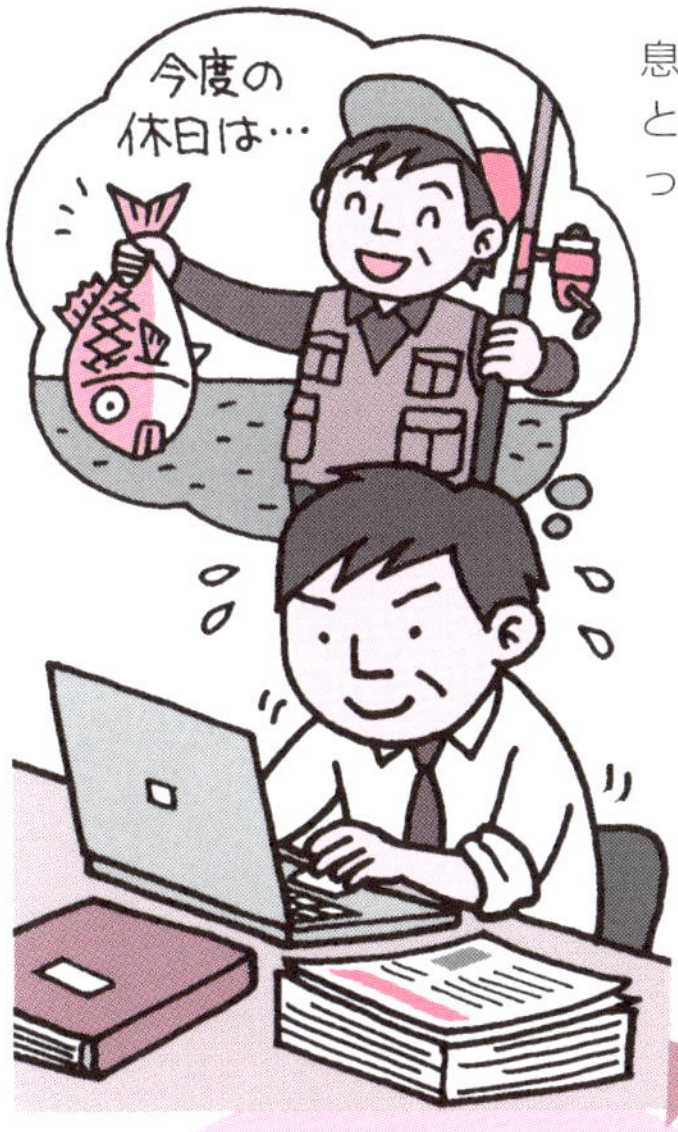

息抜きの時間があると、仕事や家事もいっそうはかどる

ストレスを自覚してつき合う方法をみつける

　ストレスはあるのが“ふつう”ですが、がまんして抑え込むと心身ともに疲れ果ててしまいます。柔軟にかわしたり受け流したり、自分なりの方法をみつけましょう。

何がストレスになるかを自覚する

　自分が何を苦痛に感じているのか、ストレスの正体を把握することが第一。ストレスの原因がわかれば、対処もしやすくなります。

受け流すときは

ほかのことで気分を変えてみる

　趣味やスポーツなど、自分だけの楽しみをもちましょう。趣味などの時間には、夢中になって、ストレスの原因を忘れるようにします。

バネにするときは

ストレスのとらえ方を変えてみる

　ストレスと考えず、自分の成長に必要な試練やステップだととらえるのも一つの方法です。ときには失敗や挫折《ざせつ》があっても、次に活かせる方法を考えてみては。

一人で処理しきれないときはだれかに相談する

　ストレスが強いときは、自分一人で抱え込まないようにしましょう。友だちや同僚、上司、家族などに相談を。場合によっては、精神科医やカウンセラーにかかるのもよいでしょう。

休みがあるからこそ、生活や仕事が充実する

　ストレスをためこまないようにするには、適度に休んだりリフレッシュしたりする習慣をつけます。仕事や家事に追われて、そんな時間はないと思いがちですが、少しでも休んだほうが仕事の効率も上がります。

　どんなに忙しいときでも意識して五分間休憩をとる、外の空気を吸うなど、意識して休むくせをつけましょう。

　耳鳴りやめまいは、体が発したSOSのサインともいえます。サインから目をそらさず、自分をいたわることが大切です。

ストレスをためやすい考え方や行動を改める

几帳面で真面目、完璧主義を変えよう

耳鳴りやめまいなどの症状が悪化しやすい人は、几帳面で真面目、完璧主義なところがあり、考え方やものごとのとらえ方に強いこだわりがある点が共通しています。

つらくてもがまんして無理をしがちで、休むことやだれかに助けてもらうことも苦手です。その結果、ストレスをためこみ、症状を悪化させてしまいます。

自分が楽なほうへ考えよう

こうした考え方はストレスがたまる一方で、治療にも影響します。自分を追い詰めないように、ものごとの考え方やとらえ方を少し見直してみましょう。

休んだり助けてもらったりすることに罪悪感を抱く必要はありません。無理をせず、自分が少しでも楽なこと、うれしいと思えることを優先します。そう考えることで、治療も効果的になります。

▼考え方の例	▼改め方の例
耳鳴りがなくならなければダメだ	耳鳴りは体に害がない。気にならなくなれば良い
めまいのせいで友だちとの外出が台なしだ	めまいがあったけれど、友だちに会えてうれしいし楽しかった
耳鳴りで眠れない。これからずっと続くのだろう	昨晩は寝つきが悪かったけれど、結局眠れた

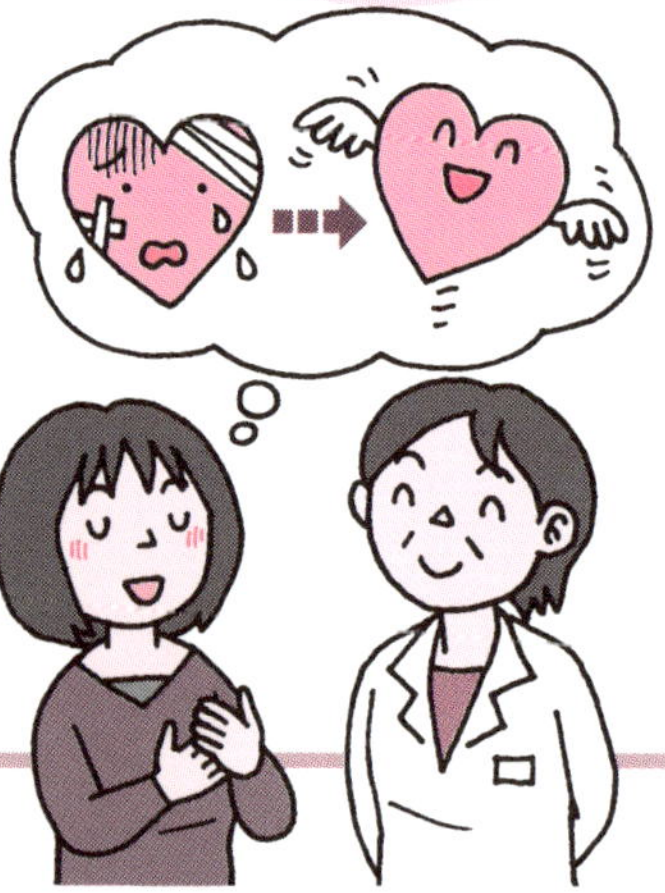

自分一人で考えを変えるのは難しい。周囲の人や、カウンセラーなどプロの助けも借りよう

■監修者プロフィール

小川 郁（おがわ・かおる）

慶應義塾大学医学部耳鼻咽喉科学教授。

1981年慶應義塾大学医学部卒業、83年同大学医学部耳鼻咽喉科学教室助手、91年ミシガン大学クレスギ聴覚研究所研究員、95年慶應義塾大学医学部耳鼻咽喉科学教室専任講師、2002年より現職。耳科学、聴覚医学、頭蓋底外科などが専門。

現在、慶應医師会会長、日本医師会代議員、日本耳鼻咽喉科学会認定専門医・代議員、日本気管食道科学会認定専門医・常任理事、日本耳科学会顧問、日本聴覚医学会理事、日本小児耳鼻咽喉科学会理事、日本頭蓋底外科学会理事、国際耳鼻咽喉科学振興会理事、国際聴覚医学会理事などを兼務。

■参考文献

新田清一、鈴木大介著、小川郁監修『ゼロから始める補聴器診療』中外医学社、2016年

新田清一著、小川郁監修『耳鳴りの9割は治る』マキノ出版、2014年

小川郁編集『よくわかる聴覚障害　難聴と耳鳴のすべて』永井書店、2010年

小川郁監修『最新 めまい・耳鳴り・難聴』主婦の友社、2006年

石井正則『名医の図解　よくわかる耳鳴り・難聴・めまい』主婦と生活社、2006年

神尾友和、相原康孝監修『健康ライブラリーイラスト版 難聴・めまい・耳鳴りを解消する』講談社、2003年

●編集協力　オフィス201　重信真奈美
●カバーデザイン　松本 桂
●カバーイラスト　長谷川貴子
●本文デザイン　OKAPPA DESIGN
●本文イラスト　松本 剛　千田和幸

健康ライブラリー　イラスト版

難聴《なんちょう》・耳鳴《みみな》り・めまいの治《なお》し方《かた》

2018年8月7日　第1刷発行

監　修　小川　郁（おがわ・かおる）

発行者　渡瀨昌彦

発行所　株式会社講談社
東京都文京区音羽二丁目 12-21
郵便番号　112-8001
電話番号　編集　03-5395-3560
販売　03-5395-4415
業務　03-5395-3615

印刷所　凸版印刷株式会社

製本所　株式会社若林製本工場

N.D.C. 496.6　98p　21cm

ISBN978-4-06-512580-9

講談社　健康ライブラリー　イラスト版

狭心症・心筋梗塞
発作を防いで命を守る
国家公務員共済組合連合会立川病院院長
三田村秀雄　監修
もしものときに備えて自分でできる対処法。
発作を防ぐ暮らし方と最新治療を徹底解説！
定価　本体1300円（税別）

腎臓病のことがよくわかる本
聖路加国際病院副院長　腎臓内科部長
小松康宏　監修
腎臓は知らないうちに弱っていく！　生活習慣の改善法から薬物療法の進め方、透析の実際まで徹底解説。
定価　本体1300円（税別）

糖尿病は先読みで防ぐ・治す
ドミノでわかる糖尿病の将来
慶應義塾大学医学部腎臓内分泌代謝内科教授
伊藤　裕　監修
糖尿病はドミノ倒しのように病気を起こす。
タイプで違う合併症の現れ方と対処法を徹底解説！
定価　本体1300円（税別）

新版 入門 うつ病のことがよくわかる本
六番町メンタルクリニック所長
野村総一郎　監修
典型的なうつ病から、薬の効かないうつ病まで、最新の診断法・治療法・生活の注意点を解説。
定価　本体1300円（税別）

脳梗塞の防ぎ方・治し方
東京都済生会中央病院院長
高木　誠　監修
見過ごされがちな症状は脳からのSOSサイン！
前ぶれ症状から再発を防ぐ治療法まで徹底図解。
定価　本体1200円（税別）

まだ間に合う！　今すぐ始める認知症予防
軽度認知障害（MCI）でくい止める本
東京医科歯科大学特任教授／メモリークリニックお茶の水院長
朝田　隆　監修
脳を刺激する最強の予防法「筋トレ」＆「デュアルタスク」。
記憶力、注意力に不安を感じたら今すぐ対策開始！
定価　本体1300円（税別）

脂質異常症がよくわかる本
コレステロール値・中性脂肪値を改善させる！
帝京大学臨床研究センター　センター長／寺本内科・歯科クリニック院長
寺本民生　監修
「薬なし」で数値を改善する食事療法・運動療法のコツを図解！
薬の始めどき・やめどき、動脈硬化が進んだときの対策まで。
定価　本体1300円（税別）

認知行動療法のすべてがわかる本
千葉大学大学院医学研究院教授
清水栄司　監修
治療の流れを、医師のセリフ入りで解説。考え方の悪循環はどうすれば治るのか。この一冊でわかる。
定価　本体1200円（税別）